Krankengymnastik, Band 6

Krankengymnastik

Taschenlehrbuch in elf Bänden

Herausgegeben von
H. Cotta, W. Heipertz, A. Hüter-Becker,
G. Rompe

Georg Thieme Verlag Stuttgart · New York

Band 6

Traumatologie

Bearbeitet von U. Bergmann, W. Heipertz,
B. Morgenroth, L. Zichner

2., überarbeitete Auflage
72 meist zweifarbige Abbildungen
in 199 Einzeldarstellungen

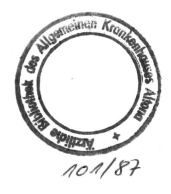
1986
Georg Thieme Verlag Stuttgart · New York

CIP-Kurztitelaufnahme der Deutschen Bibliothek

Krankengymnastik : Taschenlehrbuch in 11 Bd. /
hrsg. von H. Cotta ... – Stuttgart ; New York :
Thieme
NE: Cotta, Horst [Hrsg.]
Bd. 6. Traumatologie / bearb. von U. Bergmann ... –
2., überarb. Aufl. – 1986.
NE: Bergmann, Ulrike [Mitverf.]

Zeichnungen: Horst Busse, Heidelberg

Fortführung des Standardwerkes „Lehrbuch der Krankengymnastik" in 4 Bänden, hrsg. von K. Lindemann, H. Teirich-Leube, W. Heipertz

1. Auflage 1982

© 1982, 1986 Georg Thieme Verlag, Rüdigerstraße 14, D-7000 Stuttgart 30
Printed in Germany
Satz und Druck: Druckhaus Dörr, Inhaber Adam Götz, D-7140 Ludwigsburg, gesetzt auf Linotype System 5 (202)

ISBN 3-13-600602-X   1 2 3 4 5 6

Übersicht über die weiteren Bände

Anschriften

Bergmann, Ulrike, Helmsweg 31, 2100 Hamburg 90

Cotta, H., Prof. Dr., Direktor der Orthopädischen Klinik und Poliklinik der Universität Heidelberg, Schlierbacher Landstr. 200a, 6900 Heidelberg

Heipertz, W., Prof. Dr., Direktor der Orthopädischen Universitätsklinik und Poliklinik Friedrichsheim, Marienburgstr. 2, 6000 Frankfurt/M. 71

Hüter-Becker, Antje, Leiterin der Krankengymnastikschule der Orthopädischen Universitätsklinik, Schlierbacher Landstr. 200a, 6900 Heidelberg

Morgenroth, Barbara, Krankengymnastik-Abteilung der Berufsgenossenschaftlichen Unfallklinik, Bergedorfer Str. 10, 2000 Hamburg 80

Rompe, G., Prof. Dr., Orthopädische Klinik und Poliklinik der Universität Heidelberg, Schlierbacher Landstr. 200a, 6900 Heidelberg

Zichner, L., Prof. Dr., Orthopädische Universitätsklinik und Poliklinik Friedrichsheim, Marienburgstr. 2, 6000 Frankfurt/M. 71

Vorwort der Herausgeber zum Gesamtwerk

Das 1959 von K. LINDEMANN, H. TEIRICH-LEUBE und W. HEIPERTZ herausgegebene Lehrbuch der Krankengymnastik wurde als Zusammenfassung des Wissensstoffes der Freiburger und Heidelberger Krankengymnastikschulen konzipiert. In 5 Auflagen waren wiederholt Neubearbeitungen erforderlich, um vor allem erweiterten Indikationen und neuen Techniken in operativen Fächern Rechnung zu tragen.

In den vergangenen 20 Jahren hat sich das Buch zum Standardwerk der Krankengymnastik entwickelt und den Anstoß gegeben zu einer Vereinheitlichung des Lehrstoffangebotes der Krankengymnastikschulen und zur Einrichtung einer Weiterbildungsstätte für Lehrkräfte der Krankengymnastik an der Orthopädischen Klinik und Poliklinik der Universität Heidelberg.

Der rasche Fortschritt in der Medizin einerseits und die Entwicklung kostengünstiger Druckverfahren andererseits gaben nun die Veranlassung zu einer völlig neuen Konzeption. Durch die Gliederung in 11 Bände wird es schneller als bisher möglich sein, die einzelnen Beiträge zu aktualisieren. Dies ist von besonderem Vorteil, da die Diskussion um Lehrinhalte und Lehrziele in der Krankengymnastik durch die zunehmende Zahl von Schulneugründungen stark belebt wurde. Die zu erwartenden Ergebnisse dieser Diskussionen können bei der neuen Konzeption des Lehrbuches schneller berücksichtigt werden als bisher. Der Gedankenaustausch zwischen Herausgebern, Autoren und unterrichtenden Krankengymnastinnen ist dazu unerläßlich und sei hiermit ausdrücklich angeregt.

Unser gemeinsames Anliegen ist es, eine Gesamtdarstellung der Krankengymnastik vorzulegen, die internationalen Ansprüchen genügt. Die Herausgeber hoffen, daß dieses Werk den auf dem Gebiet der Krankengymnastik Tätigen und allen an der Physiotherapie Interessierten, insbesondere den Schülern der Lehranstalten, solide Informationen bietet, die dieser wertvollen Behandlungsmethode zu immer größerem Nutzen verhelfen möge.

Frankfurt a. M. und Heidelberg,
im Winter 1981/82

H. COTTA
W. HEIPERTZ
A. HÜTER-BECKER
G. ROMPE

Vorwort zur 2. Auflage

Dieses Taschenlehrbuch der Krankengymnastik hat in kurzer Zeit das frühere „Lehrbuch der Krankengymnastik" abgelöst und ersetzt. Der Band 6, Traumatologie, hat sehr schnell seine Leserschaft gefunden, so daß nunmehr bereits eine 2. Auflage vorgelegt werden kann. Erweiterte Indikationen, neue Techniken und auch zusätzliche Möglichkeiten in der medikamentösen Behandlung führten zur Überarbeitung, Ergänzung und auch Präzisierung der ärztlichen und krankengymnastischen Maßnahmen.

Autoren und Herausgeber danken den Mitarbeitern des Georg Thieme Verlages für die zügige Bearbeitung und die vorbildliche Ausstattung des Buches.

Frankfurt/M., im Herbst 1985 WOLFGANG HEIPERTZ

Vorwort zur 1. Auflage

Die Vielfalt der Verletzungen des Bewegungssystems und ihrer Behandlungsmethoden zwingt zu einer Auswahl. Die Darstellung der Verletzungsformen und -komplikationen soll jedoch dem Leser die Grundlagen zum Verständnis der ärztlichen und krankengymnastischen Behandlungsmethoden vermitteln. Hierbei orientiert sich der Text des ärztlichen Teils an allgemeingültigen Regeln der Diagnostik und Therapie, an der eigenen Erfahrung und am üblichen Vorgehen – ohne Anspruch auf Vollständigkeit.

Auch im krankengymnastischen Teil des vorliegenden Taschenbuches war eine Auswahl erforderlich; es ist nicht möglich, auf jede der im ärztlichen Beitrag erwähnten therapeutischen Maßnahmen einzugehen. Mit den ausgewählten Behandlungsbeispielen soll jedoch ein möglichst breiter Einblick in die krankengymnastische Behandlung gegeben werden. Die Darstellung beruht weitgehend auf Erfahrungen, die die Autoren im Berufsgenossenschaftlichen Unfallkrankenhaus Hamburg machten, und es soll hiermit Dank all denen gesagt werden, die direkt oder indirekt zum Gelingen dieser Arbeit beigetragen haben, insbesondere Herrn Dr. LINDEN und Herrn Professor Dr. SPECHT.

Wenn sich auch die Gegebenheiten einer Spezialklinik nicht ohne weiteres verallgemeinern lassen, so haben die Autoren doch eine Übersicht gegeben, an der sich Schüler der Lehranstalten und Krankengymnasten in der praktischen Arbeit orientieren können. Es sei betont, daß krankengymnastische Behandlung auf ärztliche Verordnung bzw. nach Absprache mit dem behandelnden Arzt zu erfolgen hat und daß die Maßnahmen immer den individuellen Gegebenheiten entsprechend zu überdenken und gegebenenfalls abzuwandeln sind. Der Inhalt dieses Buches soll Anregungen geben und ist nicht als starres Schema zu betrachten.

Frankfurt/M., im Frühjahr 1982   WOLFGANG HEIPERTZ

Inhaltsverzeichnis

Allgemeiner Teil

Spezieller Teil
W. Heipertz, L. Zichner, B. Morgenroth und U. Bergmann

Allgemeiner Teil

Einführung und Grundsätzliches zur ärztlichen Behandlung

W. Heipertz und L. Zichner

Unter Trauma versteht man die Einwirkung einer direkt oder indirekt ansetzenden äußeren Gewalt auf den Organismus. Die Verletzungen werden von unterschiedlichen Ursachen ausgelöst: Stoß, Schlag, Anprall, Geschoß, Temperatur, Strahlen usw. Beeinflußt werden sie von der Beschaffenheit der einwirkenden Gegenstände (Größe, Gewicht, Oberfläche, kinetische Energie) und der Widerstandsfähigkeit der betroffenen Körperregion und -gewebe.

Die Traumatologie befaßt sich mit der Behandlung und Rehabilitation verletzter Menschen. Zu den Zielen der Unfallchirurgie gehört es, Ursachen und Folgen einer Verletzung und deren therapeutische Beeinflussung zu erfassen.

Am Anfang der Behandlung wird daher in der Regel die ärztliche Diagnosestellung und die Therapie durch den Arzt stehen. Sie wird nach Maßgabe der Verletzungsschwere und der erfolgten therapeutischen Eingriffe begleitet durch unterstützende Maßnahmen. Oft umsorgt ein Behandlungsteam in der Folge den Verletzten. Neben Arzt und Pflegepersonal, medizinisch-technischen Helfern und Beschäftigungstherapeuten kommt dem Krankengymnasten eine wichtige Aufgabe zu.

Ärztliche und krankengymnastische Behandlung haben die völlige Wiederherstellung des Verletzten zum Ziel. Wenn bleibende Beeinträchtigungen unvermeidlich sind, sollen ihre Auswirkungen möglichst gering gehalten werden. Durch operative und konservative Behandlungsmaßnahmen wird eine Kompensation fortbestehender Ausfälle angestrebt.

Die ärztliche Versorgung frischer Verletzungen darf nicht nur die akute Situation, sondern soll auch den Dauerzustand berücksichtigen. Bereits die erste Hilfe stellt häufig die Weichen für ein gutes Behandlungsergebnis; sie ist um so wichtiger bei schweren Verletzungen wie beim Polytrauma oder der Querschnittlähmung. Hier sind bereits die ersten Maßnahmen am Unfallort entscheidend für das weitere Vorgehen sowie den Behandlungserfolg und damit die Grundlage für ein befriedigendes funktionelles Behandlungs- und Rehabilitationsergebnis.

Der Erfolg unfallchirurgischer Sofort- und Spätmaßnahmen ist oft von vorbereitender, begleitender und abschließender Übungsbehandlung abhängig. Die Durchführung der Krankengymnastik erfordert eine gezielte Verordnung und Planung. Weitere funktionelle Methoden, wie z. B. Beschäftigungstherapie, sind hierbei einzubeziehen; auch Sport und Spiele (klinisch und als Versehrtensport) haben großen Wert in der Rehabilitationsphase. Versorgung mit orthopädisch-technischen Hilfsmitteln, Umschulung u. a. helfen bei der sozialen und beruflichen Wiedereingliederung.

Zu den Voraussetzungen erfolgreicher krankengymnastischer Tätigkeit in der Traumatologie gehören neben anatomischen und physiologischen Grundlagen, neben Beherrschung der Techniken auch Kenntnisse über Verletzungsmechanismen und -formen sowie über ärztliche Behandlungsmethoden und -ziele. Diese sollen im vorliegenden traumatologischen Band vermittelt werden. Dabei werden Gebiete, die von geringerer Bedeutung für die Krankengymnastik sind und über die in anderen Bänden nachzulesen ist (z. B. Schock, Erste Hilfe, innere Verletzungen, Querschnittlähmung), nur gestreift. Vorrang hat in diesem Band die Besprechung frischer Verletzungen des Stütz- und Bewegungsapparates und ihrer Behandlung unter Einschluß häufigster Komplikationen. Ärztliche Maßnahmen werden soweit aufgeführt, wie es zum Verständnis der krankengymnastischen Behandlungsempfehlungen und -anweisungen zweckmäßig ist. Schwerpunkte bilden jene Verletzungen, bei denen die krankengymnastische Übungsbehandlung besonders vordringlich oder erfolgversprechend ist.

Wann immer möglich werden in der Traumatologie funktionelle Methoden angewandt. Kann dies nicht ohne vorausgegangene Operation (z. B. bei Fersenbeinbruch, Oberarmkopfbruch) durchgeführt werden, strebt man an, durch chirurgische Eingriffe Stabilität der verletzten Gliedmaßenabschnitte zu erzeugen. Wird Übungsstabilität oder sogar Belastungsstabilität erreicht, streben Übungsbehandlung und weitere physikalische Maßnahmen die Wiederherstellung der Funktion der betroffenen Extremität an.

Wunden und Narben

Wunden und Wundheilung

Verletzungen der Haut sind häufig und werden als Wunden bezeichnet. Sie werden durch mechanische, thermische und chemische Schädigungen verursacht. Die häufigen, gewaltsamen Durchtrennungen von Haut oder Schleimhaut entsprechen in der Form der Art der einwirkenden Gewalt: Schnittwunden haben glatte Wundränder, Hiebwunden zeigen Quetschungen der sonst glatten Wundränder, Stichwunden lassen tiefer gelegene Verletzungen erwarten, Quetschungen entstehen durch stumpfe Gewalt, die auch unter der Haut gelegene Strukturen treffen, Platz- und Rißwunden weisen unregelmäßige Ränder auf, Schußwunden führen zu tiefen, weitreichenden Zerstörungen, Bißwunden können mit hochvirulenten Erregern u. a. kontaminiert werden (Abb. **1**).

Die *Wundheilung* besteht – in der Regel spontan – im Verschluß des Defektes durch vernarbendes Stützgewebe und in anschließender Wiederherstellung des deckenden Epithels. Dies gelingt *primär*, wenn glatte Wundränder aneinander liegen und unter geringfügiger Gewebsneubildung wieder verschmelzen; dies erreicht man durch Adaptation der Wundränder bei größeren Wunden durch die chirurgische Naht. Bei klaffenden oder infizierten Wunden sowie bei Verbrennungswunden kommt es zur Heilung *per secundam*. Es bilden sich Granulationen; die Wunde zieht sich zusammen und füllt sich auf, schließlich epithelisiert sie. Nachteil der Sekundärheilung ist die kosmetisch unschöne, oft flächenhafte und gegen die Unterlage gezügelte Narbe.

Die *operative Wundbehandlung* strebt die Schaffung glatter Wundverhältnisse zur Erzielung primärer Heilung an und besteht in Ausschneidung der Wundränder im Gesunden (innerhalb 6 Stunden!) und Unterschneidung der Randzonen (zur Vermeidung übermäßigen Zuges der Naht), in sorgfältiger Nahttechnik, sterilem Verband und, soweit erforderlich, Ruhigstellung. Sie ist bei der offenen Wundbehandlung wichtig, wenn Wundverhältnisse und äußere Umstände nur

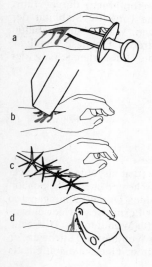

a
b
c
d

Abb. **1 a–d** Häufige Wundformen. **a** Schnitt- und Stichwunde, **b** Quetschwunde, **c** Rißwunde, **d** Bißwunde (nach *Schlosser* u. *Kuner* 1980).

eine „Wundtoilette" zulassen; darunter versteht man die Säuberung des Wundgebietes von Verunreinigungen, Abtragung gequetschten und schlecht durchbluteten Gewebes sowie Blutstillung. Gleichzeitig werden Maßnahmen gegen Wundödem (Hochlagerung) und Tetanus-prophylaxe eingeleitet. Neben der passiven Schutzimpfung gegen Wundstarrkrampf wird heute die aktive Immunisierung durchgeführt; sie besteht aus dreimaliger Injektion von Tetanol innerhalb eines Jahres in festgelegten Abständen sowie in Wiederholungsimpfungen in mehrjährigen Abständen, je nach Disposition – beispielsweise zwei-jährig bei exponierten Sportlern.

Zur lokalen Behandlung gegen Verbackung und Schrumpfung des Narbengewebes sowie gegen Kontrakturen, die die Beweglichkeit beeinträchtigen können, kommen krankengymnastische Maßnahmen zur Hyperämisierung, Lockerung und Dehnung in Betracht. Spezielle Salben und Massagen unterstützen das Geschmeidigwerden von Narben.

Wenn ausgedehnte Verletzungen längere Bettruhe erfordern, ist Thrombose- und Embolieprophylaxe angezeigt (S. 39).

Narben und Bindegewebsveränderungen

Wunden von größerer Ausdehnung und mit Verletzung tieferer Gewebe – z. B. bei komplizierten Frakturen und offenen Gelenkver-letzungen, nach operativer Knochenbruchbehandlung, wiederherstel-lenden Eingriffen und Amputationen – führen zu entsprechend großen und sichtbaren Narben. Sie können (ähnlich wie Verbrennungsnar-ben) *Bindegewebsschäden* hinterlassen, die Beachtung und Behand-lung erfordern. Denn das Bindegewebe dient als Gleit- und Ernäh-rungsgewebe und ist somit für die Funktion der Gliedmaßen von größerer Bedeutung; es spielt eine maßgebliche Rolle bei Gelenksteife und Kontrakturen, ebenso wie bei der Sudeck-Dystrophie.

Die Regenerationskraft des Bindegewebes ist manchmal so ausge-prägt, daß eine Wucherung resultiert, die für die Heilung der anderen Gewebe nachteilig ist. Derart wucherndes Bindegewebe droht zu schrumpfen und bedarf dehnender Maßnahmen (nach Kohlrausch), durch die nicht nur die Kontraktur behandelt wird, sondern der Abbau überschüssigen Bindegewebes gefördert wird. In diesem Sinn wirkt jedoch nur der sanfte und langdauernde Dehnreiz, während brüske Reize durch neuerliche Einrisse die Schrumpfungstendenz fördern.

Andauernde Ödembildungen sind für das Bindegewebe ausgespro-chen schädlich. Nach Verletzungen können Höhlen mit seröser Aus-kleidung der Wände und Lymphergüsse beobachtet werden; hier wird chirurgisches Vorgehen erforderlich. Bei der traumatischen Absche-rung der Haut gegenüber der Faszie mit Abriß des subkutanen Bindegewebes kann es zu erheblichen Störungen des Lymphabflusses kommen.

Blutergüsse im Unterhautfettgewebe *(Hämatome)* werden im frischen Zustand durch Eisanwendungen, komprimierende Verbände und kurze Ruhigstellung behandelt. Bei älteren Hämatomen kommen physikalische Maßnahmen wie Wärmeanwendungen, Diadynamik und statische und dynamische Übungen zur Anwendung.

Bei größeren Hautgeschwüren und Verletzungen, die mit ausgedehnten Narbenbildungen heilen, läßt sich das Epithelwachstum von den Rändern zur Mitte hin anregen. Durch Massagen (Bindegewebsmassage) kann eine Lösung von der Unterlage und eine heilungsfördernde Hyperämie erzielt werden. Narbenzügelungen gegen die Unterlage wirken sich besonders störend an Amputationsstümpfen aus. Wegen der recht guten Dehnfähigkeit des frischen Bindegewebes ist es wichtig, daß die Therapie gegen Narbenschrumpfung frühzeitig einsetzt.

Muskel- und Sehnenverletzungen

Bei diesen Verletzungen sind Dauer und Ergebnis der Heilungsvorgänge sehr unterschiedlich.

Die *Muskulatur* gehört zu den besonders gut mit Blutgefäßen versorgten Geweben und zeigt deshalb gute Heilungstendenz.

Die *Sehnen* enthalten dagegen keine Blutgefäße. Sie gehören, wie Gelenkbänder, Faszien und Menisken, zum bradytrophen Gewebe, das wegen seines trägen Stoffwechsels nur geringe Regenerationsfähigkeit aufweist. Die Ernährung der Sehnen erfolgt zu etwa gleichen Teilen vom zugehörigen Muskel, von der Ansatzstelle am Knochen aus und durch Diffusion vom Sehnengleitgewebe.

Offene Muskelverletzungen

Wunden, die die Haut und das Unterhautfettgewebe durchdringen, verursachen offene Muskelverletzungen mit den Gefahren einer *Infektion* durch Eintritt von Erregern (eingedrungene Fremdkörper wie Metall, Holz, Geschosse). Zerfetztes Gewebe und Gewebstaschen bieten vor allem den anaerob wachsenden Tetanus- und Gasbranderregern Nährboden und erfordern sorgfältige chirurgische Versorgung. Diese besteht in einer Ausschneidung bzw. Glättung der Wundränder und Entfernung gequetschten Muskelgewebes sowie in guter Adaption der Muskelstümpfe, um die Voraussetzungen für glatte Heilung und volle Wiederherstellung der Funktion zu schaffen.

Die *Heilung* von Muskelwunden erfolgt nicht unter Neubildung kontraktiler Elemente, sondern durch straffes Bindegewebe (Narbe); ein Funktionsverlust ist deshalb jedoch nicht zu befürchten.

Ausgedehnte Muskelquetschungen – etwa bei einer Verschüttung – gehen mit Allgemeinerscheinungen vom Schock durch Blutverlust bis zum Crush-Syndrom durch Myoglobinausfall in den Nieren einher; sie können zu ischämischen Muskelnekrosen und zur Urämie führen.

Geschlossene Muskelverletzungen (Muskelrisse)

Muskelrisse werden überwiegend durch Einwirkung der eigenen Körperkräfte hervorgerufen und nur im Ausnahmefall durch äußere Gewalt (Quetschung des Muskels gegen den darunterliegenden Knochen). Bei einem Mißverhältnis zwischen Kraftanstrengung und Beanspruchungsgrenze des Gewebes, vor allem infolge mangelhafter Koordination der Muskulatur, kommt es zum Muskelteilriß oder Muskeldurchriß. Spontanrisse, die aufgrund einer „falschen Bewegung" beim Sport, aber auch bei alltäglichen Bewegungen ohne besondere Belastung auftreten, werden auf entzündliche oder degenerative Veränderungen (Alterungsprozesse) des Muskels zurückgeführt.

Die leichteste Verletzung ist die *Muskelzerrung*. Sie beruht auf feinen Einrissen der Muskelfasern und bedarf ebenso wie ein kleiner Muskelriß keiner Schonung. Wenn jedoch Durchblutungsstörungen oder Verspannungen der Muskulatur zugrundeliegen, sind krankengymnastische Maßnahmen zur Entspannung der Muskulatur und zur Durchblutungsförderung angezeigt.

Größere *Muskelrisse* sind in frischem Zustand als schmerzhafte Eindellung des angespannten Muskels tastbar. Sie verlangen Ruhigstellung und anschließend Verbandbehandlung. Vollständige Muskelrisse sind operativ zu versorgen und anschließend für 4–6 Wochen ruhigzustellen; danach vorsichtig dosierte krankengymnastische Behandlung.

Die Verletzung selbst, aber auch unsachgemäße Behandlung kann zur *Myositis ossificans* (verknöchernde Muskelentzündung) führen. Ernährungsstörungen der Muskulatur infolge gleichzeitiger Gefäßverletzung bzw. unsachgemäßer Massagen kommen als Hauptursachen in Betracht. Wenn eine Myositis infolge gestörter nervöser Versorgung auftritt, wird sie als Myositis ossificans circumscripta neurotica bezeichnet.

Offene Sehnenverletzungen

Sehnen werden bei tieferen Schnitt-, Stich-, Schuß-, und Quetschwunden, aber auch bei Verbrennungen verletzt; die Kontinuitätstrennung zeigt sich am Funktionsverlust. Die Behandlung besteht je nachdem, ob es sich um eine völlige oder Teildurchtrennung handelt und an welcher Stelle sie sich befindet, in primärer Naht oder in späterer Versorgung. Dem entsprechen handchirurgische Begriffe wie „aufgeschobene Dringlichkeit" (Unterlassung sofortiger Wundversorgung) und „Niemandsland" (Verzicht auf primäre Sehnennaht bei Durchtrennung von Fingerbeugesehnen in bestimmten Abschnitten). Nach Versorgung von Sehnenverletzungen, aber auch nach Sehnenplastiken und zu ihrer Vorbereitung ist intensive krankengymnastische Behandlung in Verbindung mit Beschäftigungstherapie erforderlich.

Bakterielle *Sehnenscheidenentzündungen* können sich auch bei „Bagatellverletzungen" entwickeln; in das Sehnengleitgewebe eingedrungene Erreger führen zu folgenschweren, eitrigen Entzündungen, die in den Sehnenscheiden fortschreiten. Gefürchtet ist die V-Phlegmone, die sich infolge einer Verbindung zwischen den Beugesehnenscheiden des Daumens und des Kleinfingers entwickeln kann.

Ausreichend lange Ruhigstellung für 6 Wochen nach Sehnenverletzungen ist nicht nur zur Sicherung von Sehnennähten, sondern auch zur Vermeidung oder Verbreitung einer Infektion angezeigt und wird auch bei Stichverletzung (z. B. Eintreten eines rostigen Nagels) vorgenommen. Funktionelle Behandlung ist in besonders gelagerten Fällen, z. B. bei Beugesehnennähten möglich.

Geschlossene Sehnenverletzungen (Sehnenrisse)

Die geschlossenen Sehnenverletzungen reichen von sog. Zerrungen bzw. Überdehnungen bis zum Riß. Neben kleinen Einrissen werden häufig vollständige subkutane Durchreißungen beobachtet.

Die subkutanen Rupturen großer Sehnen beruhen oft auf einer Degeneration des Sehnengewebes; seltener kommt es zu Rissen gesunder Sehnen infolge unkoordinierter körpereigener Gewalt. Häufig treffen mehrere Ursachen zusammen, darunter altersentsprechende oder vorzeitige Abnutzung, einseitige Überforderung bzw. Dauerbeanspruchung, deformierende Veränderungen im Sehnengleitlager.

Die gesunde Sehne ist in der Lage, auch einer bewußten, größten Kraftentfaltung des zugehörigen Muskels standzuhalten. Dementsprechend haben die Sehnen kräftiger Muskeln einen großen Querschnitt. Die Kraftübertragung über die Sehne setzt voraus, daß sie nicht dehnbar ist. Bei nicht vorgeschädigtem Sehnengewebe ist eher mit Einrissen am Übergang von der Muskulatur in die Sehne oder mit Ausrissen des Sehnenansatzes zu rechnen: Strecksehnenabrisse am Fingerendglied, traumatische Sehnenausrisse am Rollhügel (Trochanter), am vorderen oberen Darmbeinstachel (Spina iliaca anterior superior), an der Ellenbogenspitze (Olekranon).

Als auslösendes und gelegentlich ursächliches Moment für die *Achillessehnenruptur* kommen vor allem gestörte Bewegungsabläufe, Unebenheiten, Abrutschen von einer Stufe und dadurch bedingte unkoordinierte Muskelanspannung, gelegentlich auch Schlag gegen die gespannte Sehnen in Betracht. Am ehesten sind beim Sport Achillessehnenrisse ohne vorbestehende degenerative Veränderungen zu beobachten.

Bei der *Ruptur der Quadrizepssehne* stehen altersbedingte Vorgänge ganz im Vordergrund; sie wird vor allem in der zweiten Lebenshälfte gesehen. Dies gilt ebenso für die Bizepssehnenruptur, bei der, ebenso wie bei der Ruptur der Supraspinatussehne und der Daumen- und Fingerstrecksehne, degenerative Veränderungen ganz im Vordergrund stehen. Bei einem überwiegend traumatischen Supraspinatussehnenriß geht dieser mit Abhebung einer Knochenlamelle einher.

Die Behandlung der geschlossenen Sehnenruptur erfolgt im frischen Zustand allgemein operativ. Bei Ruptur der langen Bizepssehne wird dagegen konservativ vorgegangen. Veraltete Sehnenrisse an der oberen Extremität werden häufig funktionell behandelt, während an der unteren Gliedmaße plastische Verfahren zur Restabilisierung der Gliederkette angewendet werden.

Periphere Nervenverletzungen

Eine Nervenschädigung äußert sich durch sofort einsetzende motorische und sensible Ausfälle im Ausbreitungsgebiet des Nervs; sekundär zeigt sie sich in Veränderungen von Haut, Gefäßen, Muskulatur und Knochen mit atrophischen Störungen und Deformierungen. Bei nahezu 5% aller Verletzungen liegt eine Nervenbeteiligung vor.

Nervenverletzungen haben sehr unterschiedliche Heilungstendenz, je nach Form der Nervenschädigung (mechanisch, elektrisch, thermisch oder chemisch bzw. unmittelbar infolge Mangeldurchblutung) und nach ihrem Schweregrad. Man unterscheidet

– Neuropraxis (Entmyelinisierung unter Erhaltung der Neuroaxone),
– Axonotmesis (Unterbrechung der Axone),
– Neurotmesis (vollständige Nervendurchtrennung).

Spontane Regeneration ist bei der Neuropraxis zu erwarten und bei Axonotmesis möglich; bei Neurotmesis erfolgt trotz Nervennaht oft nur unvollständige Regeneration. Bei einer Reinnervation kehrt die Nervenfunktion wieder in der Reihenfolge: Schweißdrüsentätigkeit,

Kälteempfindlichkeit, Wärmegefühl, Berührungsempfindung und zuletzt motorische Funktion. Die Regenerationsfähigkeit beträgt nach Überbrückung der Läsionsstellen etwa 1 mm pro Tag.

Offene Nervenverletzungen

Die Behandlung offener Nervenverletzungen besteht bei sauberen Wundverhältnissen in der Naht, anderenfalls in Sekundärnaht oder plastischer Versorgung nach abgeschlossener Wundheilung bzw. 4–6 Wochen nach der Verletzung. Auch späterhin (nach 6 Monaten und später) ist noch eine Naht möglich, deren Heilungsaussichten wegen der zwischenzeitlichen Atrophie der distalen Nervenscheiden und Muskelendplatten sowie der sensiblen Organe jedoch schlecht sind.

Bei kompletter Leitungsunterbrechung müssen die Nervenstümpfe durch Naht oder – bei ausgedehnten Defekten, die eine Naht ohne Spannung nicht gestatten – durch Überbrückung mit Kabeltransplantaten vereinigt werden.

Nach Nervennähten ist bis zu ihrer Reißfestigkeit eine mehrwöchige Ruhigstellung im Gipsverband erforderlich; eine vorsichtig dosierte Übungsbehandlung mit Schutz vor Überdehnungen schließt sich an. Die postoperative krankengymnastische Behandlung erfolgt nach funktionellen Gesichtspunkten. Nach passiven Bewegungsübungen wird frühzeitig aktiv geübt, wobei auch Funktionsschienen zur Anwendung kommen.

Geschlossene Nervenverletzungen

Bei geschlossener Nervenschädigung wie Überdehnung durch Distorsion oder Luxation (der Schulter), Druck oder Zug unter einer Operation wird zunächst abgewartet. Neben Übungsbehandlung ist Reizstromtherapie erforderlich; Exponentialströme in Längsrichtung der Muskulatur haben sich bewährt. Die Elektrotherapie beschleunigt die Regeneration des peripheren Nervs nicht, wirkt aber der Atrophie der denervierten Muskelfasern entgegen und schafft so die Voraussetzungen dafür, daß der regenerierte Nerv ein ausreichend funktionstüchtiges Erfolgsorgan vorfindet.

Kommt es jedoch bei fortlaufender Untersuchung innerhalb von 3 Monaten nicht zu Regenerationszeichen, muß der Nerv freigelegt werden. Bei Zunahme neurologischer Störungen nach einer Verletzung ist operative Revision angebracht; sie erfolgt vor allem bei örtlichem Trauma, Fraktur, Luxation und stumpfer Gewalt. Der Nerv wird freigelegt und von Druck entlastet; dies ist besonders wichtig bei den Nervi peronaeus, radialis und ulnaris.

Eine *Schonungsatrophie* der Oberschenkelmuskulatur bei und nach Kniegelenksverletzungen kann zur Fehldiagnose einer Parese des M. quadriceps femoris infolge Schädigung des N. femoralis führen. Die Inaktivitätsatrophie betrifft aber neben der vom N. femoralis innervierten Streckmuskulatur auch die Beuger und Adduktoren; umgekehrt fehlen Sensibilitätsstörungen, die bei einer peripheren Nervenschädigung zusätzlich vorliegen. Die Klärung der Diagnose erfolgt im Zweifelsfall durch Elektromyographie. Immer müssen bei Diagnostik und Behandlung von Nervenschäden Innervationsanomalien berücksichtigt werden sowie Überlappungen der Versorgungsgebiete benachbarter Nerven.

Werden bei einer Nervenlähmung keine prophylaktischen therapeutischen Maßnahmen ergriffen, entstehen paralytische *Kontrakturen*. Sie zeigen der Wirkung der nichtgelähmten Antagonisten entsprechend typische Bilder: Krallenhand bei Ulnarislähmung, Fallhand bei Radialislähmung, Affenhand bei Medianus-Ulnaris-Lähmung, Spitz-Klump-Fuß bei Ischiadikus- bzw. Peronäuslähmung. Im Verlauf des ersten Unfalljahres geht die Atrophie der Muskulatur, die sich innerhalb weniger Wochen einstellt, in fibröse Degeneration über.

Die vasomotorisch-atrophischen Störungen aufgrund von Nervenverletzungen bestehen in den ersten Wochen in einer Erwärmung der betroffenen Gebiete, danach in verminderter Durchblutung und schließlich in Atrophie. Neben Hyperkeratose bilden sich atrophische Geschwüre mit schlechter Heilungstendenz, es finden sich Störungen des Haar- und Nagelwachstums sowie der Pigmentierung und der Schweißsekretion.

Gelenkverletzungen

Zeichen einer Gelenkverletzung sind Schmerz, Funktionseinschränkung und Schwellung. Sie werden durch traumabedingte Reaktionen – Hyperämie, Hämatom und Ödem – im subsynovialen bzw. periartikulären Gewebe verursacht. Erhöhte Kapillardurchlässigkeit führt gleichzeitig zu einem Gelenkerguß, der wiederum eine Überdehnung der Gelenkkapsel zur Folge haben kann. Durch Röntgenaufnahmen lassen sich begleitende Frakturen sowie Bandverletzungen (gehaltene Aufnahmen) nachweisen bzw. ausschließen.

Kontusion

Prellungen werden durch direkte stumpfe und geschlossene Traumen hervorgerufen (Schlag, Stoß, Sturz, Fall, Aufprall von Gegenständen, Einklemmung). Es kommt zu Gewebsquetschungen, die je nach

Stärke der Gewalt Haut und Unterhautzellgewebe, Muskeln, Faszien und Sehnen, Gelenkkapsel und Bänder sowie Knorpel und Knochen treffen. Folgenschwer können Prellungen des Gelenkknorpels sein, wenn Knorpelzonen mit dem darunterliegenden spongiösen Knochen imprimiert werden (flake fractures) oder Knorpelpartien aus ihrem Verband gerissen werden. Hierdurch entsteht eine Inkongruenz der Gelenkflächen, welche zu vorzeitigem Verschleiß führt. Abgescherte Stücke schädigen als freie Körper zusätzlich die übrigen Knorpelanteile. Gefäßzerreißungen führen zu Blutaustritten. Durch stärkere subfasziale Gewebsschädigung und durch Fehlbehandlung, insbesondere Massagen, kann es zu Verkalkungen in der Muskulatur kommen (Myositis ossificans). In absteigender Häufigkeit sind betroffen: Fuß, Hand und Finger, Schulter, Ellenbogen und Knie, Wirbelsäule und Hüfte.

Knochenprellungen – bevorzugt an Schienbein und Schädel – können zu schmerzhafter Knochenhautreizung und zur Auslösung periostaler Reaktionen führen.

Kontusionen durch indirekte und fortgeleitete Gewalteinwirkung werden als *Stauchungen* bezeichnet; sie betreffen vorwiegend die Knochen und den Knorpel der Gelenke.

Die Kontusion verursacht Druck- und Bewegungsschmerz, aber auch Spontanschmerzen. Die Funktionseinschränkung ist schmerzbedingt, soweit nicht Nebenverletzungen vorliegen. Es findet sich eine nichtentzündliche Schwellung durch Austritt von Gewebswasser oder Blut; ein subkutan gelegener Bluterguß äußert sich durch Hautverfärbung.

Die *Behandlung* der Prellung besteht zunächst in Ruhigstellung und Hochlagerung, Kälteanwendungen und Druckverband, auch in dehnenden Maßnahmen zur Lockerung von Muskelverkrampfungen, danach in schonenden Übungen und hyperämisierenden Maßnahmen.

Distorsion

Distorsionen (Zerrungen und Überdehnungen) entstehen durch Überschreitung des physiologischen Bewegungsausmaßes bzw. infolge indirekter fortgeleiteter Krafteinwirkung in abnormer Richtung des Bewegungsausschlages. Bei der leichten Distorsion *(Zerrung)* liegt eine elastische und reversible Dehnung vor; sie kann ohne Folgen abheilen. Eine stärkere Distorsion *(Überdehnung)* geht mit Auflockerung von Faserbündeln und Teileinrissen von Bändern einher, wobei jedoch die Gesamtkontinuität des betroffenen Bandes erhalten bleibt.

Die Distorsion weist diffusen Spontanschmerz, Druck- und Dehnungsschmerz sowie Bewegungsschmerz auf. Die Funktion ist schmerzhaft eingeschränkt, es bilden sich Schwellungen und Ödem sowie Bluterguß. Neben den Gelenkbändern sind häufig Muskulatur und Sehnen betroffen. Auch kommen Zerrungen peripherer Nerven vor. Am häufigsten ereignen sich Distorsionen am Kniegelenk (innen) und Sprunggelenk (außen).

Die *Behandlung* der Zerrung entspricht der bei Kontusion. Gleiches gilt für die Überdehnung in den ersten Tagen. Bei weiterbestehenden Beschwerden ist eine Ruhigstellung im fixierenden Verband angezeigt, Dauer 2–6 Wochen.

Bandruptur

Schwere Distorsionen führen zu Kapselbandrissen mit Kontinuitätsdurchtrennung eines oder mehrerer Bänder oder zu Bandausrissen im Bereich des Ansatzes am Knochen. Die Widerstandsfähigkeit der Bänder ist am knöchernen Bandansatz am geringsten, hier reißen sie häufig. Selten liegt der Riß über dem Gelenkspalt. Bandrisse in der Reihenfolge ihrer Häufigkeit: 1. oberes Sprunggelenk (äußere Syndesmose), 2. Kniegelenk (innen und Kreuzbänder), 3. Fingergelenke (Metakarpalia I, II und V), 4. Ellenbogengelenk, 5. Schultergelenk.

Obwohl das Ausmaß der Bandverletzung bei der schweren Distorsion dem einer Luxation gleichkommt, können die Symptome denen einer leichten Distorsion gleichen. Dies darf nicht zu unzureichender Therapie führen, deren Folge ein Schlottergelenk sein kann. Voraussetzung der Therapie ist daher der Nachweis der Instabilität des Gelenkes. Der Bandriß wird durch gehaltene Röntgenaufnahmen nachgewiesen; die Röntgen-Standarduntersuchung ist zum Ausschluß oder Nachweis knöcherner Verletzungen einschließlich der knöchernen Bandausrisse erforderlich.

Schwere Distorsionen mit ausgedehnten Teilrissen des Kapselbandapparates und Bandzerreißungen verlangen die sofortige Operation mit Adaptationsnaht. Operative Versorgung empfiehlt sich vor allem im Bereich der häufig betroffenen Knie-, Sprung- und Daumengrundgelenke (s. dort). Anschließend wird für 4–6 Wochen ein Gips oder Bewegungsgips angelegt. Im Bereich des Sprunggelenkes kann alternativ ein stabilisierender Sportschuh (sog. Springschuh) zur Anwendung kommen.

Bei konservativem Vorgehen ist eine 6wöchige Ruhigstellung im Gipsverband und anschließend krankengymnastische Behandlung erforderlich, das jedoch häufig nur zu unvollständiger Wiederherstellung der Bandstabilität führt. Eine verbleibende Lockerung erfordert schließlich doch noch eine Operation zur passiven und aktiven Stabilisierung des Gelenkes – dies vor allem bei Menschen jüngeren Alters und bei Sporttreibenden.

Bei Diagnostik und Therapie der Distorsion ist auf die Beteiligung gelenknaher Verbindungen, wie der radioulnaren Syndesmose (bei

Handgelenksdistorsion) oder der tibiafibularen Syndesmose (bei Sprunggelenksverletzungen) Rücksicht zu nehmen.

Die besonders häufige Schulterprellung und -zerrung hat oft ein anhaltend schmerzhaftes Krankheitsbild zur Folge, das ungenau als „Periarthritis humeroscapularis" bezeichnet wird. Es handelt sich um eine Schulterteilsteife, die infolge von Ruhigstellung bzw. unterlassener Übungsbehandlung vor allem bei Vorschäden (degenerative Halswirbelsäulenveränderung) auftritt. Dies macht die krankengymnastische Behandlung der posttraumatischen Schulterteilsteife oft langwierig und verlangt gelegentlich eine Mobilisation in Narkose mit krankengymnastischer Anschlußbehandlung von der Abduktionsschiene aus.

Distorsionen des Kniegelenkes durch indirekt und drehend ansetzende Gewalteinwirkung können zu Meniskusverletzungen führen. Wenn dagegen nur geringe bzw. ungeeignete Gewalteinwirkung vorliegt und überwiegend degenerative Veränderungen die Meniskusläsion bedingen, wird besser von einer Meniskusablösung gesprochen. Die Behandlung besteht in operativer Entfernung des geschädigten Meniskus (s. unter Kniegelenk).

Luxation

Die *Verrenkung* besteht in einer andauernden Verschiebung der gelenkbildenden Knochen gegeneinander und setzt vollständige Risse oder weitreichende Teilrisse der Gelenkkapsel und der Bänder durch direkte oder indirekte Gewalteinwirkung voraus. Ist die Verrenkung unvollständig und der Kontaktverlust der Knochenenden nur teilweise (ungleiche Erweiterung des Gelenkspaltes), so spricht man von Subluxation. Die Luxationen werden entsprechend ihrer Entstehungsart eingeteilt:

– traumatische Verrenkung: infolge abnorm starker und plötzlicher Gewalteinwirkung in Überbeugung oder Überstreckung;
– habituelle Verrenkung: infolge physiologischer Gewalt- bzw. Krafteinwirkung bei Anlageschwäche;
– pathologische Verrenkung: durch allmähliche, physiologische Krafteinwirkung auf pathologisch veränderte Gelenkanteile;
– sog. angeborene Verrenkung: infolge Gelenkdysplasie durch langsame, physiologische Krafteinwirkung (z. B. Hüftluxation).

Am häufigsten sind betroffen:

– traumatisch: Schulter (50%), Ellenbogen (20%), Finger- und Zehengelenke, oberes Sprunggelenk, Schultereckgelenk, Hüft-, Hand- und Kniegelenk;
– habituell: Schulter, Femoropatellargelenk, Daumengrundgelenk.

Schmerzhaftigkeit und Schwellung der Gelenkgegend und Funktionseinschränkung sind allgemeine Symptome. Verformung und Fehlstellung der Gelenkenden und Blockierung des Gelenkes (federnde Fixation) sind ihre sicheren Zeichen.

Besonders großer Gewalt bedarf es zur Ausrenkung eines knöchern geführten Gelenkes, wie des Hüftgelenkes; hierbei kommt es häufig zu Knochenabsprengungen. Bei Luxationsneigung infolge dysplastisch angelegter Gelenkform bedarf es keiner großen Gewalten (habituelle Luxation der Schulter, habituelle Patellaluxation).

Zur sicheren Diagnose und zur Abklärung knöcherner Begleitverletzungen müssen Röntgenaufnahmen angefertigt werden. Nach der Reposition sind Kontrollaufnahmen notwendig, zur Diagnostik eventueller Bandschäden auch gehaltene Aufnahmen.

Die wichtigsten *Komplikationen* einer Verrenkung sind Druckschäden benachbarter Nervenstränge und Durchblutungsstörungen der betroffenen Gliedmaße distal von der Luxation durch Druck auf die Blutgefäße. Druck der luxierten Gelenkteile führt ferner zu Schäden am Gelenkknorpel mit örtlichen Nekrosen oder beim Luxationsvorgang auch zu Abscherungen von Knorpel-Knochen-Stücken. Da die Luxation immer mit Verletzungen der Gelenkkapsel und der Bänder einhergeht, droht bei deren Vernarbung die Schrumpfung der Gelenkkapsel. Blutergüsse in der Gelenkkapsel oder in die unmittelbare Umgebung können nach Organisation und Resorption zusätzlich Bewegungseinschränkungen hervorrufen.

Zu Bewegungseinschränkungen neigen besonders die Schultergelenke, vor allem bei längerer Ruhigstellung in Anspreizstellung (Dreiecktuch = „Leichentuch" der Schulter). Als Spätfolgen nach Verrenkungen sind periartikuläre Verkalkungen und Verknöcherungen zu beobachten.

Die *Erstversorgung* der Luxation besteht in geeigneter Lagerung (Schiene, evtl. nur Lagerung) für den Transport, die ärztliche *Behandlung* in einer Reposition unter Zug und Gegenzug, am besten in entspannender Narkose. Die sofortige bzw. *frühestmögliche Reposition* ist anzustreben, um Komplikationen zu vermeiden oder in Grenzen zu halten – dies gilt vor allem für neurologische und Durchblutungsstörungen.

Wenn die Einrenkung konservativ nicht gelingt, muß operativ vorgegangen werden; die Operation ist auch angezeigt zur Primärversorgung begleitender Verletzungen des Kapselbandapparates und größerer Gefäße sowie ggf. zur Entlastung bei Nervendruckschaden. Auch bei gleichzeitig vorliegender Knochenverletzung (Verrenkungsbruch), die eine Reposition und Fixation der Bruchstücke erforderlich macht, sowie dann, wenn unter schonender Reposition die Gelenkform nicht wiederherzustellen ist, wird offen reponiert.

Der Erstbehandlung schließt sich eine *Ruhigstellung* an, um die Heilung der Kapselbandverletzungen zu ermöglichen. Sie beträgt je nach Bandschaden 2–6 Wochen und erfolgt in Funktionsstellung des Gelenkes, damit Verklebungen und Vernarbungen der Kapsel vermieden werden, welche die Funktion behindern würden. Anschließend erfolgt krankengymnastische Übungsbehandlung, ggf. unter dehnenden, lockernden Maßnahmen.

Bei gewohnheitsmäßiger Verrenkung gelingt die Reposition nicht selten dem Betroffenen: Jedenfalls erfordert das keine Narkose. Sie bedarf nur kurzer Ruhigstellung zur Schmerzlinderung (4–6 Tage). Eine durch erstmalige traumatische Verrenkung ausgelöste, aber auch die auf dem Boden einer Fehlanlage bestehende Verrenkungsneigung, die ebenfalls als habituelle oder gewohnheitsmäßige Verrenkung bezeichnet wird, erfordert operative Behandlung.

Verrenkungen im Bereich der Schulter sind von besonderer Bedeutung. Sie treten im Schultergelenk selbst auf, aber auch im Gelenk zwischen Schultergürtel und Schlüsselbein (Akromioklavikulargelenk) sowie zwischen Schlüsselbein und Brustbein (Sternoklavikulargelenk). Es kann operative Behandlung mit vorübergehender Fixation der jeweils betroffenen Gelenke und Bandnaht oder -plastik erforderlich werden.

Die subluxable Schulter Jugendlicher, die willkürlich den Oberarmkopf aus der Pfanne teilweise entfernen und mit hörbarem Schnappen zurückspringen lassen können, wird außer durch Gelenkschwäche auch durch Fehlinnervation erklärt. Deshalb ist ein krankengymnastisches Übungsprogramm (Kontraktionshilfen) vorauszuschicken, bevor wegen Dysplasie operativ vorgegangen wird.

Nach Ellenbogengelenksluxation wird als häufige Komplikation die *Myositis ossificans* beobachtet. Im Anschluß an die Reposition und etwa 14tägige Ruhigstellung wird deshalb krankengymnastische Behandlung unter Vermeidung von Massagen schonend durchgeführt. Prophylaktisch ist die Gabe von Diphosphonaten angezeigt.

Luxationen von Fingergelenken kommen nach Sturz auf die Hand sowie bei Fangversuchen eines Balles vor; sie sind gelegentlich mit kleinen Knochenabrissen oder -absprengungen verbunden. Ihre Einrichtung gelingt häufig ohne oder in örtlicher Betäubung; begleitende Sehnenverletzungen bedürfen operativer Maßnahmen.

Allgemeine Frakturlehre

Der *Knochenbruch* (Fraktur) stellt eine Kontinuitätstrennung des Knochens dar. Er ist überwiegend Folge einer Gewalteinwirkung, die die Elastizitätsgrenze des Knochens überschreitet. Es kann sich um direkte Gewalt (Schlag oder Stoß) oder indirekte Gewalt handeln. Neben äußeren Gewalten kommen in seltenen Fällen auch innere in Betracht; dies ist bei der „endogenen" Fraktur des Leistungssportlers der Fall.

Bei Kindern und Jugendlichen mit noch nicht abgeschlossenem Knochenwachstum bleibt beim Knochenbruch häufig das Periost intakt; hier wird wegen des typischen Bildes von *Grünholzfraktur* gesprochen.

Knochenbrüche, die lediglich in einer Spaltbildung ohne vollständige Zusammenhangstrennung bestehen, werden als *Fissuren* bezeichnet.

Spontan- oder *pathologische Frakturen* treten ohne adäquates Trauma auf. Ihnen liegen krankhafte Prozesse am Skelett zugrunde, welche die Knochenstabilität schwächen und aus unbedeutendem Anlaß zur Zusammenhangstrennung des Knochens führen. Als gutartige Basisprozesse sind generalisierte Osteoporose und lokale, gutartige Tumoren oder tumorähnliche Läsionen zu nennen. Häufigste Ursachen der pathologischen Fraktur sind primäre und sekundäre maligne Tumoren. Es überwiegen die Metastasen von Brust-, Nieren- und Schilddrüsentumoren.

Neben den Gewaltbrüchen werden *Ermüdungsbrüche* durch chronische Überlastung beobachtet. Die Überlastung kann durch extreme Fehlstellung (posttraumatisch Coxa vara) oder durch Aktivität (z. B. Marschfraktur) bedingt sein.

Lokal können benachbarte Gebilde beim Knochenbruch in Mitleidenschaft gezogen sein, vor allem Gefäße und Nerven, aber auch Muskeln und Sehnen.

Bei Durchtrennung der Haut bzw. Durchspießung der Knochenenden durch die Haut wird vom *offenen Bruch* („komplizierte Fraktur") gesprochen. Dies bedeutet erhöhte Infektionsgefahr. Man unterscheidet:

offene Fraktur 1. Grades: kleine Durchspießung von innen ohne wesentliche Traumatisierung des Nachbargewebes;

offene Fraktur 2. Grades: ausgedehnte Hauteröffnung von innen oder außen mit geringer Schädigung der Umgebung;

offene Fraktur 3. Grades: ausgedehnte Eröffnung aller Gewebestrukturen bis auf die Fraktur.

Die allgemeinen Auswirkungen eines Knochenbruchs (Röhrenknochen) betreffen vor allem den Kreislauf wegen des oft großen Blutverlusts (z. B. Oberschenkel- und Beckenbruch); es kann zum *hämorrhagischen Schock* kommen. Eine gefürchtete Komplikation ist die *Fettembolie*. Sie kommt am häufigsten nach Frakturen großer Röhrenknochen und nach ausgedehnten Weichteilverletzungen erheblicher Kontusionen oder bei Verbrennungen vor. Auch Reanimationsmaßnahmen können zur Fettembolie führen.

Einteilung der Frakturen

Die Einteilung der Frakturen erfolgt einmal *nach dem anatomischen Bild* in Quer-, Schräg-, Längs-(Meißel-) und Spiralbrüche (Abb. **2**). *Nach dem Mechanismus der Entstehung* werden sie in direkte Frakturen (durch direkte äußere Gewalteinwirkung) und in indirekte Frakturen unterteilt. Zu den indirekten Frakturen gehören die *Biegungsbrüche* (charakteristisch mit Aussprengung eines dreieckigen Knochenstückes auf der dem Druck ausgesetzten Konkavseite; *Torsionsbrüche* weisen spiralförmig verlaufende Bruchlinien auf von unterschiedlicher Steilheit, je nach Größe und Zeitdauer der Gewalt: bei großen, rasch einwirkenden Kräften verläuft die Frakturlinie flach, bei langsamer Einwirkung steil. Bei zusätzlicher Biegung und/oder Stauchung (Skiverletzung) entstehen Drehkeile (bei zwei Keilen = Schmetterlingsfraktur). *Abscherfrakturen* entstehen an der Grenze von abgestützten und nichtabgestützten Knochenpartien, u. a. auch bei Luxationen. *Kompressionsfrakturen* ereignen sich überwiegend am spongiösen Knochen (Wirbel, Fersenbein, Schienbeinkopf); dieser wird dadurch stark deformiert. Der Biegungsbruch entsteht durch seitlichen Druck, der Drehbruch durch Rotationsbelastung, der Stauchungsbruch durch plötzliche, überstarke Druckbelastung, die zu Kompression vor allem gelenknaher Knochenabschnitte sowie von Wirbeln führt.

Die Frakturlokalisation gibt häufig den Bruchformen ihre Bezeichnung, z. B. mediale oder laterale Schenkelhalsfraktur usw.

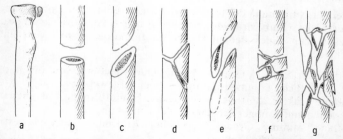

Abb. **2 a–g**   Bruchformen. **a** Längsfraktur (Meißelbruch), **b** Querbruch, **c** Schrägbruch, **d** Biegungsbruch, **e** Spiralbruch, **f** Mehrfragmentbruch, **g** Trümmerbruch (nach *Schlosser* u. *Kuner* 1980).

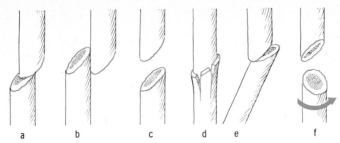

Abb. 3 a–f Verschiebungsarten der Bruchstücke. **a** Zur Seite; **b–d** in der Länge: **b** Verkürzung, **c** Verlängerung, **d** Einstauchung; **e** mit Achsenknickung, **f** mit Verdrehung (nach *Schlosser* u. *Kuner* 1980).

Die Frakturen weisen besonders beim Erwachsenen eine mehr oder weniger deutliche Verschiebung der Bruchenden auf, die als Dislokation bezeichnet wird (Abb. **3**). Wir unterteilen eine

– Dislocatio ad lates (zur Seite),
– Dislocatio ad longitudinem (in der Länge),
– Dislocatio ad axim (mit Achsenknickung) und
– Dislocatio ad peripheriam (mit Verdrehung).

Wenn der Bruch bis in ein Gelenk reicht, wird von einer *Gelenkfraktur* gesprochen und wenn er mit einer Verrenkung kombiniert ist, von einer *Luxationsfraktur.*

Besondere Verhältnisse liegen beim gelenknahen kindlichen Bruch vor. Wenn die plötzliche Gewalt auf die noch offene Wachstumsfuge des kindlichen und jugendlichen Knochens einwirkt, kann die Epiphysenfuge betroffen sein.

Wir unterscheiden nach Aitken folgende Epiphysenfugenverletzungen und -frakturen (Abb. **4**):

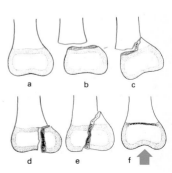

Abb. 4 a–f   Einteilung der Epiphysenfugenverletzungen nach Aitken. **a** Normale Konfiguration, **b** einfache Epiphysenlösung (0), **c** Epiphysenlösung mit metaphysärem Keil (I), **d** Epiphysenlösung mit epiphysärem Fragment (II), **e** epi- und metaphysärer Bruch (III), **f** Epiphysenfugenstauchung (nach *Schlosser* u. *Kuner* 1980).

Aitken 0:	einfache Lockerung ohne oder mit Dislokation (reine Epiphysenlösung),
Aitken I:	Epiphysiolyse mit metaphysärem Fragment,
Aitken II:	Fraktur durch die Epiphysenfuge (epiphysäres Fragment),
Aitken III:	Fraktur der Epiphysenfuge mit epi- und metaphysärem Anteil.

Eine Sonderform bildet die axiale Epiphysenstauchung mit Mikrofrakturen von Wachstumsfuge und Spongiosa.

Klinische Symptome

Als *sichere Zeichen* einer frischen Knochenfraktur gelten: *Deformation* (Form- und Lageveränderung), *abnorme Beweglichkeit* und *Knochenreiben* (Krepitation) sowie in offenen Wunden sichtbare Knochenbruchstücke. Jedes einzelne von ihnen sichert die Diagnose. *Unsichere Knochenbruchzeichen* sind *Schwellung* (vor allem durch Bluterguß), *Schmerzhaftigkeit* und *Funktionsstörung* (functio laesa); sie können auch Symptome von Weichteilverletzungen sein. Abnorme Beweglichkeit und Krepitation werden bei unvollständigen und eingekeilten Brüchen fehlen, Knochenreiben bei Zwischenlagerung von Weichteilen zwischen die Bruchenden oder bei großer Dislokation – auch bereitet die Feststellung dieser Zeichen Schmerzen.

Schmerzfrei und am sichersten ist der Knochenbruch röntgenologisch zu diagnostizieren. Die Untersuchung erfordert *Röntgenaufnahmen in zwei Ebenen*. Wiederholungen in angemessenen Abständen gestatten die Sicherung einer zunächst fraglichen Diagnose und die Kontrolle des Heilungsvorganges. Bei Fissuren ergibt das Röntgenbild häufig erst nach 10 Tagen einen krankhaften Befund, weil dann auch der haarfeine Bruchspalt durch inzwischen eingetretene Knochenresorption deutlicher geworden ist (Kahnbeinfissur!).

Die *Fehlstellungen* können durch Knickung der Achse im X- und O-Sinne sowie nach vorn (Antekurvation) und nach hinten (Rekurvation), durch seitliche Verschiebung der Bruchstücke um weniger oder mehr als Schaftbreite, durch Verkürzung und seltener durch Verlängerung sowie durch Verdrehung (Torsion) bedingt sein; die Torsion wird häufig in ihrem Ausmaß nicht erkannt und führt dann zur Heilung unter fehlerhafter Drehung.

Heilungsvorgänge der Fraktur

Knochen ist zur organspezifischen Regeneration fähig.

Ungestörte Frakturheilung

Voraussetzung zur Wiederherstellung der Kontinuität des Knochens ist die Überbrückung des Frakturspaltes. Wie bei anderen Geweben ist eine primäre und eine sekundäre Bruchheilung möglich.

- Liegen die Bruchstücke so eng aufeinander, daß von außen (Periost) oder innen (Endost) keine Gefäße einwachsen können, so geht die Knochenheilung von den Gefäßen der Havers-Osteone (angiogene Knochenbruchheilung) aus. Ein sichtbarer Kallus entsteht dabei nicht. Dieser Vorgang gilt als Heilung per primam.
- Besteht zwischen den Bruchstücken ein Spalt (Abb. 5), in den vom Peri- und Endost Gefäße einsprossen können, so setzt die Knochenbruchheilung im Bereich des Blutergusses ein, der zwischen den Bruchenden entstanden ist. Hier sproßt Bindegewebe mit feinen Blutgefäßen ein. Es bildet sich der bindegewebige Kallus. Durch Umwandlung der Bindegewebszellen in Knorpel und knochenbildende Zellen entsteht ein Fixationskallus aus einem netzförmigen und regellosen Maschenwerk. Unter mechanischen Einflüssen, die zu elektrischen Impulsen transformiert werden, differenziert sich der Kallus unter Ausrichtung der Strukturen in Längsrichtung. Nach Erreichen einer Grundstabilität reduziert sich der anfänglich überschießend gebildete end- und periostale Kallus annähernd auf das Normmaß. Voraussetzungen dazu sind 1. ausreichende Durchblutung von Knochen und umgebendem Gewebe, 2. exakte und ununterbrochene Ruhigstellung und 3. blande, ungestörte Verhältnisse (keine Infekte, Zytostatika usw.).

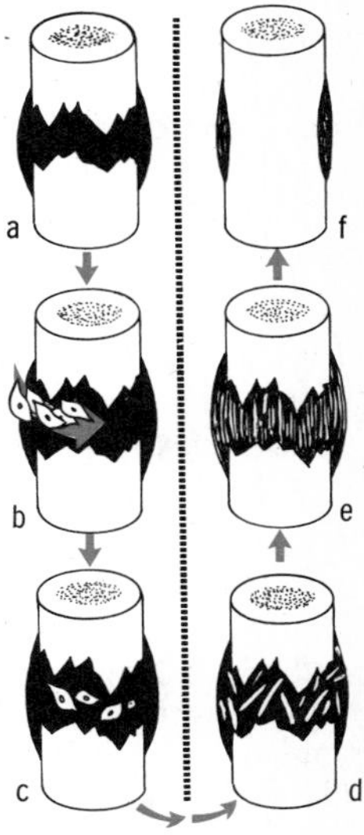

Abb. **5 a–f** Sekundäre Bruchheilung über Kallusformation. **a** Frakturhämatom, **b** Einwanderung von Bindegewebszellen, **c** Umwandlung in Osteoblasten, **d** regellose netzförmige Knochenbälkchen (Fixationskallus), **e** differenzierte Ausrichtung der Knochenstruktur, **f** Heilung durch trabekuläre Längsausrichtung.

Gestörte Frakturheilung

Störungen treten auf:

- bei schlechter Durchblutung des Knochens und der umgebenden Weichteile (vorbestehendes Gefäßleiden, Beeinträchtigung der Zirkulation durch das Trauma und seine Folge, z. B. avitale Fragmente);
- bei ungenügender Ruhigstellung (mechanische Störfaktoren) der Knochenbruchheilung;
- bei lokalen Defekten (fehlendes knöchernes Substrat, Interposition von Muskulatur);
- bei lokalem Infekt (nach offener Fraktur oder Osteosynthese);
- durch Medikamente (Cortison, Zytostatika, Antikoagulantien).

Ist die Vaskularisation intakt, der Bruch aber nicht permanent ruhiggestellt, kommt es zur überschießenden periostalen Kallusbildung ohne Vereinigung der Fragmente: Es entsteht die hypertrophe (Elefantenfuß-)-Pseudarthrose. Ist dagegen die Durchblutung vermindert, liegt ein Infekt vor oder werden die Kallusbildung beeinträchtigende Medikamente genommen, bilden sich atrophische Pseudarthrosen aus. Der Bruchspalt ist von Bindegewebe überbrückt.

Belastungsschmerz, Instabilität, Überwärmung und eingeschränkte Funktion sind bei beiden Formen anzutreffen.

Zur Frakturbehandlung

Die Behandlung einer Fraktur hat die Wiederherstellung der Funktion des verletzten Körperabschnittes zum Ziel. Volle Funktion läßt sich in der Regel durch Herstellen der ursprünglichen Form bei Vermeidung von Fehlstellungen sowie Gelenkversteifungen erzielen.

Grundsätzlich stehen zwei Behandlungsformen zur Wahl, die *konservative* und die *operative Therapie*.

Beide streben die Grundprinzipien der Knochenbruchbehandlung, a) Reposition, b) Retention, c) Rehabilitation, an.

Konservative Behandlung

Die Reposition der Bruchstücke erfolgt am geeignetsten in Narkose (Voll- oder Leitungsanästhesie). Unter Schmerzfreiheit und Muskelentspannung lassen sich die Bruchenden am genauesten aufeinanderstellen. Durch Zug, Gegenzug und seitlichen Druck werden die Repositionsmanöver ausgeführt. Zur Retention dienen je nach Bruchart und -ort verschiedene Verfahren. Überwiegend werden Gipsverbände angelegt. Diese umfassen immer die beiden der Fraktur benachbarten Gelenke. Zur Vermeidung posttraumatischer oder postoperativer

Ödeme und Druckschäden müssen die Verbände bis auf die Haut gespalten werden.

Wenn mit dem Gipsverband eine ausreichende Retention nicht zu erreichen ist und/oder die Fragmente sich nicht sicher reponieren lassen, können beide Vorgänge durch Extensionsbehandlung erreicht werden. Achsengerechter, gleichmäßiger Zug beseitigt die Verkürzung und Fehlstellung und schient durch den umgebenden Weichteilmantel die Fragmente. Ist eine bindegewebige Fixation der Bruchstücke erfolgt, wird in der Regel ein Gipsverband angelegt.

Schon gleichzeitig und nach erreichter Frakturkonsolidation läuft die Rehabilitationsphase ab: Während der Ruhigstellungsphase werden nach Möglichkeit schon Maßnahmen zur Erhaltung einer guten lokalen und allgemeinen Funktion durchgeführt – ein Schwerpunkt der krankengymnastischen Behandlung.

Bereits im frischen Stadium wird krankengymnastisch und medikamentös einer *Venenthrombose* vorgebeugt. Bei Patienten höheren Alters mit reduziertem Allgemeinzustand muß der Kreislauf unterstützt werden. Einer *Lungenentzündung* sowie Druckschäden der Haut (Dekubitus) und Harnwegsinfektionen (Rückstauung vor allem bei Hochlagerung der Beine auf Schienen) wird durch geeignete Maßnahmen entgegengewirkt.

Sobald ausreichende Frakturfestigkeit erreicht ist, schließt sich eine Übungsbehandlung mit steigender Belastung an.

Bei konservativer Behandlung von Knochenbrüchen mit längerdauernder Ruhigstellung gilt es, die sog. *Knochenbruchkrankheit* zu verhindern. Sie basiert auf der Inaktivität der verletzten Gliedmaße. Minderdurchblutung, Atrophie von Muskeln und Knochen sowie Gelenkeinsteifungen sind lokale Folgen. Ein allgemeines Trainingsverbot und Einschränkung der vitalen Funktionen sind übergeordnete Folgen. Die Sorge für ausreichende Blutzirkulation ist daher vorrangig. Sie ist lokal gefährdet, wenn frische Frakturen mit einem zirkulären Verband (Gipsverband) versorgt werden, weil Blutabfluß und schließlich – mit steigendem Druck durch das sich entwickelnde Hämatom und die Weichteilschwellung – auch die Blutzufuhr gedrosselt werden. Es können Nervenschäden und Nekrosen in der Muskulatur und in den Weichteilen auftreten. Verkalkungen, Kontrakturen und manchmal sogar Amputation können die Folge sein. Durchblutungsstörungen im Gipsverband sind an bläulicher Hautverfärbung, Weichteilschwellung, schließlich an Blässe der körperfernen Gliedabschnitte, an Empfindungs- und Bewegungsstörungen sowie an Schmerzen zu erkennen und erfordern sofortige Erweiterung oder Entfernung des Verbandes, wenn die Hochlagerung der Gliedmaße im Anfangsstadium und die Verordnung von Medikamenten gegen das posttraumatische Ödem keine entscheidende Besserung bringen. Bei offenen Verletzungen kann eine Minderdurchblutung der Entwicklung von eingedrungenen Erregern Vorschub leisten (Anaerobiern, Gasbrand und Tetanus).

Operative Behandlung

Die operative Frakturbehandlung gestattet die genaue *Reposition* der Bruchstücke und in der Regel die *stabile innere Fixation;* das läßt unmittelbar postoperativ physikalische Therapie und damit Maßnahmen gegen Durchblutungsstörungen, Muskelatrophie und Gelenkeinsteifungen zu.

Man unterscheidet unter den Osteosynthesefragen 2 Gruppen:

– stabile Osteosynthese und
– adaptierende Osteosynthese.

Stabile Osteosynthese. Das Hauptziel der stabilen Osteosynthese ist das Erreichen normaler Gelenk- und Muskelfunktion bei mechanischer Neutralisation der Frakturzone in anatomischer Stellung und mit größtmöglicher Sicherheit der Bruchheilung.

Zur Anwendung gelangen folgende Verfahren der stabilen Osteosynthese:

– *Marknagel* (Abb. **6**). Beim Quer- und kurzen Schrägbruch im mittleren Drittel langer Röhrenknochen wird nach dem Prinzip des Rohr-im-Rohr-Systems eine elastische intramedulläre Verklemmung erzielt. Im Idealfall kann sogar Belastungsstabilität erzeugt werden. Der Vorzug der gedeckten Marknagelung ist, daß die Fraktur nicht eröffnet wird. Sog. Verriegelungsnägel ermöglichen es, durch Verbolzung der Bruchstücke mit dem Nagel Brüche im proximalen und distalen Anteil der Röhrenknochen mit dem Marknagel zu versorgen. Werden beide Fragmente verriegelt, spricht man von statischen Verhältnissen, welche primär hergestellt werden. Später wird ein Fragment entriegelt, der Bruch dynamisiert, d. h. die Lastübertragung auf den Frakturbezirk gerichtet.

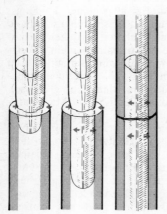

Abb. **6** Prinzip der Marknagelung: Rohr-im-Rohr-System (nach *Schlosser* u. *Kuner* 1980).

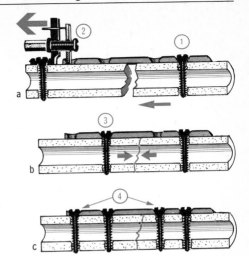

Abb. **7 a–c** Druck-(Kompressions-)Plattenosteosynthese. **a** Befestigung der Platte auf einer Seite mit einer Kortikalisschraube (1), Spannen mit Spezialgerät (2). **b** Nach Adaptation unter Druck werden die Bruchstücke aufeinander gezogen und die Gegenseite befestigt (3). **c** Die restlichen Schrauben werden eingebracht zur Fixation (4).

– *Plattenosteosynthese* (Abb. **7**). Besteht keine Indikation für den Marknagel wird die Plattenosteosynthese angewandt. Frakturen im metaphysären Bereich und an der oberen Extremität gelten als Indikationsbereich. Die Platten werden als Kompressionsplatte bei Quer- und kurzen Schrägfrakturen, als Neutralisationsplatte bei Trümmerfrakturen und als Abstützplatte bei spongiösen Frakturen angewandt.
– *Fixateur externe* (Abb. **8**). Eine zwei- bis dreidimensionale Verstrebung überträgt die Fixationskräfte auf die Fragmente über perkutan eingebrachte Nägel und Schrauben. Offene Frakturen ohne und mit Infekten und Trümmerbrüche werden so behandelt.

Adaptierende Osteosynthesen mit Bohrdrähten, Cerclagen oder Schrauben (Abb. **9**) sind Teil einer Versorgung auf dem Weg zur stabilen Osteosynthese. Allein werden sie bei kindlichen Ausrißfrakturen und in Ausnahmefällen beim Erwachsenen (Abb. **10**) zur Retention eines Repositionsresultates angewandt.

Bei bestimmten Fraktur- und Versorgungsformen ist die Kombination operativen Vorgehens mit vorübergehender äußerer Fixation (Gipsverband für Tage oder Wochen) angezeigt. Dies gilt insbesondere, wenn gleichzeitig Bandverletzungen vorliegen.

Bei bestimmten Frakturen alter Menschen und bei schweren Gelenktrümmerfrakturen kommt primär die endoprothetische Versorgung in Betracht (s. dort).

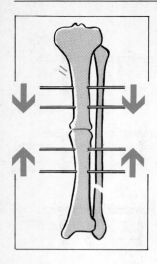

Abb. 8 Über Steinmann-Nägel, die im proximalen und distalen Fragment eingebracht werden, wird äußerlich durch zwei- oder dreidimensionale Verstrebungen Druck auf die Fragmente übertragen.

Die Osteosynthese schafft die besten Bedingungen für spätere volle Funktionstüchtigkeit und die Endoprothetik für die Rehabilitation alter Menschen.

Die *Osteotomie* ist eine in therapeutischer Absicht gesetzte Knochendurchtrennung; ihre Heilung entspricht der Bruchheilung. Man macht sich die bessere Verknöcherungstendenz im Bereich des spongiösen Knochens zunutze, indem man die Osteotomie in den gelenknahen Knochenabschnitten vornimmt. Sie wird nach Freilegung des betroffenen Knochenabschnittes mit dem Meißel oder der oszillierenden Säge vorgenommen; u. a. wird die Osteotomie zur Korrektur von Fehlstel-

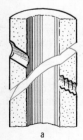 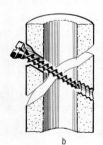 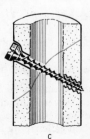

a   b   c

Abb. 9 a–c Schraubenosteosynthese am Röhrenknochenschaft. a Bohren des Gleitlochs (links, mit einem Durchmesser von 4,5 mm) und des Gewindelochs (rechts, 3,2 mm); b Einbringen der Schraube; c Adaptation und Kompression durch Kortikalisschraube.

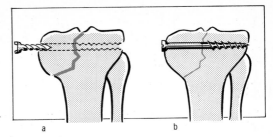

Abb. **10a** u. **b** Schraubenosteosynthese im spongiösen Bereich. **a** Bohren des Schraubenkanals, **b** Kompression der Fragmente durch Spongiosaschraube.

lungen nach Frakturen angewendet und ist meistens mit einer Osteosynthese verbunden.

Die Prinzipien der *Bruchbehandlung beim Kind* sind verhältnismäßig einfach; auch hier wird achsengerechte Stellung angestrebt, doch können Achsabweichungen um so eher belassen bleiben, je jünger das Kind ist und je gelenknäher der Knochenbruch liegt, da es durch das weitere Wachstum weitgehend zum Ausgleich der Fehlstellung kommt. Im mittleren Drittel der Schaftknochen muß die Reposition allerdings genauer sein. Eine zu genaue Reposition ad longitudine ist nicht notwendig, da es durch die Hyperämie im frakturierten Knochen zu einem überschießenden Längenwachstum von bis zu 4 cm kommen kann. Mit Ausnahme von Gelenkfrakturen und Bandausrissen, bei denen operatives Vorgehen erforderlich werden kann, liegen beim Kind günstige Voraussetzungen für die Bruchbehandlung mit konservativen Methoden vor. Drehfehlstellungen allerdings bleiben bestehen und bedürfen überwiegend der Korrektur.

Die knöcherne Festigung von Frakturen erfolgt beim Kind in kürzerer Zeit als beim Erwachsenen. Ruhigstellung ist nur verhältnismäßig kurzfristig erforderlich, muß aber mit Rücksicht auf den Bewegungstrieb des Kindes u. U. mehr als nur die benachbarten Gelenke einschließen. Bei der Bewegungsbehandlung ist gerade bei Kindern der Schmerz ein besonders guter Indikator für die Dosierung. Im übrigen kann auch nach längeren Zeiträumen noch mit Funktionsbesserung und dem Gebrauch der verletzten Gliedmaße beim Spielen und bei den täglichen Verrichtungen gerechnet werden.

Die Wahl des geeigneten Behandlungsverfahrens wird immer abhängig sein von Bruchform und -lokalisation, Möglichkeiten des Behandlungsortes und Erfahrung des Behandlers. Darüber hinaus gilt es, die Vor- und Nachteile der Behandlungsformen in Einklang zu bringen mit den Vorgaben der Patienten.

Vorzüge der Gipsbehandlung: baldige allgemeine Mobilisation, insbesondere bei Gehgipsverbänden (ambulant); die Fraktur bleibt geschlossen.

Nachteile der Gipsbehandlung«: keine exakte Ruhigstellung, Gefahr der „Frakturkrankheit", Gefahr der Sudeck-Dystrophie.

Vorteile der operativen Behandlung: postoperativ aktive Bewegungstherapie (Verhinderung der „Frakturkrankheit"), exakte Reposition, Pflege beim polytraumatisierten Patienten.

Nachteile der operativen Behandlung: Infektion (1–4%), technische Mängel bei Indikation und Durchführung.

Die *krankengymnastische Behandlung* muß sich auf die Art der durchgeführten Versorgung einstellen. Bei Übungsstabilität nach Osteosynthese wird mit aktiven Übungen bereits wenige Tage nach der Operation begonnen, wodurch Blutzirkulation und Lymphfluß angeregt werden und von vornherein Gelenkkontrakturen und Muskelatrophien entgegengewirkt wird. Die Physiotherapie muß neben den örtlichen Verhältnissen den Allgemeinzustand des Patienten berücksichtigen. Längere Bettruhe verlangt regelmäßige Durchführung von Atem-

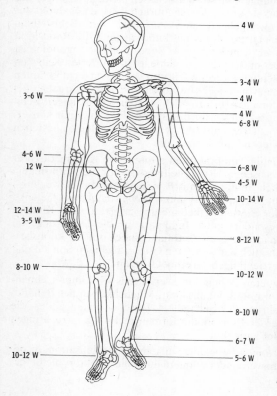

Abb. **11**
Schematische Aufstellung der durchschnittlichen Heilungszeiten von Frakturen in Wochen (nach *Schlosser* u. *Kuner* 1980).

therapie und Kreislauftraining, vor allem bei älteren Patienten, ebenso Dekubitusprophylaxe. An der verletzten Extremität werden Spannungsübungen durchgeführt, die nichtfixierten Gelenke zur Vermeidung von Kontrakturen aktiv bewegt. Durchblutungsfördernd werden die nichtbetroffenen Gliedmaßen aktiv durchbewegt.

Nach längerer Ruhigstellung zeigen sich als Ausdruck gestörter Durchblutung Blässe oder auch rotbläuliche Verfärbung der Haut, infolge Kapselschwellung und Stauungen verstrichene Umrisse der Gelenke und schließlich Bewegungseinschränkungen und Muskelminderung. Während Bewegungseinschränkungen vor allem bei Kindern und nach kürzerer Ruhigstellung jeweils überwiegend muskulär bedingt sind, sind sie später ligamentär und kapsulär verursacht (Abb. 11).

Metallentfernung

Die Entfernung operativ eingebrachter Metallteile (Platten, Schrauben, Drahtcerclagen, Fixateur externe) ist in der Regel notwendig. Haben die intern oder extern angebrachten fixierenden Metallkörper zur knöchernen Konsolidation von Brüchen, zur Stabilität nach Verrenkungen oder zum Durchbau von Arthrodesen beigetragen, so werden sie entfernt.

Dies liegt auf der Hand beim Fixateur externe, der ein- oder beidseitig die Weichteile der Gliedmaße überragt und dadurch hinderlich ist. Auch sind die perkutanen Eintrittsstellen Besiedlungswege für pathogene Keime. Sobald sich die knöcherne Heilung abzeichnet, werden daher der fixierende Apparat und die „Steinmann-Nägel" entfernt. Je nach lokalen Verhältnissen schließt sich noch die Ruhigstellung im Gipsverband oder die Übungsbehandlung an.

Beim internen Fixationsmaterial gilt als Faustregel, daß das Osteosynthesematerial etwa nach 1 Jahr entfernt wird, vorausgesetzt, es ist knöcherne Heilung eingetreten. Die Kortikalis muß durchgehend im Röntgenbild dargestellt sein, der Markraum in Restauration begriffen sein.

Ist eine Fraktur mit zwei Platten stabilisiert worden, kann es angezeigt sein, erst eine Platte zu entfernen und später die zweite. Die Plattenosteosynthese führt nach knöchernem Durchbau zu einer gewissen Osteoporose des stabilisierten Knochens, da die Platte die Lastübertragung übernimmt und der Knochen durch Inaktivität atrophiert. Es ist daher nach Metallentfernung eine gewisse Schonung erforderlich, um Refrakturen zu vermeiden. Diese treten bevorzugt durch Schraubenlöcher auf. Entlastung an Unterarmgehstöcken für 4–6 Wochen ist daher zu verordnen. Krankengymnastische Übungsbehandlung erfolgt frühzeitig.

Eine besondere Schonung oder Weiterbehandlung nach Küntscher-Nagelung ist in der Regel nicht notwendig.

Lagerungsschienen

Die Lagerung einer verletzten Gliedmaße ist wichtig

– nach dem Trauma (z. B. für den Transport, s. Erste Hilfe) und
– nach den Behandlungsmaßnahmen.

Sie verfolgt zwei Ziele: Ruhigstellung und Hochlagerung.

Dadurch dient sie in beiden Fällen

– der Schmerzlinderung,
– der Entspannung der Muskulatur,
– der Verbesserung des venösen Abflusses (Thromboseprophylaxe),
– der Vorbeugung von Stauungen und Ödembildungen und
– der Eingrenzung von Nachblutungen und Hämatomentwicklung.

Die Dauer der Lagerung erfolgt bei konservativem Vorgehen bis zur Konsolidation der Weichteilverhältnisse (Hämatome, Ödeme usw.), dann schließen sich fixierende (Gips, Verbände) oder mobilisierende Maßnahmen an.

Nach operativem Vorgehen ist Lagerung bis zur Wundheilung (10–14 Tage) angezeigt. Danach oder schon während dieser Zeit sind zunehmend mobilisierende Anwendungen vorzunehmen.

Besteht jedoch weiterhin stärkere Schwellneigung oder Thrombosegefahr, muß neben der krankengymnastischen Behandlung die Lagerung beibehalten werden.

Es gilt allgemein, daß je weiter körperfern die Verletzung liegt, desto höher der periphere Gliedmaßenanteil zu lagern ist.

Neben der Fixation und Ruhigstellung in Gipsverbänden (s. Verbandlehre) dienen der vorübergehenden und vor allem postoperativen Lagerung Schienen. Gebräuchlich sind die folgenden.

Untere Gliedmaßen:

– *Schaumstoffschiene* (Abb. **12**). Die betroffene Extremität liegt in einer angedeutet anatomischen Schaumstoffbettung; das Knie ist gering angebeugt (10–15 Grad), der Fuß wird in Funktionsstellung (0 Grad) gehalten.
    Sie kommt postoperativ z. B. bei hüftgelenksnahen Brüchen, Eingriffen am Knie und bei Unterschenkelbrüchen zur Anwendung.
– *Volkmann-Schiene*. Sie entspricht in ihrem Anwendungsbereich der Schaumstoffschiene. Sie besteht aus einem starren Metallrohrrahmen, der eine Blechführung hat und bespannt ist.

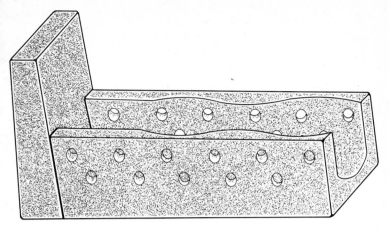

Abb. **12** Schaumstoffschiene.

– *Hohe Schaumstoffschiene.* Soll die Extremität hochgelagert werden, was insbesondere auch nachts angezeigt ist, so kann eine erhöhte Schaumstoffschiene angewendet werden, welche im Kniegelenk

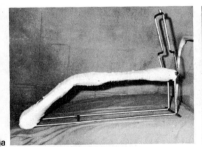

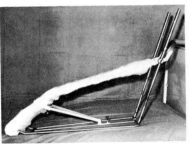

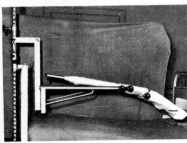

Abb. **13 a–c** Beinlagerungsschienen nach **a** Braun, **b** Kirschner, **c** Krapp (nach *Schlosser* u. *Kuner* 1980).

eine Beugung von 30–45 Grad beinhaltet. Oberschenkelschaftbrüche, aber auch Unterschenkelbrüche werden so gelagert.

- *Braun- und Kirschner-Schiene* (Abb. **13**). Schienen aus Metallrohren im Rahmensystem mit Binden bespannt, welche im Kniegelenk gebeugt sind, werden nach Braun benannt, wenn der Kniebeugewinkel fixiert ist. Bei der Kirschner-Schiene ist der Kniewinkel und die Länge der Gliedmaßenteile variabel einzustellen. Andere Modifikationen, z. B. nach Ewerwein und anderen, sind in Gebrauch. Der Fuß wird mit einem angeklebten Strumpf an einem Haken des Fußrahmens aufgehängt.

- *Bewegungsschienen.* Bewährt haben sich in der postoperativen Nachbehandlung, aber auch in der frühfunktionellen Behandlung von nicht oder wenig dislozierten Tibiakopffrakturen sogenannte Bewegungsschienen.
Diese sind entweder an einer Bettstange oder am Bettfußteil befestigt und erlauben durch Zügelbetätigung (Frankfurter Schiene) oder eigene Muskelanspannung (Ulmer Schiene) die passive bzw. aktive Kniebeugung in differenziertem Ausmaß. Diese Schienen erlauben besonders auch eigentätige Übungen.

- *Passive motorisierte Bewegungsschienen.* Elektrisch betriebene Bewegungsschienen, die über Kleincomputer programmiert werden, ermöglichen eine zeitlich vorgegebene und dosierte Bewegungstherapie, die losgelöst vom zeitlichen Engagement der Krankengymnastin zusätzliche Gelenkmotilität erlauben.

Obere Gliedmaßen:

- *Thoraxabduktionsschiene.* Über einen festen Brustkorbring wird eine in Schultergelenkfunktionsstellung gehaltene Armschiene geführt. Sie ist im Ellenbogen variabel einstellbar.
Der Arm wird im Schultergelenk so gehalten, daß die distale Gelenkkapsel des Schultergelenkes entfaltet ist und ihre Verklebung verhindert wird. So wird der posttraumatischen Schultersteife vorgebeugt. Auch hier sind motorisierte Schienen in Erprobung.

- *Ortholen-Orthesen.* Kunststoffschienen zur volaren oder auch dorsalen Abstützung des Handgelenkes sind in vielfältiger Modifikation

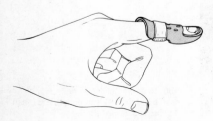

Abb. **14** Extensionsschiene des Fingerendgelenks.

in Anwendung. Ihre Form variiert je nach Verletzungsart und Funktionsausfall.

– *Fingerendgelenk-Extensionsschiene* (Abb. **14**). Bei Strecksehnenausrissen an den Fingerendgelenken wird Heilung in der Regel durch Einstellung des Endgelenkes in Überstreckung erzielt. Anwendungsdauer 6 Wochen.

Obere und untere Extremitäten:

Notfallmäßig wird an oberer wie unterer Extremität die *Cramer-* oder *Drahtleiterschiene* angelegt. Sie besteht aus einer bindenumwickelten metallenen Gitterleiterschiene. Es gibt sie in verschiedenen Breiten. Die Länge kann der jeweiligen Immobilisationsstrecke angepaßt werden.

Allgemeines zu Kopf- und Körperhöhlenverletzungen

Am Kopf führen Gewalteinwirkungen je nach Ort und Schwere zu sehr unterschiedlichen Verletzungen. Bei Platzwunden, Bluterguß usw. erfordern sie die üblichen Maßnahmen (s. dort), bei Mitverletzung wichtiger Organe (Auge, Ohr) fachärztliche Versorgung. Platzwunden über der Schädeldecke reichen häufig in die Kopfschwarte und müssen, damit stärkere Blutungen gestillt werden, eine Phlegmone vermieden und eine Fraktur nicht übersehen wird, sorgfältig versorgt werden.

Der *Schädelbruch* kann zur Blutung in die Schädelhöhle und damit zu lebensbedrohlichen Situationen führen. „Monokelhämatom" oder „Brillenhämatom" weisen auf Schädelbruch hin – der dabei entstehende Bluterguß sackt in die Augenhöhlen ab. Tritt Liquor durch die Nase aus, ist die Dura mitverletzt. Aber auch eine relativ harmlose Prellung im Bereich des Gesichtes kann ein ähnliches Bild erzeugen. Röntgenaufnahmen sind zur Aufdeckung knöcherner Verletzungen erforderlich.

Die *Gehirnerschütterung* (Kommotion) ist eine sehr häufige Verletzung und gehört zu den gedeckten Schädel-Hirn-Traumen – im Gegensatz zu der offenen Schädelfraktur mit Hirnverletzung. Sie äußert sich in Erbrechen, Pulsanomalie und Erinnerungslücke (retrograde Amnesie). Die Kommotion gilt als leichte Hirnschädigung, deren Störungen von seiten des Kreislaufs, der Psyche und des Vegetativums innerhalb weniger Tage abzuklingen pflegen. Bei der Hirnschädigung zweiten Grades *(Kontusion)* dagegen bilden sich die Schädigungsfolgen erst innerhalb von Wochen zurück, und bei der Hirnschädigung dritten Grades *(Kompression)* muß mit bleibenden, unterschiedlich starken psychischen, neurologischen und gelegentlich vegetativen Störungen gerechnet werden (s. spezieller Teil).

Auf die Verletzungen innerer Organe durch Auftreffen von Gewalt im Bereich der Körperhöhlen kann nicht eingegangen werden; es sei jedoch auf die oft lebensbedrohliche Bedeutung von Blutungen durch Gefäßverletzungen und Organrissen hingewiesen. Die Symptome bilden sich oft erst nach Stunden oder Tagen aus. Eine sorgfältige Beobachtung nach entsprechender Gewalteinwirkung ist erforderlich. Hierbei sind auch leicht erscheinende Prellungen zu berücksichtigen, die unvorbereitet den Bauchraum treffen, so daß keine Abwehrspannung der Muskulatur ihnen entgegenwirkt (Fußball oder andere Sportarten).

Mehrfachverletzungen

Werden mehrere Körperregionen (z. B. Schädel, Körperhöhlen, Extremitäten) gleichzeitig verletzt, so spricht man von Polytraumatisierung. Sie ist von Mehrfachfrakturen eines Knochens und multiplen Frakturen (an mehreren Knochen) deutlich abzugrenzen, da Mehrfachverletzungen (etwa 20% der stationär aufgenommenen Unfallpatienten) eine sehr ernste Prognose haben.

Am häufigsten sind Schädel und Thorax zusammen verletzt, seltener, aber schwerwiegender sind Brustkorb-Bauch-Verletzungen.

Die Behandlung besteht zuerst in der Abwendung akuter Lebensgefahr. Daher ist die Diagnostik der lebensgefährlichen Verletzungen vordringlich. Sie betrifft Atmung, Kreislauf und Zentralnervensystem. Nach entsprechenden Maßnahmen – Intubation und Beatmung, Legen eines venösen Zuganges und Kreislaufauffüllung – werden die einzelnen Körperregionen untersucht und nach der Dringlichkeit der Versorgung die Behandlung vorgenommen:

1. Lebensrettende Sofortmaßnahmen (z. B. Milz-, Leberruptur, Herztamponade);
2. dringliche Wahleingriffe (z. B. stabile Osteosynthese offener Frakturen);
3. Eingriffe, die auch noch nach Tagen und Wochen durchgeführt werden können (z. B. Naht eines peripheren Nervs, einer Sehne).

Bewegungsstabile Osteosynthesen erleichtern oder ermöglichen erst die Intensivpflege. Offene Frakturen haben Vorrang vor geschlossenen. Ist Frakturstabilität erreicht, ist krankengymnastisches Durchbewegen auch des bewußtlosen Patienten angezeigt.

Allgemeine Richtlinien der krankengymnastischen Behandlung

B. Morgenroth und U. Bergmann

Durch die Vielfalt der Verletzungsformen und Versorgungsmöglichkeiten bietet die Traumatologie Krankengymnasten einen großen und abwechslungsreichen Wirkungsbereich.

Entsprechend der unablässig fortschreitenden Entwicklung wird bei den krankengymnastischen Fachkräften einerseits eine solide Basis an theoretischen und praktischen Kenntnissen, andererseits Flexibilität und ständige Weiterbildungsbereitschaft vorausgesetzt. Ebenso wie in allen anderen Fachbereichen sind auch in der Traumatologie gute Kommunikation und Kooperation zwischen Krankengymnast und allen weiteren an der Wiederherstellung des Patienten Beteiligten, wie z. B. Ärzten, Pflegepersonal, Beschäftigungstherapeuten usw., eine Grundvoraussetzung.

Befundaufnahme – Behandlungsziel – Behandlungsplan

Das Ziel jeder Behandlung in der Traumatologie ist die optimale Rehabilitation, d. h. bestmögliche Wiederherstellung von Funktion und Kraft bei weitgehender Schmerzfreiheit bzw. -armut, des Patienten und damit seine möglichst reibungslose Wiedereingliederung in das tägliche Leben und in den Beruf.

Der Krankengymnast versucht mit Hilfe seiner Möglichkeiten dazu beizutragen, daß dieses Ziel ohne unnötige Komplikationen und Verzögerungen erreicht wird.

Als unerläßliche Voraussetzung für ein erfolgreiches krankengymnastisches Arbeiten haben sich die Erstellung eines gründlichen und exakten Befundes und eines auf ihn aufbauenden Behandlungsplanes erwiesen.

Je treffender der Befund Auskunft über den Patienten gibt, um so individueller und gezielter wird der Krankengymnast den Behandlungsplan gestalten können. Da sich im Laufe der Rehabilitationsphasen die therapeutische Situation ändert, ist es notwendig, neben dem Anfangsbefund Zwischenbefunde zu erheben und diesen entsprechend Änderungen im Behandlungsplan vorzunehmen.

Wir geben im allgemeinen Teil eine detaillierte Aufstellung der Inhalte von Befund und Behandlungsplan und stellen im nachfolgenden speziellen Teil den Besprechungen der einzelnen Verletzungsbilder jeweils den zu erwartenden Befund und Behandlungsplan voran. Allerdings verzichten wir aus Platzmangel darauf, immer wieder darauf hinzuweisen, daß die Punkte „Persönliche Daten" und „Basisinformation" jede Befundaufnahme einleiten.

Der Behandlungsplan gliedert sich in mehrere, zumeist aufeinander aufbauende Gesichtspunkte. Zu jedem Gesichtspunkt gehören eine Reihe verschiedenartiger Maßnahmen. In der Praxis kommt es selten vor, daß man nur einen Gesichtspunkt und seine Maßnahmen verfolgt; gewöhnlich laufen mehrere gleichzeitig nebeneinander her. Natürlich kann es auch im Verlauf einer Behandlung notwendig werden, Änderungen des ursprünglich entworfenen Programms (Reduzierungen, Erweiterungen) vorzunehmen.

Jede Behandlung schließt mit einer der Anfangsbefundaufnahme an Ausführlichkeit vergleichbaren Endbefundaufnahme ab.

Krankengymnastische Befundaufnahme

(Detaillierte Übersicht möglicher Behandlungen; erweiterbar)

Persönliche Daten	– Name – Alter – Beruf – Unfalldatum – Diagnose – Operation (Maßnahme und Ruhigstellung, Datum)
Basisinformation	– Kurve – Krankengeschichte – Operationsbericht – Röntgenbilder
Optische Beobachtung	– Lage(rung) – Narben, Verfärbungen – trophische Störungen, Schwellungen, Auftreibungen – Achsenabweichung, Stellung der Knochen im Gelenk zueinander – Bewegungsweise, Haltung, Gangbild usw.
Taktile Beobachtung	– Empfindlichkeit – Temperatur, Feuchtigkeit – Tonus, Verhärtungen, Verschieblichkeit – Atrophie, Schwellungen – ggf. Pulse – (liegen Sensibilitätsstörungen vor?) usw.

Messungen	– Umfang: Vergleich von Seite zu Seite und/oder von der ersten Messung zu den folgenden Messungen – Länge: Beinlänge in Rückenlage mit Bandmaß im Stand mit Brettchen – Bewegungsausmaß der Gelenke (nach der Neutral-Null-Methode) – ggf. Vitalkapazität – Durchblutungstest nach Ratschow usw.
Stimulusreaktions-probe	– Muskelstatus, Ausdauer und Koordination – Störungen in Gebrauchsbewegungen und Gangbild – (liegen Reflexveränderungen oder Anzeichen von Spastik vor?) usw.
Äußerungen des Patienten	– Schmerzen, Klagen – Auswirkungen der Behinderung im privaten und beruflichen Bereich usw.
Ergänzende Beobachtungen	– Mitarbeitsbereitschaft – soziales Umfeld usw.

Krankengymnastischer Behandlungsplan

(Detaillierte Übersicht über verschiedene Anwendungsmöglichkeiten; Reihenfolge unabhängig von der der einzelnen Punkte der Befundaufnahme)

Gesichtspunkte	Maßnahmen
Dekubitusprophylaxe	– Lagerung(skontrolle) – statische und dynamische Muskeltätigkeit – Erarbeiten von Lagewechseln
Pneumonieprophylaxe	– (Lagerung) – Atemtherapie
Thromboseprophylaxe	– Kompression durch Bandagen, Strümpfe – Hoch-(Um-)Lagerung – aktives Bewegen (große Gelenkbewegungen) – Atemtherapie – statischer und dynamischer Muskeleinsatz
Kreislauftraining	– statische und dynamische Muskeltätigkeit – Positionswechsel – Atemtherapie

Entstauung	– Kompression durch Bandagen, Strümpfe – Hochlagerung – Massage (Ausstreichungen, intermittierende Drückungen) – aktives Bewegen (große Gelenkbewegungen) – Atemtherapie – statische Muskelkontraktionen in Verbindung mit Kryotherapie
Durchblutungs-förderung	– Umlagerungen – Narbenbehandlung (Fibrotan, Contractubex usw.) – Massage (Bürsten-, Muskel-, Bindegewebsmassage) – Hydrotherapie (Medizinal-, Wechsel-, Bewegungsbäder, Kneipp-Anwendungen, Unterwassermassage) – Kryotherapie – Elektrotherapie (Kurz-, Mikrowelle, Vierzellen-, Stangerbad, Galvanische Ströme) – Bewegungstherapie (statischer und dynamischer Muskeleinsatz)
Mobilisation	Kontrakturverhütung durch: – Lagerung – statische und dynamische Muskeltätigkeit Kontrakturbeseitigung durch: – manuelle Therapie – Entspannungstechnik – Dehnlagen – Eisbehandlung (bei Unverträglichkeit evtl. Wärme) – Bindegewebsmassage – Hydrotherapie – Dauerzüge
Kontraktionshilfe	– Elektrotherapie – Bewegungstherapie im Sinne von PNF – Eisbehandlung
Kräftigung	– Elektrogymnastik (Intensionsübungen mit Schwellstrom) – Ohne und mit Gerät dynamische Muskeltätigkeit gegen Widerstand – PNF – Hydrotherapie (Bewegungsbad, Schwimmen), – Haltungsschulung – klinischer Sport
Schulen von Gebrauchsbewegungen	Obere Extremität: – Alltags- und Gebrauchsübungen ohne und mit Gerät, an der Übungswand – Geschicklichkeitstraining Untere Extremität: – Gangschulung

Prophylaktische Aufgaben der Krankengymnastik

Präoperative krankengymnastische Behandlung

Der präoperativen krankengymnastischen Behandlung fällt in der Traumatologie naturgemäß keine große Bedeutung zu. In den seltenen Fällen, in denen der Patient nicht direkt vom Unfallort in den Operationssaal kommt, sondern erst stationär aufgenommen und auf die Operation vorbereitet wird, baut der Krankengymnast sein Behandlungsprogramm in der Regel nach folgenden Gesichtspunkten auf:

- Pneumonieprophylaxe durch Techniken der Atemtherapie, durch Giebel-Rohr;
- Thromboseprophylaxe durch Kompression, statischen und dynamischen Muskeleinsatz, Atemtherapie;
- Dekubitusprophylaxe durch Lagerung(skontrolle) und soweit erlaubt/möglich aktives Bewegen, Lagewechsel;
- Kreislaufanregung durch dynamische Muskelarbeit;
- Mobilisation und Kräftigung der nichtbetroffenen Körperbereiche, soweit dabei die Ruhigstellung der Verletzungsregion gewährleistet ist.

Prophylaktische krankengymnastische Aufgaben bei bettlägerigen Patienten

Mit prophylaktischen krankengymnastischen Maßnahmen bei konservativ und operativ behandelten Patienten in der Traumatologie vermeidet man eine Reihe von unnötigen Komplikationen, wie z. B. Inaktivitätszeichen am Atmungs- und Herz-Kreislauf-System, Kontrakturen, Atrophien der Muskulatur.

Der Patient wird über einen ausreichenden Zeitraum vom Krankengymnasten angeleitet, später wird das Behandlungsprogramm so weit wie möglich vom Patienten selbständig durchgeführt.

Folgende Gesichtspunkte müssen dabei berücksichtigt werden:

- Atemvertiefung durch Techniken der Atemtherapie, durch Giebel-Rohr;
- Kreislaufanregung durch dynamische Muskelarbeit;
- Thromboseprophylaxe durch Kompression, dynamische Muskeltätigkeit (Muskelpumpe);
- Dekubitusprophylaxe durch Lagerung(skontrolle), statische und dynamische Muskelarbeit, soweit erlaubt/möglich Lagewechsel;
- Mobilisation aller nicht ruhiggestellten Gelenke, z. B. durch Zehen-, Knie-, Hüftübungen bei Unterschenkelliegegips;

– Erhalten der Muskelkraft aller nicht ruhiggestellten Muskelabschnitte, z. B. über PNF, mit Deuser-Band, Baligerät, Expander, Hanteln.

Auch wenn das regelmäßige und intensive Üben sehr wichtig ist, darf es dabei jedoch auf keinen Fall zu Schmerzen im Verletzungsbereich und zur Störung des Heilungsprozesses kommen (z. B. indirekt durch Veränderung der vorgeschriebenen Lagerung, ungünstige Spannungsübertragung und vorzeitige Belastung durch „Irradiation").

Prophylaktische krankengymnastische Aufgaben bei armverletzten Patienten

Leider muß immer wieder festgestellt werden, daß es nach Verletzungen im Bereich der oberen Extremität zu unnötigen sekundären Komplikationen kommt. Diese treten am häufigsten bei/nach Ruhigstellung eines oder mehrerer Gelenke in Gipsverbänden auf. Sie äußern sich als Durchblutungsstörung, Funktions- und Kraftminderung in den benachbarten gipsfreien Gliedmaßenabschnitten und Gelenken (Schulter, Finger).

Um solchen Komplikationen entgegenzuwirken, werden die Patienten in einem kleinen Übungsprogramm unterwiesen:

– Hochlagern des verletzten Armes auf einen Keil im Bett oder auf der Entstauungsbank.

Üben von Fingern und Schulter im Sinne der Entstauungsgymnastik aus dieser Position.

– Zwischenzeitliches Hochhalten des verletzten Arms in Stand und Fortbewegung (plus aktives Bewegen der Finger) und Lagerung des Arms auf Schoß, Stuhllehne, Tisch im Sitzen.

– Soweit es der Gipsverband zuläßt, Bewegungs- und Geschicklichkeitsübungen.

Übungen mit dem Schaumstoffball und anderen kleinen Geräten für die Finger (Faustschluß).

– Bei Unterarmgips sollte auch das Ellbogengelenk aktiviert werden.

– Bewegen der Schulter in allen Richtungen aus Rückenlage, Sitz und Stand, anfangs unter Abnahme der Schwere des Arms, später aktiv, ohne Widerstände.

Es wird angestrebt, dem Patienten die Angst zu nehmen, er könne durch diese Aktivitäten Schäden an der Verletzungsstelle verursachen. Ihm muß statt dessen verdeutlicht werden, wie wichtig diese Übungen und sein regelmäßiges, gewissenhaftes Selbsttraining für den reibungslosen Verlauf des Heilprozesses sind.

Behandlungsprinzipien

Übungsstabilität/Belastungsstabilität

Bei nicht übungsstabiler Versorgung wird in der Regel nur konsensuell und eventuell sehr vorsichtig statisch gearbeitet.

Besteht Übungsstabilität, kann der Arzt noch schonend einschränken, indem er verordnet, daß unter Abnahme der Schwere zu bewegen ist oder bestimmte Richtungen ausgespart werden müssen. Werden keine solchen Einschränkungen angegeben, kann rein aktiv geübt werden. Dabei sind auch komplexe Bewegungsabläufe im Sinne der PNF möglich.

Jegliches Üben gegen Widerstände unterhalb der Frakturstelle sowie auch die Anwendung von Stretch, Zug und Druck oder das Benutzen von Geräten mit Gewicht (Hantel, Vollball usw.) sind bis zur Konsolidierung der Fraktur untersagt. Dabei ist es unwichtig, ob die Fraktur konservativ oder operativ versorgt wurde.

Erst wenn aufgrund des Röntgenbildes die Belastbarkeit des Bruches erlaubt wird, kann sowohl die Arbeit gegen Führungs- und Haltewiderstände als auch das Üben mit Geräten begonnen werden.

Die Dosierung wird in Absprache mit dem behandelnden Arzt bestimmt und nach den individuellen Gegebenheiten gesteigert. Dennoch ist bei allen Bewegungen mit ungünstiger Hebel- oder Abscherwirkung auf die Bruchregion Vorsicht geboten: Die Widerstände müssen hier besonders zurückhaltend dosiert und gesteigert werden.

Aus dem bisher Gesagten geht hervor, daß in der modernen Traumatologie fast ausschließlich aktiv gearbeitet wird. Einerseits besteht selten die Notwendigkeit, passiv vorzugehen, da durch die doch inzwischen vorherrschenden Versorgungen nach den Richtlinien der AO eine frühe Übungsstabilität besteht, wodurch schwerwiegende Kontrakturen vermieden werden. Andererseits haben sich im Laufe der Jahre differenziertere Methoden durchgesetzt (z. B. PNF: Entspannungstechnik, die bei einschränkenden Verordnungen entsprechend modifiziert werden muß und günstig mit Kryotherapie kombiniert werden kann).

Abgesehen von ihrer größeren Effizienz ist das Risiko der Überforderung, die sich in Reizerscheinungen, Materiallockerungen, Refrakturen usw. äußern kann, auf ein Minimum reduziert. Nur bei sehr alten, hartnäckigen Kontrakturen, bei denen die aktiven Maßnahmen über längere Zeit keinen Erfolg mehr brachten (und bei denen natürlich volle Belastbarkeit besteht), wird man, sozusagen als letzte Möglichkeit, auf passive Maßnahmen zurückgreifen.

Belastung (Gangschulung)

Belastungsbeginn und Belastungssteigerung im Bewegungsbad

Besonders bei Patienten mit längeren Liege-(Entlastungs-)Zeiten ist es vorteilhaft, wenn die Belastung im Bewegungsbad beginnt.

Ausgehend von minimaler Belastung bei Wasserstand in Hals-/Schulterhöhe, steigert man allmählich durch Hochfahren der Hebebühne (also durch Senken des Wasserspiegels).

Das Steigerungstempo wird vom Arzt angegeben. Der Arzt entscheidet außerdem, wann der Patient mit den Belastungsversuchen außerhalb des Wassers anfangen soll.

„Schweben" und „Bodenkontakt"

Obwohl in der Literatur häufig empfohlen wird, „sachgemäß durchgeführte Osteosynthesen" bei Frakturen der unteren Extremität frühzeitig teilzubelasten (MÜLLER u. Mitarb. 1969), möchten wir im vorliegenden Band an unseren Methoden festhalten: Wir lassen die Patienten in der Aufrichtungsphase gewöhnlich nur „schweben" (entlastender Gang an Unterarmstützen) oder „Bodenkontakt" nehmen.

Bei Bodenkontakt kommt es zu einer Belastung von 5–10 kg. Da dieses Maß auf keinen Fall überschritten werden darf, müssen Arzt und Krankengymnast sicher sein, daß der Patient, dem Bodenkontakt erlaubt wird, die Verordnung versteht und exakt ausführt. Ist diese Sicherheit nicht gegeben, sollte man den entlastenden Gang an Unterarmstützen beibehalten.

Belastungsbestimmung

Wir sind uns der Tatsache bewußt, daß exakte physikalische Meßdaten zur Bestimmung der auf das Skelett einwirkenden Kräfte beim Menschen im Einzelfall nicht gewonnen werden können. Die statische Belastung der Extremität wird daher als leicht zu bestimmende Meßgröße zur Grundlage der Belastung gemacht.

Im folgenden beschreiben wir zwei Möglichkeiten der Belastungsbestimmung, die sich im Klinikalltag durchgesetzt haben.

Möglichkeit 1 (statisch): Der Patient steht mit dem gesunden Bein auf einer Bettkiste, die die Höhe des Waagetrittbrettes hat. Die Stützen sind entsprechend hoch eingestellt oder stehen auch auf Bettkisten. Das verletzte Bein berührt das Waagetrittbrett.

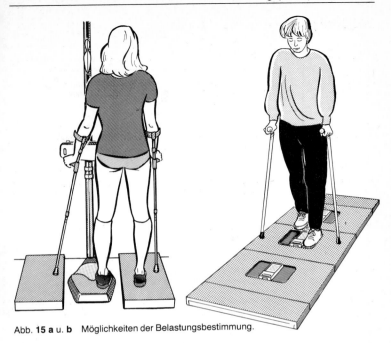

Abb. **15 a** u. **b** Möglichkeiten der Belastungsbestimmung.

Der Krankengymnast stellt die gewünschte Kilogrammzahl auf der Skala ein. Der Patient verlagert das Gewicht so weit auf das Waage-trittbrett, bis diese erreicht ist. Er wird nun aufgefordert, das Ergebnis im Verlauf von Stabilisierungsübungen zu halten („verteidigen"). Gelingt ihm das, sollte er versuchen, die Kilogrammzahl möglichst auch bei geschlossenen Augen zu drücken (Abb. **15a**).

Danach reproduziert der Patient das so erarbeitete Belastungsgefühl beim Drei-Punkte-Gang an Unterarmstützen.

Möglichkeit 2 (dynamisch): Weniger umständlich und schneller korrekt ist das Erarbeiten der Teilbelastung auf der folgenden, leicht herzustellenden Einrichtung (= „Waagenstraße"):
Um eine handelsübliche Personenwaage (geeicht) wird ein Holzrahmen von gleicher Höhe und 20–30 cm Breite gebaut. Man fügt drei solcher Kästen/Waagen aneinander und verbindet sie seitlich durch Haken. Mit Hilfe dieser „Waagenstraße" kann der Krankengymnast mit dem Patienten die erlaubte Teilbelastung in Stand und Fortbewegung erarbeiten. Sobald er dazu fähig ist, sollte der Patient dann auch mehrfach am Tag allein diese Teilbelastungskontrolle auf den Waagen durchführen (Abb. **15b**).

Belastungsgrade

Belastungsart	Hilfsmittel	Gangtyp
Entlastung	Barren, Gehwagen, Unterarmstützen mit anatomischen Handgriffen (Abb. 16)	entlastender Gang: „schweben"
Minimalbelastung	Barren, Gehwagen, Unterarmstützen mit anatomischen Handgriffen	„Bodenkontakt", 5–10 kg
Teilbelastung	2 Unterarmstützen mit anatomischen Handgriffen	3-Punkte-Gang
Belastung	2 Unterarmstützen mit anatomischen Handgriffen	4-Punkte-Gang 2-Punkte-Gang
Belastung	2 Handstöcke mit anatomischen Handgriffen (Abb. 17)	4-Punkte-Gang 2-Punkte-Gang
Belastung	1 Handstock mit anatomischem Handgriff (auf gesunder Seite)	2-Punkte-Gang
Vollbelastung		freier Gang
Treppensteigen	nach Bedarf	aufwärts: gesundes Bein voran abwärts: verletztes Bein voran

Hilfsmittel

Bei allen Frakturen im Bereich der unteren Extremität ist es unerläßlich, dem Patienten Einlagen zu verordnen, wenn

- bereits Fußdeformitäten vorliegen,
- durch Lage oder Art der Fraktur befürchtet werden muß, daß sekundäre statische Beschwerden auftreten,
- lange Entlastung zu sekundärer Demineralisation des Skeletts geführt hat.

Gleichermaßen unerläßlich ist es, nach Verletzungen im Bereich der unteren Extremität Kompressionsstrümpfe zu verordnen. Damit soll verhindert werden, daß das funktionelle Ergebnis durch Komplikationen von seiten der Gefäße oder des Gewebes beeinträchtigt wird.

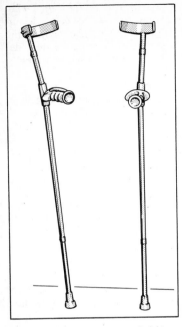

Abb. 16 Unterarmstützen aus Leichtmetall mit anatomischem Handgriff.

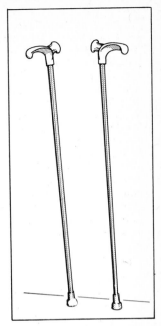

Abb. 17 Handstöcke aus Leichtmetall mit anatomischem Handgriff.

Grundsätzliches zur Krankengymnastik bei polytraumatisierten Patienten

Immer häufiger wird der Krankengymnast, der in der Traumatologie arbeitet, mit polytraumatisierten Patienten konfrontiert.

Auch wenn sich aufgrund der Vielfalt der Verletzungskombinationen für die krankengymnastische Behandlung keine Regeln aufstellen lassen, kann einiges Grundsätzliches gesagt werden:

- Wichtiger als bei allen anderen Verletzungsformen ist die gute Zusammenarbeit des Therapeutenteams (Arzt, ggf. Psychologe, Berufshelfer, Pflegepersonal, Krankengymnast, Beschäftigungstherapeut usw.).
- Neben fundierten Fachkenntnissen sind Bereitschaft und Fähigkeit zur psychischen Betreuung und in besonderem Maße Flexibilität und Phantasie erforderlich.

- Zu Anfang stehen in der Krankengymnastik Maßnahmen zur Dekubitus-, Pneumonie- und Thromboseprophylaxe sowie zur Kreislaufanregung im Vordergrund; mit zunehmender Übungsfähigkeit und Belastbarkeit des Patienten verschiebt sich das zugunsten der Durchblutungsförderung, Mobilisation, Kräftigung, Gebrauchsschulung.

- Der Krankengymnast sollte an den Patienten, der gewöhnlich unter der längeren, relativ eintönigen Liegezeit und seinem insgesamt eingeschränkten Aktionsradius leidet, vielfältige und immer wieder wechselnde Übungszusammenstellungen herantragen und dabei die verfügbaren Geräte und die jeweils neu möglichen und erlaubten Ausgangspositionen optimal nutzen, um in jeder Phase die Motivation des Patienten zu erhalten oder zu wecken.

  Das wird außer durch interessante Aufgabenstellung und Abwechslung im Übungsverlauf wesentlich auch dadurch erreicht, daß die Teilziele nicht zu hoch gesteckt werden (was Frustration bewirken würde), sondern daß regelmäßig kleinere und größere Erfolgserlebnisse möglich sind.

- Krankengymnast und Beschäftigungstherapeut sollten zur Improvisation fähig und bereit sein, z. B.

  • beim Einüben von Gebrauchsbewegungen, die die Selbständigkeit des Patienten im Klinikalltag ermöglichen oder steigern; beide Therapeuten müssen beobachten und überlegen, welche Hilfsmittel (ausgleichende Eßhilfen, Schienen, Buch-/Zeitungsstütze, Umblätterhilfe, „verlängerter Arm", Prismenbrille usw.) dabei möglich sind;

  • entgegen sonstigen Gepflogenheiten die „Therapie ans Bett" zu bringen: z. B. Eimer mit Paraffinknetmasse, elektrische Apparate, Material und Geräte zum Geschicklichkeitstraining und anderes mehr;

  • bei Stützunfähigkeit einer Hand oder eines Unterarms statt der üblichen Unterarmstützen eine Achselstütze (natürlich unter ständiger Kontrolle des Krankengymnasten wegen der Gefahr der Plexusschädigung) zu benutzen oder,

  • wenn bilateral nur Teilbelastungserlaubnis vorliegt, die Gangschulung mit dem Patienten im Bewegungsbad (auf der der Belastbarkeit entsprechend tiefgesenkten Hebebühne, wobei das am wenigsten belastbare Bein die Wasserhöhe bestimmt) auszuführen usw.

Beim polytraumatisierten Patienten ist es noch wichtiger als bei allen anderen Patienten, nicht die Verletzung oder die Summe der Verletzungen, sondern den Menschen als Ganzes zu sehen und zu versuchen, diesem ganzen Menschen in jeder Phase der Rehabilitation weitgehend gerecht zu werden.

Anmerkungen zu einigen Behandlungen

Dekubitusprophylaxe und -behandlung

Bei Patienten mit übungsstabil versorgten Osteosynthesen tritt aufgrund des sofortigen Behandlungsbeginns und der sehr kurzen Liegezeit das Problem der Dekubitusbildung außerordentlich selten auf. Trotzdem sollte der Krankengymnast immer mit darauf achten, daß die unmittelbar postoperativ üblichen Schalen und Schienen nicht drücken, daß der Patient bequem liegt und daß ggf. gefährdete Bereiche wie Fersen, Kreuzbein mit Hilfsmitteln (Fersenring, Fell) und durch einfache Übungen (statische Kontraktionen der benachbarten Muskulatur, wo erlaubt auch schon dynamisches Bewegen, Umlagern) entlastet werden.

Entsprechend größere Aufmerksamkeit muß der Krankengymnast auf diese Punkte richten, wenn der Patient zu längeren Liegezeiten gezwungen ist.

Besonders gefährdet sind Polytraumatisierte, ältere Menschen, Patienten mit mangelhafter Durchblutung und Patienten mit vegetativen und Sensibilitätsstörungen.

Ist es jedoch trotz aller Vorsicht zur Ausbildung eines Dekubitus gekommen, können neben den prophylaktischen Maßnahmen folgende therapeutische Mittel eingesetzt werden:

– Eis-/Föhnbehandlung im Dekubitusrandbereich;
– Bindegewebsmassage (Anhaktechnik) im Dekubitusrandbereich.

Eisbehandlung

Die Eisbehandlung nimmt in der Traumatologie einen wichtigen Platz ein. Sie ist angezeigt bei Reizzuständen (Knie), bei entzündlichen Vorgängen (dystrophisches Syndrom), als Unterstützung der bewegungserweiternden Techniken, aber auch zur Kontraktionsstimulierung paretischer Muskeln bei Frakturen mit neurologischer Komponente. Bei den meisten passiven Techniken ist sie kontraindiziert.

In welcher Form das Eis appliziert wird (Abtupfen, Bestreichen, Eishandtuch, Eispackung, Eisbad), bestimmt der vorliegende Befund. Die gewählte Anwendung darf nie für sich allein stehen, sondern muß immer mit einer bewegungstherapeutischen Maßnahme verbunden werden.

Auf keinen Fall darf die Eisanwendung in der Frühphase durch die dabei entstehende Feuchtigkeit die Wundheilung beeinträchtigen.

Bewegungsbad

(Abb. **18a** u. **b**)

Steht in einer Abteilung für physikalische Therapie ein Bewegungsbad
zur Verfügung, ist es für den Bereich der traumatologischen Rehabilitation von hohem Wert. Es kann im Sinne der Durchblutungsförde-

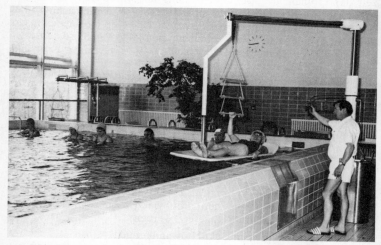

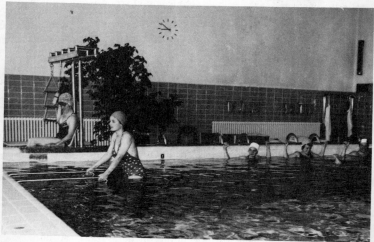

Abb. **18 a** u. **b**   Bewegungsbad.

rung, Mobilisation, Kräftigung und Gebrauchsschulung (vor allem Gangschulung) genutzt werden. Zudem hat es einen deutlichen analgetischen und positiven psychischen Effekt bei nahezu allen Patienten.

Am günstigsten ist es, wenn eine beliebig verstellbare Hebebühne vorhanden ist, so daß der Krankengymnast die jeweils gewünschte Behandlungshöhe einstellen kann. Will man bewegungserweiternd arbeiten oder noch schwache Muskulatur entlasten, sollte man die Positionen und Übungen so wählen, daß die Auftriebskraft unterstützt (die Bewegungen erfolgen in Richtung zur Wasseroberfläche hin) oder daß sie „neutralisiert" ist (die Bewegungen erfolgen horizontal im Wasser).

Zur intensiven Kräftigung läßt man den Patienten gegen die Auftriebskraft arbeiten (die Bewegungen erfolgen in Richtung zum Beckengrund hin). Dabei muß die Fraktur so weit belastbar sein, daß sie Wasserwiderstand und eventuell abscherende Komponenten schon verträgt.

Auftriebskörper können sowohl erleichternd – als Addition zum Auftrieb – als auch erschwerend – in Kombination mit Übungen gegen den Auftrieb – eingesetzt werden.

Als sehr hilfreich hat es sich erwiesen, bei tiefgesenkter Bühne erste Gehversuche mit Teilbelastung durchführen zu lassen. So vorbereitet, macht es dem Patienten dann erheblich weniger Mühe, außerhalb des Wassers die erste Belastungsprobe zu bestehen.

Das Bewegungsbad gibt einerseits die Möglichkeit zur individuellen Einzelbehandlung, wobei der Krankengymnast, wenn nötig, auch selbst mit ins Wasser geht. Andererseits können auf der Hebebühne Patienten mit ähnlichen Diagnosen und vergleichbarem Leistungsstand zu Gruppen zusammengefaßt werden; dabei ist es besser, wenn der Krankengymnast am Beckenrand steht und von dort aus die Übungen ansagt und korrigiert.

Elektrotherapeutische Anwendungen

Bei den elektrotherapeutischen Anwendungen, die im Bereich der Traumatologie verordnet werden, handelt es sich vorwiegend um Diadynamik sowie Reiz- und Schwellstrom.

Mit diadynamischen Strömen versucht man z. B. die Resorption von Hämatomen, Reizergüssen und Kapselschwellungen zu unterstützen.

Reizstrom (Exponentialstrom) wendet man an, um bei Frakturen mit neurologischer Komponente beim paretischen Muskel die Entartungsreaktion zu verhindern und die Kontraktionsfähigkeit zu stimulieren.

Schwellstrom unterstützt die Kräftigung geschwächter Muskulatur.

Solange nicht vollkommen ausgeschlossen werden kann, daß es mit Anwendung dieser Ströme bei im Elektrodenbereich liegendem Osteosynthesematerial zu chemischen, thermischen oder anderen Schädigungen kommt, sollte von ihrer Verordnung und Verabreichung abgesehen werden.

Übungen vor dem Spiegel

Bei nahezu allen Übungen, die im Sitz, im Stand und in der Fortbewegung ausgeführt werden (gleichgültig, in welcher Region die Verletzung liegt), erweist es sich als hilfreich und günstig, mit dem Patienten vor dem Spiegel zu arbeiten. So kann er sich selbst überprüfen und über die Augenkontrolle Bewegungsgefühl und Bewegungsablauf schulen und verbessern.

Selbständiges Üben – Hausaufgaben

Alle Patienten sollten zur Eigenarbeit auch außerhalb der Behandlungszeit angeregt werden.

Bei ambulanten Patienten heißt das, daß der Krankengymnast immer ein gut verständliches und nicht zu umfangreiches Hausaufgabenprogramm vermitteln sollte.

Parallellaufende Behandlungsmöglichkeiten

Hydrotherapeutisch-balneologische Anwendungen wie Schwimmen, Sauna, Medizinalbäder usw. sowie Beschäftigungstherapie und klinischer Sport werden im folgenden Text immer wieder als weitere Verordnungsmöglichkeiten erwähnt, ohne daß genauer auf sie eingegangen wird.

Wer sich gründlicher über diese Anwendungen informieren möchte, findet im Anhang Hinweise auf weiterführende Lektüre.

Spezieller Teil

W. Heipertz, L. Zichner, B. Morgenroth und U. Bergmann

Kopfverletzungen

Hautverletzungen am Kopf

Ursachen und Besonderheiten: Verletzungen der Weichteile, die den knöchernen Schädel umhüllen, unterliegen den gleichen Gesetzmäßigkeiten wie alle Hautverletzungen am Körper. Sie entstehen durch direkte Gewalt.

Das Gewebe ist allgemein sehr gut durchblutet, zeigt eine gute Heilungstendenz und infiziert sich nur ausnahmsweise.

Die Versorgung der Wunden entspricht den im allgemeinen Teil dargelegten Prinzipien. Exzisionen müssen, wenn überhaupt, sparsam erfolgen. In jedem Fall sind jedoch die umschlossenen Strukturen zu beachten. Bei Verletzungen im Bereich der Kopfschwarte ist nach Fissuren des knöchernen Schädels, die sich röntgenologisch nicht darstellen, zu fahnden. Augapfel und Ohrknorpel sind zu inspizieren. Kosmetische Nahttechnik ist besonders im Bereich der Augenbrauen, Lider, Ohren und Lippen erforderlich.

Adrenalin soll dem Lokalanästhetikum *nicht* zugesetzt werden.

Bei lokalen Wundinfektionen besteht im Bereich des Schädeldaches die Gefahr der Kopfschwartenphlegmone mit Übergreifen auf die Schädelkalotte (Ostitis des Schädeldaches). Vom Gesichtsschädel aus können die Erreger auf den Sinus cavernosus fortgeleitet werden und zur Sinusthrombose führen.

Schädel-Hirn-Verletzungen

Knochenverletzungen im Bereich des Kopfes und Schädel-Hirn-Traumen nehmen aufgrund der anatomischen Verhältnisse eine *Sonderstellung* ein. Gehirn und Liquorräume sind vom knöchernen Schädel umschlossen und können bei Blutung oder Ödem nur begrenzt ausweichen. Es kommt dadurch zur Druckerhöhung im Schädelinnern; diese äußert sich in einer weiten, lichtstarren Pupille (infolge Druck auf den M. oculomotorius) und führt schließlich zu einer schweren Schädigung des Mittelhirns, die als Dezerebration bezeichnet wird. Unter Atemlähmung und Kreislaufzusammenbruch kann der Tod eintreten; deshalb ist sorgfältige Beobachtung nach jedem Schädel-Hirn-Trauma und rechtzeitiges Eingreifen erforderlich.

Frakturen im Bereich des Kopfes

Es werden Brüche des Gesichts- und Gehirnschädels unterschieden.

Ursache: Brüche des *Gesichtsschädels* werden durch direkte Gewalt hervorgerufen. Sie können mit Beteiligung der Nebenhöhlen (Kieferhöhle, Stirnhöhle oder Augenhöhle) einhergehen und betreffen vor allem Nasenbein, Jochbogen und Jochbein.

Formen: Im Bereich des Oberkiefers werden die Brüche je nach Ausdehnung nach Lefort in drei Gruppen unterteilt; die Brüche des Unterkiefers sind vielgestaltig.

Klinisch gehen die Brüche des Gesichtsschädels mit Verformung (Nasenbeinschiefstand, Augenfehlstellung), Schmerz, Schwellung, Funktionsbehinderung und häufig mit einem Bluterguß einher. Häufig ist die Zahnokklusion fehlerhaft; sie verlangt Versorgung unter Beteiligung der entsprechenden Fachärzte.

Die Frakturen des *Gehirnschädels* können in *Schädelkalotten-* und *Schädelbasisfrakturen* unterteilt werden.

Die *Bedeutung* der *Schädelkalottenbrüche* liegt in Zusatzverletzungen, insbesondere Gehirnschädigung oder Gefäßverletzungen, die zu epiduralem oder subduralem Hämatom führen können.

Sonderformen: Bei Verlagerung von Knochenfragmenten in die Tiefe spricht man von einer Impressionsfraktur. Sie verlangt sofortige operative Anhebung oder Entfernung der Bruchstücke.

Wenn die Fraktur mit einer Wunde einhergeht, die direkten Kontakt zum Gehirn schafft, können sich Liquor und Hirnmasse entleeren; auch die Infektionsgefahr verlangt in diesem Fall sofortige chirurgische Versorgung – ggf. mit plastischem Verschluß der Hirnhaut. Sonst bedarf die Kalottenfraktur der vorübergehenden stationären Überwachung zur frühzeitigen Erkennung einer Komplikation.

Schädelbasisfrakturen bereiten Schwierigkeiten bei der Diagnostik. Sie sind oft eher durch indirekte Zeichen als durch Röntgenaufnahmen zu sichern. Liquoraustritt aus Ohr, Nase oder Mund und Luftansammlung im Schädel sowie das positive Röntgenbild sind sichere Zeichen. Dagegen können Blutungen aus Mund, Nase und Ohr, Monokel- und Brillenhämatom auch ohne Basisfraktur auftreten. Schädelbasisfrakturen ohne Komplikationen bedürfen stationärer Überwachung zur frühzeitigen Erkennung einer Komplikation. Infektion droht bei einer Liquorfistel: Es drohen eine Meningitis (Hirnhautentzündung) als Frühkomplikation und als Spätkomplikation Hirnabszeß und Sinusthrombose. Deshalb werden prophylaktisch Antibiotika (z. B. Chloramphenicol) verabfolgt.

Schädel-Hirn-Trauma

Ursache: Schädel-Hirn-Traumen können zusätzlich zu den beschriebenen Verletzungen, aber auch als selbständige Verletzungen (ohne begleitende Haut- oder Knochenverletzungen = gedecktes Schädel-Hirn-Trauma) zustande kommen.

Formen: Es wird zwischen Commotio, Contusio und Compressio cerebri unterschieden, die je nach den Symptomen und ihrer Dauer abzugrenzen sind. Moderner ist die Einteilung in drei Schädigungsgrade, die sich nach Dauer und Vollständigkeit der Rückbildung der Symptome richten und deshalb erst retrograd sicher abgegrenzt werden können.

Die *Commotio cerebri* (Gehirnerschütterung) entspricht der *Hirnschädigung 1. Grades* und weist eine Funktionsstörung des Hirns auf, die innerhalb weniger Tage abklingt. Es liegen keine anatomisch nachweisbaren strukturellen Veränderungen vor; Dauerfolgen sind nicht zu erwarten. Die mit dem Schädelunfall einsetzende Bewußtlosigkeit hält einige Minuten an, Erbrechen, Gedächtnislücken und Kopfschmerzen sind weitere Symptome. Nach einer Gehirnerschütterung sollte der Verletzte zwei Tage stationär beobachtet werden und Bettruhe einhalten, Danach ist Mobilisation angebracht.

Die Symptome der *Hirnkontusion* oder *Hirnschädigung 2. Grades* entsprechen denen der Gehirnerschütterung, halten jedoch länger an. Die Schädigungszeichen bilden sich innerhalb von drei Wochen zurück. Es liegt eine Schädigung der Hirnsubstanz vor, die durch Anprallherde im Bereich des Traumas (coup) oder der diametral entgegengesetzten Stelle (contre coup) entstehen.

Bei der schweren *Hirnkompression (Hirnschädigung 3. Grades)* dauern die Symptome oft wesentlich länger. Infolge Zerstörung von Hirngewebsbezirken verbleiben endgültige Defekte. Massive subarachnoidale Blutungen führen zum akuten subduralen Hämatom und damit zur Compressio cerebri. Schädelöffnung zur Stillung der Blutung und Ausräumung des Hämatoms ist erforderlich.

Therapie: Unter den Maßnahmen der Ersten Hilfe stehen im Vordergrund die Intubation zwecks Freihaltung der Atemwege und der Volumenersatz zur Unterstützung des Kreislaufs.

Bei der konservativen Behandlung stehen die Überwachung des Verletzten und eine entwässernde Therapie im Vordergrund. Andauernde Bewußtlosigkeit verlangt parenterale bzw. Sondenernährung, Unruhezustände werden medikamentös gedämpft, hohe Temperaturen mit

Kälteanwendungen und „lytischem Cocktail" (Analgetika, Antipyretika) behandelt.

Komplikationen: Verlangsamung des Pulses und Temperaturanstieg weisen auf zunehmenden Hirndruck hin. Weitere Zeichen sind zunehmende Kopfschmerzen, Unruhe, Schwindelgefühl, Verwirrungszustände, neurologische Ausfälle, erneut einsetzende Bewußtlosigkeit und Mydriasis. Je nach Lokalisation eines subduralen Hämatoms oder des Hirnödems zeigen sich entsprechende Ausfälle.

Spätfolgen: Nach Contusio und Compressio cerebri können Reiz-, Krampf- und Lähmungserscheinungen verbleiben. Es werden Pyramidenzeichen, Hirnnervenlähmungen, Pupillendifferenz und zentrales Fieber beobachtet.

Differentialdiagnose: Der Zustand nach gedecktem Schädel-Hirn-Trauma ähnelt dem nach Alkoholabusus. Es ist deshalb bei jedem Verdacht auf Schädel-Hirn-Trauma stationäre Beobachtung erforderlich.

Krankengymnastische Behandlung

Commotio cerebri und Frakturen des Schädels ohne neurologische Ausfälle

Befund

– Kopfschmerzen,
– Schwindel,
– Erbrechen, besonders bei schnellen Bewegungen, Umlagerungen und Aufrichtversuchen.

Gesichtspunkte und Maßnahmen

1. Pneumonie- und Thromboseprophylaxe:
   – Atemtherapie,
   – statische und dynamische Muskelarbeit.

2. Kreislauftraining:
   – aktives Bewegen im Sinne des Ausdauertrainings,
   – Erarbeiten verschiedener Positionen.

3. Mobilisation und Schulung von Gebrauchsbewegungen:
   – Erarbeiten verschiedener Positionen,
   – statische und dynamische Muskelarbeit in verschiedenen Positionen,
   – Üben von Alltagsaktivitäten.

Während der Ruhigstellungsphase, die in der Regel nur wenige Tage beträgt, stehen Pneumonie- und Thromboseprophylaxe sowie das Kreislauftraining im Vordergrund der Behandlung. Einerseits werden die Senkung der eventuell erhöhten Atemfrequenz, eine Vertiefung der Atmung und die Förderung des Abhustens angestrebt, andererseits werden aktive Bewegungen der Extremitäten, von distal nach proximal, zügig einsetzend und im Tempo zunehmend, durchgeführt (Ausdauertraining).

Sobald Lagewechsel erlaubt sind, übt der Krankengymnast mit dem Patienten das Drehen aus der Rückenlage in Seit- und Bauchlage und das Aufrichten zum Sitzen. In der jeweils neuerarbeiteten Ausgangsstellung werden Stabilisierungsübungen vorgenommen. Diese Lagewechsel werden erst langsam, dann rascher geübt, so daß sich der Patient zum Zeitpunkt des ersten Aufstehens und Gehens kreislaufmäßig den wechselnden Körperstellungen gut anzupassen vermag. Besonders beim Aufsetzen und Aufstellen sollte der Krankengymnast den Puls des Patienten kontrollieren und Behandlungsaufbau und -dosierung schonender gestalten, wenn die Frequenz inadäquat erhöht ist oder Rhythmusstörungen vorliegen.

Das Einüben von Alltagsaktivitäten wie: über die Schulter sehen, nach oben greifen und nachsehen, bücken, Schuhe binden, Gegenstände vom Boden aufheben usw. steht als nächstes auf dem Programm.

In der Regel wird der Patient nur wenige Tage benötigen, bis er wieder selbständig und sicher ist und aus der stationären Behandlung entlassen werden kann.

Das Erarbeiten der Positionen

1. Drehen von Rückenlage in Seitlage:
   Der Patient befindet sich in Rückenlage mit angestellten Beinen, dreht (mit angehobenem Kopf und dorsal-extendierten Füßen) gegen den Führungskontakt des Krankengymnasten an Schulter und Becken auf die Seite und wieder zurück auf den Rücken; erst langsam, dann zügig; mit Tempowechsel je nach Befund.
   Kontakt kann auch an Schulter – Knie, an Becken – gestrecktem Arm, an Kopf – Becken usw. sein.

2. Drehen von Seitlage in Bauchlage:
   Der Patient befindet sich in Seitlage mit gestreckten Beinen, dreht (mit angehoben-gestrecktem Kopf und plantarflektierten Füßen) gegen den Führungskontakt des Krankengymnasten (s. 1.) auf den Bauch und (jetzt mit angehoben-gestrecktem Kopf und dorsalex-

tendierten Füßen) gegen entsprechenden Führungskontakt wieder zurück in die Seitlage.

3. Aus Seitlage aufrichten zum Sitzen:
   Der Patient befindet sich in Seitlage mit angebeugten Beinen, dicht an der Bettkante. Er stützt sich mit dem untenliegenden Arm (erst Ellbogen, dann Hand) und der Hand des obenliegenden Armes vom Bett hoch und läßt gleichzeitig die Unterschenkel (mit dorsal-extendierten Füßen) über die Bettkante gleiten. So stemmt und hebelt er sich in den aufrechten Sitz; seine Augen folgen während des gesamten Bewegungsablaufes der Positionsveränderung der Füße, richten sich aber, sobald der Sitz erreicht ist, nach geradeaus, auf den Krankengymnasten. Die Füße werden auf eine Bettkiste oder auf den Boden gesetzt. Der Krankengymnast kann mit Führungskontakten an verschiedenen Stellen (Knie–Fuß) und ohne Führungskontakt arbeiten; er kann den Patienten sich erst langsam, dann schneller und mit wechselndem Tempo aufrichten lassen.

4. Stabilisation des Sitzens:
   Der Krankengymnast stabilisiert den Sitz des Patienten durch laterale, ventrale, dorsale und Rotations-Kontakte an Rumpf, Kopf und Extremitäten: erst einzelne Stellen (Kopf, Schulter, Knie usw.), dann kombiniert (Kopf/Schulter, Kopf/Becken, Kopf/Arm, Knie/Fuß usw.). Zum aufrechten Sitzen wird der Patient stimuliert, indem er seine Füße einerseits fest auf die Unterlage drückt und sich andererseits gegen den Kontakt des Krankengymnasten im Haarwirbelbereich streckt.

5. Aufrichten zum Stand:
   Der Patient sitzt ganz vorn an der Bettkante, die Beine sind in Schrittstellung auf dem Boden: Gewichtsverlagerung auf das vordere Bein und Hochstemmen in die Senkrechte, Nachziehen des hinteren Beins. Beim Hochkommen zum Stand kann sich der Patient gleichzeitig mit den Händen vom Bett abstemmen oder sich mit Druck auf die Hände des Krankengymnasten (nach vorn–unten) aufrichten, und er kann es auch freihändig – zu Anfang vielleicht gegen Führungskontakt des Krankengymnasten am Becken – üben.
   Der Stand sollte zur größeren Sicherheit leicht breitbeinig (Vergrößerung der Unterstützungsfläche) sein und vor der Erarbeitung der Fortbewegung korrigiert und stabilisiert werden.

Wirbelsäulenverletzungen

Der Wirbelsäule als Achsenorgan kommt sowohl eine Stützfunktion beim aufrechten Gang als auch eine Schutzfunktion für Rückenmark und Nerven zu. Sie ist aus Funktionssegmenten zusammengesetzt, die durch das Zusammenspiel von Knochen, Bandscheiben, Bändern und Muskeln ihren Bewegungsradius erreichen.

Ursache: Wirbelsäulenverletzungen werden überwiegend durch indirekte Gewalt hervorgerufen, die die Belastungsgrenze der Strukturen überschreitet. Es liegen daher überwiegend Kombinationsverletzungen an Knochen, Bändern und Bandscheiben vor. Dabei erweist sich gesundes Bandscheibengewebe – außer bei Überstreckungstraumen – als widerstandsfähiger als das Knochengewebe. Die Weichteile sind unterschiedlich mitbetroffen. Längsstauchungen bei Sturz auf das Gesäß und Absturz aus größerer Höhe und unphysiologische Flexion und Extension führen die Verletzungen des Achsenorgans herbei. Torsionsmechanismen wirken häufig mit.

Formen: Die Einteilung der Wirbelsäulenverletzungen erfolgt nach Lob:

- Bandverletzungen,
- isolierte Bandscheibenverletzungen,
- isolierte Wirbelkörperbrüche,
- Wirbelkörperbrüche mit Bandscheibenverletzung,
- voll ausgebildete Wirbelsäulenverletzung (mit Wirbelkörperbruch, Bandscheiben-, Bogen- und Fortsatzverletzung, Zerreißungen in Bandapparat und Muskulatur),
- echte Wirbelverrenkungen sowie
- isolierte Wirbelbogen- und Fortsatzbrüche.

Reine Weichteilverletzungen (*Prellungen, Zerrungen* und *Verdrehungen*) sind an der Wirbelsäule häufig. Sie sind nur selten von Bedeutung; es kommt zu keiner bleibenden Dislokation oder Fraktur. Allerdings führen Blutergüsse in der Muskulatur zu oft heftigen Schmerzen.

Eine Sonderform der Verdrehung ist das sog. Schleudertrauma (Peitschenschlagverletzung, whiplash injury). Es findet überwiegend an der Halswirbelsäule statt.

Verletzungen des Bandapparates der Wirbelsäule sowie des Zwischenwirbelgewebes verlangen sorgfältige Analysierung des Unfallherganges und sind oft schwer zu beurteilen. Die Symptome der Wirbelsäulenverletzung entsprechen oft nicht ihrem Ernst; sie werden zunächst häufig durch Unfallschock und andere Verletzungen überdeckt. Sichere Bandverletzungen liegen bei einseitigen oder vollständigen beidseitigen Verrenkungen von Segmenten gegeneinander vor. Bei plötzlicher, rascher Bewegung in der Sagittalebene entstehen beidseitige Verrenkungen oder Teilverrenkungen. Wirkt zusätzlich eine drehende Kraft mit, kommt es zu einseitigen Verrenkungen.

Die isolierte Bandscheibenzerreißung ist eine seltene Verletzung; auch der isolierte Wirbelbogenbruch ist selten. Beide sind wegen ihrer Auswirkung auf das Rückenmark ernst zu nehmen.

Bei der *Wirbelkörperfraktur* unterscheidet man: ventraler Kantenabbruch, Deckplatteneinbruch, Kompressionsbruch, Trümmerbruch (mit Beteiligung der Grund- und Deckplatten).

Im Gegensatz zu diesen Frakturen stehen die weniger ernsten Querfortsatz- und Dornfortsatzbrüche. Isolierte Frakturen der Querfortsätze finden sich als Folge indirekter Gewalt vor allem im Bereich der Lendenwirbelsäule. Es handelt sich überwiegend um Abrißbrüche durch unkoordinierten Zug der Muskulatur. Die Frakturen kommen aber auch durch direkten Schlag bzw. Zusammenprall oder Sturz zustande. Die Heilung der Querfortsatzbrüche erfolgt oft pseudarthrotisch, ohne eine wesentliche Beeinträchtigung dadurch zu hinterlassen. Dornfortsatzfrakturen werden sowohl durch indirekte als auch durch direkte Gewalt hervorgerufen. Sie verlangen in der Regel keine Ruhigstellung. Am Übergang von der Hals- zur Brustwirbelsäule kommen sie auch als Ermüdungsfrakturen vor (Schipperkrankheit).

Das Ausmaß der Wirbelsäulenverletzung ist in der Regel von Art und Größe der einwirkenden Gewalt abhängig. Bei einer Osteoporose führen bereits geringe Gewalten zu oft erheblichen Wirbelverformungen. Auch andere krankhafte Zustände von Knochen, Gelenken und Muskulatur beeinflussen das Verletzungsbild.

Diagnose: Die Diagnose einer knöchernen Wirbelsäulenverletzung wird ohne große Schwierigkeiten durch Röntgenuntersuchung gesichert. Der isolierte Wirbelkörperbruch läßt sich durch Verformung des Wirbelkörpers oder durch eine Verdichtungszone im Knochenbälkchenwerk des bandscheibennahen Wirbelkörperabschnittes nachweisen. Verletzungen des Bandapparates mit Sub- oder voller Luxation stellen sich radiologisch gleichfalls deutlich dar. Bandverletzungen kommen früh, selten und nur durch indirekte Zeichen (Verdrängung der Trachealuftsichel) zur Darstellung. Häufig weisen erst Verkalkungen im geschädigten Bereich in späteren Kontrollaufnahmen auf abgelaufene Bandläsionen hin. An der Halswirbelsäule sind Zerrungen häufig; dagegen findet sich die Mehrzahl der Wirbelbrüche am Übergang vom Brust- zum Lendenabschnitt.

Die *voll ausgebildete Wirbelverletzung* geht mit Abknickung der Wirbelsäule und Verschiebung ihrer Achse einher. Eine Rückenmarksbeteiligung kann zum Bild der partiellen oder totalen Querschnittlähmung führen (s. Band 9). Auch im weiteren Verlauf kann überschießende Kallusbildung noch Druck auf das Rückenmark ausüben und einen Eingriff erforderlich machen. Besonders groß ist die Gefahr irreparabler Rückenmarksschädigung bei der Luxationsfraktur und bei der reinen Wirbelsäulenluxation. Es ist hervorzuheben, daß auch Wirbelverletzungen ohne wesentliche Formveränderung eine Rückenmarksschädigung nach sich ziehen können, vor allem durch Blutung und Ödem. Hämatomyelie und „Kommotion des Rückenmarks" haben eine verhältnismäßig gute Prognose, bei Kontusion und Kompression des Rückenmarks dagegen bestehen nur geringe Rückbildungstendenzen der Querschnittläsion.

Therapie: Die Behandlung der Wirbelsäulenverletzung hat die Wiederherstellung der vollen Funktion des Stützorgans zum Ziel, vor allem Stabilität und Schmerzfreiheit. Schmerzhafte Bewegungseinschränkungen nach Zerrungen und Verdrehungen können ernste Verletzungen vortäuschen und vorübergehende Schonung erfordern. Die Behandlung erfolgt durch Ruhigstellung in einem Schanz-Verband oder ähnliche Krawatten. Prellungen und Stauchungen der Wirbelsäule pflegen keine Folgen zu hinterlassen; bleibende Beschwerden sind vielmehr häufig als Folge unfallunabhängiger vorbestehender Veränderungen (Bandscheibenerkrankungen, Verschleißerscheinungen der kleinen Wirbelgelenke, schonungsbedingte muskuläre Insuffizienz) zu erklären und erfordern ggf. aktive Übungsbehandlung. Besteht der Verdacht auf eine Wirbelsäulenverletzung ernsteren Grades, müssen die Maßnahmen der Ersten Hilfe darauf abgestellt werden, um weitere Schädigungen zu vermeiden (z. B. Querschnitt).

Brüche der Wirbelsäule bedürfen der Ruhigstellung. Vorherrschend ist aufgrund des häufig durch Beugung und Stauchung (Klappmessermechanismus) erfolgten Kompressionsbruches ein kyphotischer Knick. Liegt bei Wirbelkörperbrüchen eine deutliche kyphotische Knickbildung vor, kann unterschiedlich vorgegangen werden: Nach Magnus wird auf eine Aufrichtung der keilförmigen Wirbelkörper verzichtet. Nach Böhler wird im Durchhang aufgerichtet und das Ergebnis im lordosierenden Gipskorsett gehalten. Wenn die vordere Wirbelkante bei jüngeren Verletzten um mehr als die Hälfte erniedrigt ist, kommt auch eine Osteotomie des Wirbelkörpers zur Aufrichtung in Betracht. Auch bei Luxationsfrakturen muß unter Berücksichtigung des neurologischen Befundes ggf. operativ vorgegangen werden.

Wenn die Stabilität der Wirbelsäule nicht beeinträchtigt ist, kann nach Abklingen der Schmerzphase eine äußere Fixation ausreichend sein (Abb. **19**). Ist jedoch die Stabilität durch die Verletzungsform nicht

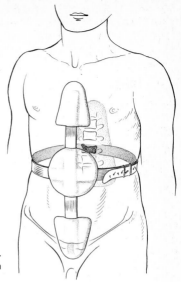

Abb. **19**   Drei-Punkte-Stützkorsett nach Bäh-
ler zur Behandlung stabiler Wirbelfrakturen
(nach *Schlosser* u. *Kuner* 1980).

mehr gewährleistet, muß während konsequenter Bettruhe die Frakturkonsolidation abgewartet werden. Die Frakturheilung läßt nach durchschnittlich 3 Monaten Belastungsfähigkeit der Wirbelsäule annehmen;
doch handelt es sich hierbei um ein vorläufiges Heilergebnis. Erst nach
1–2 Jahren sind die knöchernen Strukturen wiederhergestellt.

Bei verbleibender Abknickung sorgt eine gut gekräftigte Rumpfmuskulatur („Muskelkorsett") für statische Kompensation.

Verbleibende Lockerung im Bewegungssegment können eine Spondylodese oder die Versorgung mit Stützmieder erforderlich machen.

Halswirbelsäulenverletzungen

Die Verletzungen der Halswirbelsäule sind aufgrund des Aufbaus
dieses Wirbelsäulenabschnittes, seiner exponierten Lage und der
besonderen Beweglichkeit häufig und vielgestaltig.

Halswirbelfraktur

Ursache: Durch senkrecht auftretende Gewalt wie Sturz oder Schlag
auf den Kopf kann es zu Brüchen des 1. und 2. Halswirbels kommen
(Berstungsbruch des Atlas, Densfraktur).

Auch die Verletzungen im mittleren und unteren Abschnitt der Halswirbelsäule können durch senkrechte Gewalteinwirkung entstehen; typisch sind sie jedoch als Folge eines Überbeugungs- oder Überstreckungsmechanismus.

Formen: Bei den häufigen Kompressionsbrüchen erscheint der Wirbelkörper keilförmig deformiert. Zusätzlich sind die oberen Wirbelgelenke oftmals verrenkt. Gleichzeitig kann der Wirbelbogen gebrochen und der dorsale Bandapparat gerissen sein. Bandscheibenverletzungen erkennt man an der Höhenabnahme des Zwischenwirbelraumes.

Klinisch verursachen Brüche des 1. und 2. Halswirbelkörpers Schmerzen im Bereich des Hinterhauptes und Steifigkeit des Nackens bzw. Kraftlosigkeit der Kopfhaltung. Kyphotische Knickbildungen finden sich bei Brüchen der mittleren und unteren Halswirbelsäule.

Therapie: Die Behandlung richtet sich nach der verbliebenen Instabilität und nach dem neurologischen Befund. In der Regel ist die Behandlung konservativ. Ruhigstellung ist bei stabilen Brüchen im Kopfbrustgips für 3 Monate erforderlich. Bei starker Verschiebung und Instabilität wird mit Crutchfield-Klammer extendiert. Selten wird operativ vorgegangen (Reposition und Spondylodese; dies ist bei zunehmenden neurologischen Symptomen der Fall). Die Dauer der Ruhigstellung bei Verletzungen dieser Halswirbelsäulenabschnitte beträgt beim Wirbelbruch 3 Monate. Wenn Zerreißungen von vorderen und hinteren Bandverbindungen vorliegen, muß ein Kopf-Brust-Gipsverband für 3 Monate angelegt werden.

Die Röntgenserie nach Halswirbelsäulenverletzungen gibt Hinweise auf die erforderliche Dauer der Ruhigstellung, abhängig von nachweisbaren Abstützungsvorgängen durch Bildung von Knochenspangen usw. (auch Funktionsaufnahmen). Bei verbleibender Instabilität kann eine Versteifungsoperation (Spondylodese) angezeigt sein.

Krankengymnastische Behandlung

Mit Schanz-Krawatte oder Kragen versorgte Halswirbelkörperfraktur

Befund

- Patient ist mit Kragen (Schanz-Krawatte) versorgt,
- flache Rückenlage,
- herabgesetzte Durchblutung, insbesondere in den auf der Unterlage aufliegenden Bereichen,
- verunsichert-tastende Bewegungsabläufe,
- evtl. herabgesetzte Atem- und Kreislauffunktionen,
- Schmerzen im Frakturbereich.

Gesichtspunkte und Maßnahmen

1. Dekubitusprophylaxe:
   - Lagerung(skontrolle),
   - statische und dynamische Muskelarbeit,
   - Erarbeiten von Lagewechseln.

2. Pneumonie- und Thromboseprophylaxe:
   - Atemtherapie (manuell, Giebel-Rohr),
   - statische und dynamische Muskelarbeit.

3. Kreislaufanregung:
   - statische Muskelkontraktionen,
   - aktives Bewegen.

4. Mobilisation
   während der Konsolidationszeit:
   - Erhalten der freien Gelenkbeweglichkeit aller Extremitätenge-
     lenke durch aktives Bewegen,
   - Erarbeiten des Liegens auf der rechten und linken Körperseite
     und aktives Bewegen der Extremitäten aus diesen Ausgangsstel-
     lungen;
   nach Abschluß der Konsolidierung:
   - Erarbeiten der freien Beweglichkeit der Halswirbelsäule in ver-
     schiedenen Ausgangsstellungen.

5. Kräftigung:
   - statische und dynamische Arbeit für die Extremitäten-, Rumpf-
     und Nackenmuskulatur in verschiedenen Ausgangspositionen.

6. Schulen von Gebrauchsbewegungen;
   - Abbau der Schonhaltung durch Bewegen mit Geräten,
   - Einüben von Alltagsbewegungsabläufen.

Verlauf

Während die Halswirbelkörperfraktur mit der Schanz-Krawatte ruhiggestellt ist, hält der Patient in flacher Rückenlage Bettruhe ein. In
dieser Zeit stehen Übungen zur Dekubitus-, Pneumonie- und Thromboseprophylaxe im Vordergrund. Außerdem muß auf die Erhaltung
der freien Beweglichkeit aller Extremitätengelenke und die Kräftigung
von Extremitäten- und Rumpfmuskulatur Wert gelegt werden.

Der Krankengymnast darf *von Anfang* an mit dem Patienten das
statische Anspannen seiner Halsmuskulatur in alle Richtungen aus
Rückenlage üben (Kopf und Schultergürtel müssen dabei auf der
Unterlage liegen bleiben).

Nachdem die Seitlage durch Drehen erreicht und stabilisiert wurde,
werden auch in dieser Position die Extremitäten dynamisch und die
Halsmuskulatur statisch geübt; Hals und Kopf sind dabei gut unterlagert.

Etwa ab der 7. Woche darf der Patient zum Sitz hochkommen und auch aufstehen (Kompressionsstrümpfe). Zum Sitzen dreht – stemmt – hebelt er sich (s. Übungsbeispiel 3, unter Commotio cerebri und Frakturen des Schädels, S. 57) gegen seinen Kräften angepaßte Führungskontakte des Krankengymnasten. Nach dem Stabilisieren des Sitzens können dynamische Bewegungen ohne und mit Gerät erarbeitet werden. Unter Beibehalten der Muskelanspannung und Stemmarbeit kommt der Patient weiter zum Stehen. Der Stand wird korrigiert und stabilisiert, es wird mit dem Gehen begonnen.

Ungefähr ab der 13. Woche, wenn der ruhigstellende Kragen abgenommen wird, beginnen die vorsichtigen Mobilisationsübungen für die Halswirbelsäule. Dabei wird zuerst gegen gering dosierten Führungskontakt, später gegen immer kräftiger werdenden Widerstand des Krankengymnasten geübt. Man kann die verschiedenen Richtungen sowohl selektiv als auch kombiniert im Sinne von PNF schulen. Die typische Schon(steif)haltung läßt sich am günstigsten durch das Üben in wechselnden Ausgangsstellungen mit ablenkenden Geräten, durch Erarbeiten von Gebrauchs-(Alltags-)Bewegungen sowie durch Gehen und Bewegen nach Musik abbauen. Auch das Üben im Stehen und aus unterschiedlichen Sitztiefen vor der Übungswand (s. Abb. **69**, S. 237) regt den Patienten dazu an, alle Bewegungsmöglichkeiten seiner Halswirbelsäule wiederzuentdecken und auszunutzen.

An zusätzlichen Behandlungen sind vor allem Medizinalbäder, Schwimmen und Sauna zu nennen.

Mit Thorax-Diademgips versorgte Halswirbelkörperfraktur

Wird die Halswirbelkörperfraktur jedoch mit einem Thorax-Diademgips versorgt, verbringt der Patient den größten Teil der Ruhigstellungszeit (16–20 Wochen) zu Hause. Vor seiner Entlassung wird er in der Dekubitus-, Pneumonie- und Thromboseprophylaxe und in kreislaufanregenden Übungen unterwiesen und dazu aufgefordert, diese bis zu seiner Wiederaufnahme in die Klinik selbständig und regelmäßig weiterzuführen. So kann er selbst dazu beitragen, daß Atem-, Kreislauf- und Gleichgewichtsstörungen vermieden werden. Nach der Gipsabnahme tragen die meisten Patienten für eine kurze Übergangszeit einen Kragen. Die krankengymnastische Behandlung entspricht der bei Sofortversorgung mit Kragen.

Übungsbeispiele

Späte Phase der Mobilisation und Kräftigung; Gebrauchsschulung ohne Kragen

1. PNF, ohne (oder mit nur minimalem) Dehnreiz,
   mit Vorsicht bei Rotation:
   - Kopfpattern aus Unterarmstütz oder aus Rückenlage,
   - kombiniertes Arbeiten für Kopf und Arm aus Rückenlage,
   - „Chopping" und „Lifting" aus Rückenlage oder aus Langsitz.

2. Übungen mit Gymnastikball:
   - den Ball im Langsitz unter ständiger Augenkontrolle um sich
     herumrollen;
   - den Ball im Hockersitz unter ständiger Augenkontrolle mit bei-
     den Händen in verschiedene Richtungen (von sich weg, um sich
     herum, zur Decke, zum Boden usw.) führen.

3. Übungen mit Fussel- oder Kleiderbürste:
   - unter ständigem Augenkontakt die Garderobe von „Kopf bis
     Fuß" reinigen.

Sogenanntes Schleudertrauma

Ursache: Das Schleudertrauma der Halswirbelsäule wird durch einen
besonderen und typischen Unfallmechanismus hervorgerufen. In der
Regel erleidet ein Pkw-Fahrer bei einem Auffahrunfall von hinten eine
indirekte Gewalteinwirkung (Abb. 20). Äußere Verletzungszeichen
fehlen. Schervorgänge und insbesondere die Reklination führen zu
Verletzungen von Bewegungssegmenten. Der Vorwärtsbeugung
kommt eine untergeordnete Bedeutung zu.

Formen: Das Schleudertrauma kann mit den im vorstehenden
Abschnitt beschriebenen Frakturen und Bandzerreißungen einhergehen. Besonders betroffen sind der 3.–7. Halswirbel.

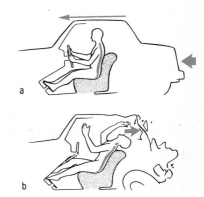

Abb. **20 a** u. **b**   Vorgang des sog.
Schleudertraumas. **a** Nach Anprall von
hinten Vorwärtsführung des Kopfes;
b konsekutive Rückwärtsschleuderung
des Kopfes mit Scherwirkung (nach
Schlosser u. *Kuner* 1980).

Klinisches Bild: Im Hinblick auf die Therapie und die Beurteilung der Folgen werden Verletzungsstufen unterschieden (ERDMANN):

1. Geringfügige Schädigung der Weichteile im Sinne von Zerrungen oder Stauchungen eines Wirbelbogengelenkes, perikapsulär oder in der Muskulatur kleinere Blutergüsse, keine Knochenverletzung. Abklingen der Beschwerden innerhalb weniger Wochen.
2. Ernstere Weichteilverletzungen führen zu Rissen von Bändern und Gelenkkapsel, Aufsprengung der Bandscheibe im betroffenen Bewegungssegment und vorübergehende Wirbeldislokation, keine Knochenverletzung.
3. Ausgedehnte Weichteilschädigung, verbunden mit Wirbelbruch und deutlicher Fehlstellung und eindeutigen Röntgenzeichen.
4. Die schwerste Stufe des Schleudertraumas entspricht der beschriebenen Luxationsfraktur mit allen Begleiterscheinungen.

Die Verletzten klagen entweder unmittelbar (selten) nach dem Unfall oder im Lauf der folgenden 24 Stunden (häufig) über Schmerzen im Hinterkopf und Nacken, Bewegungseinschränkung der Halswirbelsäule, Schwindelgefühl (beschwerdefreies oder beschwerdearmes Intervall). Klinisch stehen die schmerzhaft eingeschränkte Funktion der Halswirbelsäule, Verspannungen und Druckschmerzhaftigkeit der Nacken- und Schultermuskulatur sowie Weichteilschwellungen in dieser Region im Vordergrund. Neurologische Komplikationen wie Parästhesien, Hypo- und Hyperästhesien und sensible wie motorische Ausfälle begleiten die schweren Verletzungsstufen.

Diagnose: Die Röntgenuntersuchung ist, abgesehen von einer häufig zu beobachtenden Störung des Verlaufs der Halswirbelsäule und geringer Verschiebung von Wirbelkörpern gegeneinander, unauffällig.

Therapie: Bei Stufe 1 wird bei Erfordernis ein Schanz-Verband angelegt; bei Stufe 2 ist eine Halskrawatte aus Kunststoff oder Gips notwendig. Bei den Stufen 3 und 4 richtet sich die Behandlung nach den neurologischen Komplikationen und dem Luxationsausmaß. Nach Extension ist ein Kopf-Rumpf-Gips erforderlich.

Begleitende und anschließende krankengymnastische Behandlung läßt sich gut durch manuelle Maßnahmen (Traktionen usw.) ergänzen bzw. fortsetzen, die jedoch bei Hypermobilität kontraindiziert sind. Hypermobilität erfordert vielmehr *statisches Muskeltraining* der stützenden Muskulatur.

Krankengymnastische Behandlung

Befund

– Patient ist mit Schanz-Krawatte oder Kunststoffkragen versorgt,
– Schmerzen im Halswirbelsäulenbereich, Kopfschmerzen,

– Schwindel,
– massive Bewegungseinschränkung der Halswirbelsäule.

Gesichtspunkte und Maßnahmen

1. Kreislaufanregung:
   – Kreislauftraining,
   – Atemtherapie.
2. Durchblutungsförderung:
   – Entspannungs- und Lösungstherapie,
   – Massage,
   – statische und dynamische Muskelkontraktionen,
   – Eisapplikation.
3. Mobilisation:
   – PNF: Entspannungstechnik unter Eisapplikation,
   – Arbeit mit Geräten und Alltagsaktivitäten.
4. Kräftigung:
   – PNF,
   – Arbeit mit Geräten und Alltagsaktivitäten.
5. Schulung von Gebrauchsbewegungen:
   – Üben von Alltagsaktivitäten.

Verlauf

In der Regel wird die Halswirbelsäule nach dem Trauma für etwa 2 Wochen mit Hilfe einer Schanz-Krawatte oder eines Kunststoffkragens ruhiggestellt. Häufig ist in dieser Phase die Anleitung des Patienten zu kreislaufanregender Arbeit im Sinne des Ausdauertrainings und zu atemtherapeutischen Übungen angezeigt.

Nach 2–3 Wochen wird die Krawatte (oder der Kragen) entfernt. Bei sehr verkrampften Patienten mit starkem muskulären Hypertonus kann der Krankengymnast die weitere Behandlung durch Lösungsarbeit nach A. Schaarschuch vorbereiten. Es folgen leichte Schulter-/Nackenmassage oder Bindegewebsmassage sowie statische Muskelkontraktionen in alle Bewegungsrichtungen der Halswirbelsäule unter Eis aus Rückenlage oder im Sitzen.

Vorsichtige Erweiterung des Bewegungsausmaßes der Halswirbelsäule über Entspannungstechniken (PNF) mit Eis und Kräftigung über die Skapula-, Kopf-, Kopf/Arm-Pattern der PNF-Methode gehen Hand in Hand. Arbeit mit Geräten aus verschiedenen Ausgangsstellungen und das Üben von Alltagsaktivitäten runden das Programm ab.

Insbesondere bei allen mobilisierenden, kräftigenden und gebrauchsschulenden Bewegungen sollte der Krankengymnast darauf achten, daß der Patient über die ständige Blickkontrolle zum „normalen" Mitbewegen von Kopf und Nacken verleitet wird.

Übungsbeispiele

Mittlere bis späte Phase der Mobilisation und Kräftigung; Schulung von Gebrauchsbewegungen

1. PNF:
   - Skapula-Pattern,
   - s. Übungsbeispiel 1 unter krankengymnastische Behandlung bei Halswirbelkörperfraktur, S. 65.

Bei allen Übungen unter 2. und 3. wird der Patient aufgefordert, die Bewegungen des Übungsgerätes ständig mit den Augen zu verfolgen.

2. Übungen mit Gymnastikball:
   Vierfüßlerstand:
   - Rollen eines Gymnastikballs nach vorn, zur Seite, unter den Körper hindurch, zu den Füßen usw.;
   - „rollend" zum Fersensitz kommen.
   Fersensitz:
   - Ball auf verschiedene Mattenpunkte zurollen,
   - Ball mit beiden Händen abheben und auf verschiedene Mattenpunkte tippen,
   - Ball mit beiden Händen einem Partner in verschiedenen Höhen und Entfernungen übergeben,
   - mit Ball Figuren (Acht, Kreis, Wellen usw.) weit vor dem Körper in die Luft malen.

3. Übungen mit einem Tuch:
   - über glatte Fläche (Tür) wischen,
   - Fensterputzen spielen.

Brustwirbelfrakturen

Die *Besonderheiten* dieses Wirbelsäulenabschnittes liegen in der physiologischen Kyphose der Wirbelsäule und in ihrer Abstützung durch den Brustkorb. Neben Prellungen und Stauchungen kommt es überwiegend durch Stürze zu Wirbelkörperbrüchen. Es handelt sich meistens um reine Biegungsbrüche infolge Überbeugung, so daß keilförmige Deformierungen häufig sind. Die seltenen Überstreckungsbrüche enden meist tödlich, reine Stauchungsbrüche werden bei Vorschädigung (Osteoporose) gesehen.

Für die *Behandlung* von Brustwirbelfrakturen muß man berücksichtigen, daß Aufrichtungen des knöchernen Thorax nur begrenzt gelingen und die Frakturen frühzeitig als *stabil* anzusehen sind. Dies macht längere Bettruhe überflüssig und gestattet in vielen Fällen frühfunktionelle Behandlung, sonst frühzeitige Versorgung mit reklinierendem Korsett (Dreipunktkorsett).

Für die krankengymnastischen Behandlungsmaßnahmen hat es sich bewährt, nicht nur den 12., sondern auch die beiden nächsthöheren Brustwirbelkörper nach dem Schema der Lendenwirbelverletzung anzugehen.

Die Dauer der Behandlung richtet sich nach dem Ausmaß der Spongiosakompression und beträgt durchschnittlich 8–12 Wochen.

Bei instabilen Brüchen ist Lagerung auf harter Unterlage in Lordosierung notwendig, die zunehmend gesteigert werden kann. Nach 4–6 Wochen kann Mobilisation im Bähler-Korsett erfolgen.

Krankengymnastische Behandlung

Fraktur des 1.–9. Brustwirbels

Befund

- Patient befindet sich in flacher Rückenlage;
- geminderte Durchblutung, vor allem in den der Unterlage aufliegenden Bereichen;
- verunsicherte und reduzierte Extremitätenbewegungen, bedingt durch die Flachlagerung;
- evtl. herabgesetzte Atemfunktion;
- Schmerzen im Frakturbereich.

Gesichtspunkte und Maßnahmen

1. Dekubitusprophylaxe:
   - Lagerung(skontrolle),
   - statische und dynamische Muskeltätigkeit,
   - Erarbeiten von Lagewechseln.
2. Pneumonie- und Thromboseprophylaxe:
   - Atemtherapie,
   - statische und dynamische Muskelarbeit.
3. Kreislaufanregung:
   - statische und dynamische Muskelarbeit.
4. Mobilisation
   während der Konsolidationszeit:
   - Erhalten der freien Beweglichkeit aller Extremitätengelenke durch aktives Bewegen,

  – Erarbeiten des Liegens auf der Seite, auf dem Bauch und aktives
    Bewegen der Extremitäten in diesen Positionen;
nach Abschluß der Konsolidierung:
  – Erarbeiten der freien Beweglichkeit der Brustwirbelsäule in ver-
    schiedenen Ausgangsstellungen durch aktives Bewegen und
    Übungen mit Geräten.
5. Kräftigung:
  – statische und dynamische Muskelarbeit für Extremitäten- und
    Rumpfmuskulatur (insbesondere Rückenstrecker) in verschiede-
    nen Positionen.
6. Schulen von Gebrauchsbewegungen:
  – Abbau der Schonhaltung durch aktives Bewegen ohne und mit
    Geräten,
  – Einüben von Alltagsaktivitäten.

Verlauf

1. Woche: Die krankengymnastische Behandlung erfolgt in flacher
Rückenlage des Patienten. Sie setzt mit atemvertiefenden (manuell,
mit Giebel-Rohr) und kreislaufanregenden Übungen ein.

Für die Extremitäten werden dynamische Bewegungen im Sinne der
Dekubitusprophylaxe, der Mobilisation und der Kräftigung ausgeführt, wobei jedoch in jedem Fall die Ruhigstellung der Fraktur
gewährleistet bleiben muß. Das bedeutet, daß der Patient durch die
Übungen nicht aus seiner flachen Rückenlage herausgelockt werden
darf; Schultergürtel und Becken müssen auf der Unterlage liegen-
bleiben.

Weiterhin sind statische Kontraktionen für die Bauch- und besonders
die Rückenmuskulatur erlaubt. Diese können durch distalen Ansatz
(Extremität) und auch proximalen Ansatz (Kopf, Schulter/Nacken,
Becken) erreicht werden.

Etwa ab der 2. Woche: Der Patient lernt jetzt, sich in Seit- und
Bauchlage zu drehen und aus diesen Positionen Kräftigungsübungen
für die Rückenmuskulatur durchzuführen.

Bei normalem Heilungsverlauf werden *ab der 3. Woche* Übungen im
Bewegungsbad (liegender Transport dorthin, ins Wasser über hydrau-
lische Liege) und Schwimmen in das Trainingsprogramm aufgenommen. Bei tiefeingestellter Hebebühne beginnt der Patient mit dem
Stehen und Gehen. Anfangs reicht ihm das Wasser dabei bis in
Schulterhöhe; im Laufe der folgenden Tage wird der Wasserspiegel
allmählich abgesenkt.

Nach Ablauf einer Übungswoche im Bewegungsbad darf der Patient
auch außerhalb des Wassers belasten. Ihm wird geraten, möglichst

wenig zu sitzen, in gut aufeinander abgestimmtem Wechsel zu gehen und zu liegen, um so chronischen Rückenschmerzen vorbeugen zu helfen.

In der krankengymnastischen Behandlung beginnt nun die Mobilisationsphase, in der der Patient alle Bewegungsmöglichkeiten seiner Brustwirbelsäule (isoliert und kombiniert) wieder auszuführen ermutigt wird. Gewöhnlich werden die Beseitigung der Schonhaltung und das Erarbeiten physiologischer Alltagsbewegungsabläufe einen größeren Teil der Zeit in Anspruch nehmen. Dies geschieht vor allem über Haltungsschulung auf der Matte, über Übungen mit Geräten (Pezzi-Ball, Stab, Keule, Seil, Ball, Reifen usw.) aus allen möglichen Ausgangspositionen und auch immer wieder in Hockersitz und Stand vor dem Spiegel (Augenkontrolle).

Beschäftigungstherapie und klinischer Sport ergänzen das Rehabilitationsprogramm.

Übungsbeispiele

1. Kräftigung der Rückenstreckmuskulatur,
   frühe bis mittlere Phase im Bett:
   Bauchlage:
   – Kopf anheben, anheben und drehen;
   – Kopf und Schultern von der Unterlage abheben;
   – die vorgestreckten Arme im Wechsel unter Blickkontakt abheben;
   – jeweils einen Arm und ein Bein diagonal von der Unterlage abheben;
   – Arme in U-Halte oder Hände unter der Stirn, so Kopf–Arme–Oberkörper leicht von der Unterlage lösen.

2. Mobilisation der Brustwirbelsäule,
   mittlere bis späte Phase:
   Vierfüßlerstand:
   – Flexion/Extension der Wirbelsäule durch „Katzenbuckel"übung;
   – Flexion/Extension der Wirbelsäule durch Zusammenführen von Stirn und Knie unter dem Körper;
   – Lateralflexion der Wirbelsäule, eingeleitet durch den abgehobenen, am Kopf vorbei auf die gegenüberliegende Körperseite ziehenden Arm (distales Kommando) oder durch Zur-Seite-Krabbeln beider Hände bei feststehendem Becken;
   – Extension plus Rotation der Wirbelsäule durch seitliches Zur-Decke-Heben der Hand (Außenrotation und Blickkontakt).
   Hockersitz:
   – Keule aus Vorbeuge vom rechten (linken) Fuß diagonal nach links (rechts) oben zur Decke heben und strecken;

- Pezzi-Ball mit beiden Händen von Seite zu Seite rollen;
- Pezzi-Ball mit beiden Händen von Seite zu Seite rollen, jeweils am Bewegungsende eine Hand lösen und über den Kopf heben, so daß die Wirbelsäule in Seitneige kommt;
- Pezzi-Ball mit beiden Händen von Seite zu Seite rollen, von verschiedenen Punkten vor dem Körper abwechselnd die rechte und linke Hand lösen und in Außenrotation (unter Blickkontakt) zur Decke hin dehnen.

3. Gebrauchsbewegungen (Spätphase):
   - aufstehen und hinlegen,
   - Strümpfe und Schuhe anziehen,
   - Gegenstände vom Boden aufheben,
   - Handhabung verschiedener Haushalts- und Arbeitsgeräte simulieren,
   - Auto: ein- und aussteigen.

Lendenwirbelfrakturen

Ursache und Formen: Am Übergang vom Brust- zum Lendenabschnitt werden die häufigsten Wirbelbrüche gesehen (D 12 und L 1). Die keilförmigen Deformierungen herrschen vor, denn es handelt sich meistens um Beugungs- oder Stauchungsbrüche, die durch Sturz auf Gesäß oder Rücken zustande kommen.

Klinisches Bild: Subjektiv stehen Schmerzen im betroffenen Abschnitt im Vordergrund, sie werden aber auch in die Brustwirbelsäule projeziert. Manchmal kann ein retroperitoneales Hämatom mit Vortäuschung eines akuten Abdomens auftreten. Lokal findet sich ein erkennbarer Gibbus mit Klopfschmerzhaftigkeit über dem Dornfortsatz und Druckschmerz der paravertebralen Muskulatur.

Diagnose: Die Röntgenaufnahmen sind meist eindeutig. Eine Abgrenzung gegen osteoporotische Deformierungen, juvenile Aufbaustörung (häufige Keilform von L 1 bei tiefreichendem Morbus Scheuermann) und gegen persistierende Randleisten oder Apophysen ist erforderlich.

Therapie: Siehe Brustwirbelsäulenbrüche, S. 68.

Brüche der Dorn- und Querfortsätze bedürfen in der Regel keiner gezielten Behandlung. Vorübergehende Ruhigstellung für 2–4 Tage fördert die rasche Befreiung von Schmerzen.

Frakturen der Interartikularportion L 5/S 1 (traumatische Spondylolyse) sind überaus selten. Bandscheibenmitbeteiligung ist zu fordern. Die Behandlung gleicht der von instabilen Wirbelkörperbrüchen.

Krankengymnastische Behandlung

Fraktur des 10. Brustwirbels bis 5. Lendenwirbels

Inhaltlich entspricht die Behandlung der bei Fraktur des 1.–9. Brustwirbels; zeitlich liegt insofern ein Unterschied vor, als die Patienten erst 2 Wochen später belasten dürfen.

Befindet sich die Fraktur in Höhe des 12. Brustwirbels bis 4. Lendenwirbels (Ursprung des M. iliopsoas), sollte die Hüftbeugung anfangs gar nicht oder mit Zurückhaltung (Röntgenbild) geübt werden, um eine ungünstige Zugwirkung an der Frakturstelle zu vermeiden.

Dorn- u. Querfortsatzfrakturen

Da meist keine Ruhigstellung notwendig ist, kann sofort mit Mobilisations-, Kräftigungs- und Gebrauchsübungen begonnen werden.

Während der ersten Tage nach dem Unfall wird der Patient noch starke Schmerzen haben. Der Krankengymnast muß das beim Aufbau seines Übungsprogramms berücksichtigen und entsprechend schonend vorgehen.

Komplikationen und Spätschäden

Die Prognose der Wirbelsäulenverletzungen ist ohne Rückenmarksbeteiligung gut. In einzelnen Fällen können jedoch Deformierungen der Wirbelkörper und endgradige Bewegungseinschränkungen zurückbleiben. Bei unzureichender Vernarbung mitverletzter Bandstrukturen kann Segmentinstabilität zu Beschwerden bei Bewegung und Belastung (sog. Lockerungssymptomatik) führen. In seltenen Fällen macht sie eine Spondylodese notwendig.

Rückenmarksschädigung

Ursache: Bei schweren Wirbelsäulenverletzungen mit ausgeprägt instabilen Brüchen von Wirbelkörpern und Verlagerung von Bruchstücken in den Markkanal, durch ausgedehnte Hämatome und durch Luxationen und Luxationsbrüche ist eine Schädigung des Rückenmarks möglich.

Formen: Die Störungen können alle Schweregrade umfassen. Sie variieren von diskreter Schwächung der neurologischen Qualitäten bis hin zum völligen Funktionsverlust.

Es sind unterschiedlich betroffen:
- Motorik,
- Sensibilität,
- Reflexe und
- sympatisch-parasympathisches System mit den Sphinkteren.

Diagnose: Die Segmenthöhe der Schädigung wird anhand der Ausfälle und Störungen der aufgezählten Qualitäten festgelegt.

Schädigungen auf Höhe C 1 und C 2 lassen ein Überleben in der Regel nicht zu. Verletzungen zwischen C 3 und Th 2 weisen Horner-Syndrom und Lähmungen von den oberen Extremitäten an auf. Zwischen dem 12. Brustwirbelkörper und S 2 finden sich Paresen der unteren Gliedmaßen. Ausfall des 3.–5. Sakralsegmentes hat Störungen der Blasen- und Mastdarmfunktion zur Folge.

Therapie: Die Behandlung von Verletzten mit Wirbelbrüchen und neurologischen Ausfällen ist sehr problematisch. Der Transport zur Klinik hat bei geringstem klinischen Verdacht in absolut flacher Lagerung und erschütterungsfrei zu erfolgen, um Verschiebungen der Rückenmarksanteile und weitere Rückenmarksschädigung zu vermeiden.

Operatives Vorgehen ist primär bei komplettem Querschnitt nicht angezeigt. Nimmt jedoch ein inkompletter Querschnitt zu, so ist die operative Entlastung und anschließende Stabilisation erforderlich. Die Durchführung der Pflege verbessert, selbst bei komplettem Querschnitt, die Stabilisation instabiler Brüche. Die Lagerung erfolgt in Drehbetten oder auf Spezialkissen, um Druckgeschwüre zu vermeiden. Die Harnblase muß katheterisiert werden, die Mastdarmentleerung gefördert werden.

Es schließt sich die Rehabilitation in besonderen Zentren an.

Brustkorbverletzungen

Ursachen: Brustkorbverletzungen entstehen in der Regel durch direkte Gewalt (S. 11).

Formen: Brustkorbverletzungen sind häufig (5–8% aller knöchernen Verletzungen). Sie werden in stumpfe (gedeckte) und offene (perforierende) Traumen eingeteilt.

Die gedeckten Thoraxverletzungen reichen von der banalen Thoraxprellung über Zerrungen und Brüche bis zu Kompressionen mit ernsten Verletzungen der inneren Organe.

Herz- und Lungenverletzungen können auch bei der perforierenden Thoraxverletzung im Vordergrund stehen.

Über deren Behandlung und über die Behandlung der Komplikationen gedeckter Brustkorbverletzung wie Hämatothorax, Pneumothorax, Mediastinalemphysem, Verletzungen des Herzens und großer Gefäße ist im internistischen und im chirurgischen Band nachzulesen.

Hier sind die knöchernen Verletzungen des Thorax zu besprechen.

Rippenfrakturen

Der Rippenbruch kann in jedem Abschnitt vom dorsalen bis zum ventralen Ansatz der Rippe gelegen sein. Er entsteht vorwiegend als Biegungsbruch oder als Berstungsbruch, bei schwerer lokaler Gewalteinwirkung auch als Impressionsbruch. Bei breitflächiger Gewalteinwirkung kommt es zum Bruch mehrerer Rippen oder auch zu beidseitigen Rippenserienfrakturen. In zunehmendem Alter ist die Verletzungsgefahr aufgrund des Elastizitätsverlustes der Rippenknochen erhöht, im Kindesalter dagegen ist eine knöcherne Thoraxverletzung selten.

Klinisches Bild: Das Hauptsymptom der knöchernen Brustkorbverletzung ist der Schmerz bei der Atmung. Die Verletzungsstelle läßt sich durch Krepitation, Druckschmerzhaftigkeit und Kompressionsschmerz des Brustkorbes annähernd genau lokalisieren. Rippenreihenbrüche erkennt man an einer nachschleppenden (paradoxen) Inspiration der betroffenen Thoraxseite; palpatorisch können Stufen im Rippenverlauf erkannt werden.

Diagnose: Die Sicherung der Diagnose erfolgt röntgenologisch, wobei sich Rippenverletzungen am Übergang vom knöchernen zum knorpeligen Teil jedoch nicht darstellen. Zur Beurteilung des Brustbeins können Aufnahmen in weiteren Ebenen erforderlich werden, und es empfiehlt sich, beim Brustbeinbruch auch die Brustwirbelsäule mitzuerfassen (und umgekehrt), da die Kombination von Sternumfraktur und Stauchungsbruch eines Brustwirbels nicht selten ist.

Die *Behandlung* hat möglichste Ruhigstellung zum Ziel; diese wird in einem elastischen Verband erreicht, der zirkulär um den Thorax gelegt wird, oder mit einem „dachziegelförmigen" Verband mit Klebebinden. Bei alten Menschen ist die Vorbeugung vor Komplikationen, insbesondere der Bronchopneumonie, vordringlich. Gegebenenfalls ist Schmerzausschaltung durch paravertebrale Injektion angezeigt. Bei Rippenserienbrüchen ist wegen erhöhter Komplikationsgefahr (Hämatothorax, Pneumothorax, Pneumonie) stationäre Beobachtung vorzuziehen oder dringend erforderlich. Durch assistierte Beatmung wird der instabile Thorax von innen „geschient".

Die krankengymnastische Behandlung der Rippenserienfraktur entspricht, je nach Mitverletzung innerer Organe, der Therapie nach Thoraxeingriffen. Im Vordergrund steht Atemtherapie, deren leitender Gesichtspunkt das Lenken der Atembewegung ist.

Krankengymnastische Behandlung

Frakturen einzelner Rippen (Thorax stabil)

Befund

- Evtl. liegt der Patient mit erhöhtem Oberkörper im Bett (steile Kopfteilstellung);
- evtl. Hämatom und Auftreibung im Frakturbereich;
- reduzierte Thoraxexpansion beim Atmen, Husten, in Ruhe und Bewegung und entsprechend herabgesetzte Vitalkapazität;
- Schmerzen beim Atmen, Husten, Bewegen;
- Schonneigung des Patienten bei allen Aktivitäten.

Gesichtspunkte und Maßnahmen

1. Pneumonieprophylaxe:
   - Atemtherapie (manuell, Giebel-Rohr),
   - aktives Bewegen.
2. Thromboseprophylaxe und Kreislauftraining:
   - Atemtherapie,
   - aktives Bewegen,
   - Aktivierung zum Sitzen, Aufstehen, Fortbewegen.

3. Durchblutungsförderung:
   – Diadynamik,
   – aktives Bewegen,
   – Bewegungsbad, Schwimmen.
4. Mobilisation und Kräftigung:
   – aktives Bewegen der Extremitäten, des Rumpfes plus der Extremitäten,
   – Dehn- und Drehlagen plus aktives Bewegen,
   – aktives Bewegen gegen Widerstände und mit Geräten.
5. Schulung von Gebrauchsbewegungen:
   – Simulieren von Alltagsaktivitäten.

Verlauf

Die krankengymnastische Behandlung setzt am Tag nach dem Unfall ein. Ihr Hauptgewicht liegt auf der atemtherapeutischen Betreuung und der Mobilisation des Patienten.

Mit der Atemtherapie strebt man an, daß der Patient die verletzte Thoraxseite voll mit in die Atembewegung einbezieht, daß die Atmung vertieft, die Atemfrequenz herabgesetzt und daß ggf. Sekret gelöst und abgehustet wird.

Diese Ziele lassen sich über folgende Maßnahmen erreichen:
– Atemarbeit mit dem Giebel-Rohr;
– Atemführung durch manuelle Kontakte am Thorax;
– Kombinieren von Bewegungsübungen plus Atmung:
   zu Anfang in Rückenlage und Lage auf der gesunden Seite, später auch in Dehn- und Drehlagen, im Sitzen, mit Geräten;
– Kombinieren von Stimmarbeit plus Atmung.

Sekretlösung und Abhusten werden insbesondere durch Vibrationen und Arbeit mit Summ- und Brummlauten gefördert.

Je besser der Krankengymnast den Patienten beim Abhusten unterstützt, indem er mit seinen Händen den Frakturbereich „schient", um so geringer werden dessen Schmerzen sein und um so angstfreier, bereitwilliger und erfolgreicher wird er mitarbeiten. Von Anfang an sollte der Krankengymnast dem Patienten zeigen, wie er sich beim Husten auch selbst „schienen" kann.

Bei der Mobilisation steht einerseits aktives Bewegen der Arme im Vordergrund. Dabei wird angestrebt, daß der Patient mit dem Arm der verletzten Seite das volle Bewegungsausmaß des Schultergelenks ausnutzt (Atemreiz durch Dehnung, Verhütung sekundärer Kontrakturen). Diese Bewegungen sind gut mit Atemübungen kombinierbar. Andererseits erarbeitet der Krankengymnast mit dem Patienten so früh wie möglich die Positionswechsel von Rückenlage zur Seitlage, zum Sitzen, Stehen und Fortbewegen und ermutigt ihn zum häufigen Selbstüben, Aufstehen, Herumlaufen. In allen neuen Ausgangsstellungen werden Bewegungsaufträge ohne und mit Gerät sowie Alltagsaktivitäten ausgeführt. Auch hierbei ist es angebracht, immer wieder Bewegungen und Atemübungen miteinander zu verbinden.

Ungefähr *1 Woche nach dem Unfall* darf der Patient mit ins Bewegungsbad und auch schwimmen. Besteht ein starkes Hämatom im Frakturbereich, kann zur Resorptionsförderung eine Serie von Diadynamikbehandlungen gegeben werden.

Übungsbeispiele

Mittlere bis späte Phase der Pneumonieprophylaxe, Mobilisation, Gebrauchsschulung

1. Der Patient liegt auf der gesunden Seite auf einer Matte, seine Beine sind leicht gebeugt, die untere Hand ist unter dem Ohr, die obere locker vor dem Körper:
   - Die Hände des Krankengymnasten liegen auf dem seitlichen Thorax des Patienten, dieser atmet gegen den Handkontakt, die Einatmung wird mit dem Zuhalten eines Nasenlochs oder mit „Schnüffeln" verbunden,
     die Ausatmung mit Strömungs- oder Summlauten;
   - beim Einatmen die Ferse des oberen, dorsalextendierten Fußes nach unten herausschieben (Kontakt des Krankengymnasten an Ferse und/oder Thorax),
     tönende Ausatmung plus Lösen der Fußspannung;
   - beim Einatmen die Fingerspitzen der oberen Hand über den Kopf führen und auf dem Boden „weg"schieben,
     tönende Ausatmung plus Lösen der Finger-/Handspannung;
   - die beiden vorigen Übungen zu einer verbinden;
   - obere Hand aus Extension/Adduktion/Innenrotation vor den Knien diagonal in Flexion/Abduktion/Außenrotation neben das Ohr führen (Kontakt: eine Hand fixiert am Becken, die andere gibt leichten Führungswiderstand an der Hand des Patienten),
     Hinweg mit Einatmung kombinieren,
     tönende Ausatmung während des Rückwegs;
   - die vorhergehende Übung ohne Rückweg, stattdessen in der Ausatemphase am oberen Bewegungsende lockerlassen,
     während der folgenden Einatmungen immer weiter mit Arm und Schulter bodenwärts ziehen,
     beim Ausatmen jeweils die Spannung (tönend) lösen; die gebeugten Knie sind mit dorsalextendierten Füßen fest gegen den Boden gepreßt, so daß der Patient allmählich die Seitdrehlage erreicht und über Atmung plus Spannungswechsel (z. B. ein:

Faustschluß, aus: öffnen) und Atmung plus Stimme (z. B. ein: schnuppern, aus: Strömungslaute) in ihr entspannen lernt;
- in der Seitdrehlage mit Keule, Tennisball oder kleiner Hantel arbeiten:
den diagonalen Bewegungsweg ausführen lassen oder das Gerät aus der Dehnung heraus im Halbkreis vor die Knie und wieder zurück in die dehnende Stellung nach oben bringen (die Streck-dehnbewegungsphase mit Einatmung, das Lösen mit tönender Ausatmung verbinden).

2. Simulieren von Alltagsbewegungen:
   - frisieren,
   - Hut aufsetzen, Tuch umbinden,
   - Wäsche auf hohe Leine hängen,
   - Glühbirne auswechseln,
   - festhalten an Deckengriff in Bus, Straßenbahn (möglichst Bewegung und Atmung aufeinander abstimmen).

Rippenserienfrakturen (Thorax instabil)

Im Falle von Rippenserienfrakturen besteht die Gefahr von Hämato- und Pneumothorax, Lungenatelektasen und Kontusionspneumonie. Während der ersten Tage nach dem Unfall liegt der Patient deshalb zumeist auf der Intensivstation.

Seine krankengymnastische Behandlung verläuft insgesamt erheblich schonender dosiert und langsamer voranschreitend als die nach einer einfachen Rippenfraktur.

Neben den vorbeugenden Maßnahmen gegen Pneumonie und Thrombose muß hier immer auch im Sinne der Dekubitusprophylaxe (Lagerungskontrolle, statische Muskelarbeit im Nachbarbereich gefährdeter Regionen, aktives Bewegen und soweit möglich Lageveränderung) gewirkt werden.

Die Mobilisation wird zugunsten einer noch sorgfältigeren atemtherapeutischen Betreuung (Atemvertiefung, Sekretlösung, Expektorationshilfe über längere Zeit in Rückenlage) in den Hintergrund gestellt. In welchem Maß das Übungsprogramm gesteigert werden kann, hängt jeweils vom individuellen Befund ab und muß in Absprache mit dem behandelnden Arzt entschieden werden.

Sternumfraktur

Ursache: Der Brustbeinbruch entsteht allgemein durch direkte Gewalteinwirkung auf die vordere Brustkorbwand oder selten in

Zusammenhang mit einem Brustwirbelbruch infolge „Taschenmesser-Flexionsmechanismus". Er äußert sich durch örtliche Schmerzhaftigkeit und läßt sich manchmal mit einer Knochenstufe palpieren.

Formen: Bei Einstauchung bzw. Adaptation der Fragmente sind die Schmerzen und Funktionseinschränkungen (Beeinträchtigung der Atmung) verhältnismäßig gering. Die Röntgenaufnahme ist zur Sicherung der Diagnose wichtig und ggf. mit einer Röntgenaufnahme der Brustwirbelsäule zu verbinden. Instabilität der Sternumfraktur geht, vor allem in Verbindung mit Rippenbrüchen, mit deutlicher Atemstörung einher (Kollaps der instabilen Thoraxwand bei Inspiration) und hat eine Hypoxie zur Folge.

Therapie: Nichtdislozierte Brüche bedürfen keiner Behandlung oder selten der Gabe von Analgetika und eines Zingulums.

Zur Behandlung bei völliger Fragmenttrennung hat sich, liegen gleichzeitig Rippenfrakturen vor, die Stabilisierung der Brustwand durch „innere pneumatische Schienung" bewährt in Form von Intubation und Überdruckbeatmung.

Krankengymnastische Behandlung

Die krankengymnastische Behandlung der Patienten mit einer Sternumfraktur verläuft nach dem Behandlungsmodell der Rippenfrakturen, wobei jedoch die Mobilisation des Rumpfes (Dehn-, Drehlagen) später aufgenommen und schonender dosiert wird.

Üblicherweise heilen Sternumfrakturen in 6–8 Wochen aus und bereiten dann keine Beschwerden mehr.

Beckenverletzungen

Ursachen: Beckenverletzungen sind meist Folge direkter schwerer Gewalteinwirkung und gehen oft mit Verletzungen der im Becken gelegenen Organe einher. Oft steht wegen ihrer größeren Bedeutung die Versorgung der Mitverletzungen im Vordergrund ärztlichen Vorgehens (s. Bd. Chirurgie). Indirekt entstehen sie durch fortgeleitete Gewalt (z. B. Azetabulumfraktur oder Muskelansatzausrisse).

Beckenfrakturen

Formen: Die Beckenfrakturen lassen sich in Beckenschaufelbrüche, Brüche des oberen und unteren Schambeinastes, Symphysen- und Iliosakralfugenrupturen und Beckenringbrüche unterteilen (Abb. **21** u. **22**). Daneben kann es zu Brüchen von Kreuz- und Steißbein kommen. Isolierten Beckenschaufelbrüchen kommt wenig Bedeutung zu. Im Gegensatz dazu sind Brüche der Schambeinäste und des Beckenringes sowie die Symphysen- und Iliosakralfugenruptur klinisch wichtig. Von vorrangiger Bedeutung sind die Beckenringbrüche, da sie Statik und Stabilität des Beckens beeinträchtigen, welches die Kräfte zwischen Rumpf und unteren Gliedmaßen überträgt. Der Beckenring wird vom Kreuzbein und den Beckenknochen (doppelseitige Darm-, Sitz- und Schambeine) gebildet und hat Gelenkverbindungen bzw. „Halbgelenke" in den Iliosakralfugen sowie eine synchondrotische Verbindung (Faserknorpel) im Bereich der Symphyse. Der straffe Kapselbandapparat und ein kräftiger Muskelmantel gewährleisten festen Zusammenhalt bei gleichzeitiger Elastizität.

Diese Weichteilstrukturen werden bei schweren, durch direkte Gewalt hervorgerufenen Beckenverletzungen oft mit betroffen; typische Nebenverletzungen treten an Blase, Harnröhre, Genitalorganen und Ischiasnerven auf. Alle Beckenfrakturen können zu größeren Blutverlusten führen. Bei gleichzeitiger Kontusion von Fett- und Muskelgewebe besteht die Gefahr der Fettembolie.

Klinisches Bild: Wegen der Mehrfachverletzungen werden Beckenbrüche nicht selten zunächst übersehen.

Im Vordergrund steht der Kompressionsschmerz des Beckens in sagittaler und frontaler Richtung sowie Schmerz bei Stauchung des

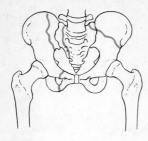

Abb. 21 Bruchformen des Beckens. Links Ringbrüche, rechts Beckenschaufelbruch (nach *Schlosser* u. *Kuner* 1980).

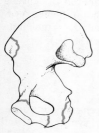

Abb. 22 Separate Bruchformen am Becken. Ausrißbrüche der Spina iliaca anterior superior und des Sitzbeines (besonders beim Kind) und solitäre Scham- und Sitzbeinbrüche (besonders beim alten Menschen((nach *Schlosser* u. *Kuner* 1980).

gestreckten Beines. Auch ausgedehnte Hämatome weisen auf eine Beckenverletzung hin, die dann durch Röntgenaufnahme zu sichern ist.

Therapie: Die Knochenheilung nimmt bei den Beckenrandbrüchen einige Wochen in Anspruch. Bei Beckenringfrakturen mit Verlagerung von Fragmenten kann sie Monate benötigen. Beckenschaufelbrüche und Schambeinastbrüche mit erhaltener Tragfunktion des Beckens werden in der Regel sofort mobilisiert. Beckenringbrüche ohne wesentliche Dislokation benötigen 4 Wochen Bettruhe. Dislozierte Brüche und Rupturen von Iliosakralgelenken und Symphysen machen häufig eine operative Versorgung notwendig, vor allem, wenn Begleitverletzungen vorliegen und operiert werden. Konservativ können Extensionen angelegt oder die Schwebelage (Rauchfuß) angewandt werden.

Die Sofortmaßnahmen am Unfallort und bei der Klinikaufnahme bestehen in Flachlagerung, Blutdruckkontrolle und Schockbekämpfung, Bestimmung der Blutwerte, in Urinkontrollen (Katheterismus, Mengenbestimmung) und in prophylaktischen Maßnahmen gegen Fettembolie sowie in der Kontrolle der neurologischen Funktionen.

Vorrangig ist die Behandlung schwerer Begleitverletzungen, wie z. B. Harnröhren- und Blasenriß.

Krankengymnastische Behandlung

Frakturen einzelner Beckenknochen ohne Dislokation

Befund

- Patient befindet sich in flacher Rückenlage;
- geminderte Durchblutung, besonders in allen der Unterlage aufliegenden Körperregionen;
- evtl. Hämatom und Schwellung im Frakturbereich;
- (durch Schmerzen) herabgesetzte Beweglichkeit der Beine, allgemeine Bewegungsinaktivität;
- Schmerzen im Frakturbereich.

Gesichtspunkte und Maßnahmen

1. Dekubitusprophylaxe:
   - Lagerung(skontrolle),
   - statische und dynamische Muskelarbeit,
   - Erarbeiten von Positionswechseln.

2. Pneumonie- und Thromboseprophylaxe:
   - Atemtherapie,
   - statische und dynamische Muskelkontraktionen,
   - Erarbeitung von Lagewechseln.

3. Kreislaufanregung:
   - statische und dynamische Muskelarbeit,
   - Erarbeitung von Lagewechseln.

4. Durchblutungsförderung:
   - statische und dynamische Muskelkontraktionen,
   - Bewegungsbad,
   - Medizinalbäder,
   - Diadynamik.

5. Mobilisation:
   - statische und dynamische Muskelarbeit,
   - Erarbeitung von Lagewechseln plus aktives Bewegen in diesen Positionen,
   - Bewegungsbad, Schwimmen.

6. Kräftigung:
   - dynamische Muskeltätigkeit gegen Widerstand, ohne und mit Gerät,
   - PNF,
   - Bewegungsbad, Schwimmen.

7. Schulen von Gebrauchsbewegungen:
   - Gangschulung.

Verlauf

Am Tag nach dem Unfallereignis setzt die krankengymnastische Behandlung mit der Durchführung der auf S. 39f. beschriebenen „prophylaktischen Aufgaben bei bettlägerigen Patienten" ein. Dazu kommen statische und dynamische Bewegungen der Beine (in Rükkenlage) in alle Richtungen ohne Widerstände. Es empfiehlt sich, während der ersten Tage unter Abnahme der Schwere zu arbeiten.

Zur Anregung von Durchblutung und Kreislauf werden mitunter Medizinalbäder (z. B. Heublumen, Fichtennadel) verordnet. Liegt ein starkes Hämatom vor, trägt eine Reihe von Diadynamikbehandlungen zu seiner Resorption bei.

Ungefähr von der 2. Woche an erarbeitet der Krankengymnast mit dem Patienten das Drehen in Seitlage (gesunde Seite) und Bauchlage; nach dem Stabilisieren der neuen Positionen wird der Patient zu mobilisierenden und kräftigenden Bewegungsübungen angeleitet. Im Vordergrund stehen dabei das Erreichen der vollen Hüftstreckung sowie die Kräftigung der Glutäalmuskulatur.

Außerdem darf der Patient ins Bewegungsbad.

In der 3. Woche beginnt in der Regel die Belastungsvorbereitung im Wasser: Der Patient führt bei tiefgesenkter Hebebühne (Wasserspiegel in Halshöhe) Gehübungen (vorwärts, rückwärts, seitwärts) aus. Nach ungefähr 3 Tagen kommt die Belastung auch außerhalb des Wassers hinzu. Die Gehhilfen Gehwagen, Unterarmstützen, Handstöcke, Stock werden den individuellen Gegebenheiten entsprechend angeordnet und allmählich abgebaut. Parallel zur Korrektur des Stehens und zum Erarbeiten der Fortbewegung in der Gangschulung laufen die Übungen zur weiteren Kräftigung. Dabei sind Widerstandsübungen ohne und mit Gerät, PNF, Mattenarbeit (Vierfüßlerstand, Fersensitz, Kniestand usw.), Pullingformer, Pezzi-Ball, Standfahrrad, Schaukelbrett möglich, sobald die Fraktur völlig durchgebaut ist. Zusätzlich können noch Schwimmen, Beschäftigungstherapie und klinischer Sport verordnet werden.

Übungsbeispiele

Mittlere Phase der Mobilisation, Kräftigung; Gangschulung im Bewegungsbad (s. Abb. **18a** u. **b**, S. 48).

1. Bei hocheingestellter Hebebühne, in flacher Rückenlage (ggf. Ring um den Hals), Patient soll sich mit beiden Händen gut an der Hebebühne festhalten:
   – Flexion – Extension von Knie/Hüfte ⎫
   – Abduktion – Adduktion ⎬ möglichst gleich
   – Außenrotation – Innenrotation ⎭ bilateral

- PNF – Diagonale: aus Extension/Abduktion/Innenrotation in Flexion/Adduktion/Außenrotation (Ferse auf gegenüberliegendes Knie);
- die geschlossenen Beine im Wechsel zur rechten und linken Achsel beugen und zurückstrecken;
- die geschlossenen gebeugten Knie von Seite zu Seite ins Wasser sinken lassen;
- die geschlossenen gestreckten Beine von Seite zu Seite durchs Wasser ziehen.

2. Bei hocheingestellter Hebebühne, in Bauchlage:
   - Gesäß spannen und Fersen aus dem Wasser drücken;
   - gestreckte Beine in die Tiefe sinken lassen und wieder nach oben (Fersen aus dem Wasser) drücken;
   - das gleiche, aber Beine gegeneinander (eines auf, eines ab) bewegen;
   - bei voller Hüftextension: Abduktion – Adduktion;
   - bei voller Hüftextension: beide Beine geschlossen von Seite zu Seite ziehen;
   - aus voller Extension mit beiden Beinen in volle Knie-/Hüftflexion ziehen und zurück;
   - das gleiche, aber beide Knie jeweils unter die rechte (linke) Achsel ziehen;
   - beide Beine geschlossen beugen – in die Tiefe strecken – gestreckt zur Oberfläche aufschwimmen lassen – nachstrecken (Fersen aus dem Wasser drücken).

3. Sitz an der Kante:
   - „Fahrradfahren", vor- und rückwärts.

4. Stand auf Hebebühne. Wasserhöhe je nach Bedarf (Belastung):
   - vor-, rück- und seitwärts nach rechts und links gehen.

Konservativ versorgte Beckenringfraktur

Befund

- Patient befindet sich entweder in flacher Rückenlage, (evtl. mit Handtuchverband) oder, wenn Dislokation bestand, in flacher Rückenlage mit Extensionszug;
- evtl. Hämatome im Beckenbereich;
- durch Schmerzen oder/und durch Extension verursachte Minderung der Bewegungsaktivität der Beine sowie der allgemeinen Beweglichkeit;
- herabgesetzte Durchblutung aller dem Bett aufliegenden Körperbereiche;

– evtl. herabgesetzte Atem- und Kreislauffunktion und geminderte Durchblutung der Beine („kalte Füße").

Gesichtspunkte und Maßnahmen

Sie entsprechen in allem denen bei Frakturen einzelner Beckenknochen ohne Dislokation, außer daß ihr Einsetzen und ihre Steigerung (besonders aktives Bewegen, Lagewechsel, PNF) später und zurückhaltender erfolgen. Außerdem erübrigt sich die Diadynamik, da der dafür nötige Aufwand zumeist in keinem Verhältnis zum Resultat steht.

Verlauf

In der 1. Woche liegt das Hauptgewicht der krankengymnastischen Behandlung auf den auf S. 39f. aufgeführten „prophylaktischen Aufgaben bei bettlägerigen Patienten". Gewöhnlich werden zu diesem Zeitpunkt auch schon statische Muskelkontraktionen für beide Beine verordnet.

In der folgenden Woche kommen dynamische Bewegungen hinzu, die anfangs immer unter Abnahme der Schwere ausgeführt werden sollten.

Ungefähr in der 4. Woche können zur Anregung von Durchblutung und Kreislauf Medizinalbäder (z. B. Heublumen) verordnet werden. Auch die Behandlung im Bewegungsbad setzt ein. Dort darf der Patient in allen Lagepositionen und im Sitz an der Hebebühnenkante bei hohem Wasserstand (Wasserspiegel in Halshöhe) arbeiten.

Etwa ab der 6. Woche wird es möglich sein, Übungen aus der Bauchlage und, sofern es der röntgenologische und klinische Befund erlauben, auch schon aus der Seitlage durchzuführen.

Ab der 8. Woche darf der Patient in der Regel im Bewegungsbad zum ersten Mal stehen und gehen. Dabei wird die Wasserhöhe so gewählt, daß die Schultern gerade bedeckt sind. Einige Tage später beginnt die Belastungsphase außerhalb des Wassers: zuerst im Gehwagen, später an Unterarmstützen. Wegen der vorausgegangenen langen Liegezeit muß der Patient Kompressionsstrümpfe tragen. Die Hilfsmittel werden im Laufe der folgenden Wochen individuell abgebaut.

Neben der Gangschulung nimmt der Patient an einem intensiven Mattenprogramm teil, das auch Übungen im Vierfüßlerstand, im Kniestand und im Stand beinhaltet.

Um nach abgeschlossener Konsolidierung der Fraktur eine weitere Steigerung von Leistungsfähigkeit und Ausdauer zu erreichen, werden PNF ohne Einschränkungen, Pullingformer, Standfahrrad, Schwimmen sowie Maßnahmen des klinischen Sports und Beschäftigungstherapie verordnet.

In Fällen, in denen ein *Extensionszug* angebracht wurde, verläuft die Behandlung nach dem gleichen Schema, wird aber langsamer gesteigert. Zur Belastung kommt der Patient erst nach 12 Wochen.

Die Behandlung von Patienten nach *operativ versorgter Beckenring-fraktur* unterscheidet sich wenig von der konservativ Versorgter. Wurde Übungsstabilität erreicht, ist dynamische Muskelarbeit in allen entlastenden Ausgangsstellungen früher erlaubt; zur Belastung kommt der Patient jedoch ebenfalls selten vor Ablauf eines Vierteljahrs.

Übungsbeispiele

Späte Phase von Mobilisation und Kräftigung auf der Matte (Belastung erlaubt)

1. Vierfüßlerstand:
   - stabilisieren durch Widerstände an Becken, Schulter, Kopf und Extremitäten; einzeln und kombiniert;
   - Stirn und Knie berühren einander unter dem Bauch (Hinweg Dorsalextension, Rückweg Plantarflexion des Fußes);
   - Zehen schieben auf der Matte nach hinten, bis volle Knieextension und gute Glutäalspannung erreicht sind (das gleiche ist mit Abduktionskomponente möglich);
   - die beiden vorigen Übungen zu einer fließenden Bewegung verbinden;
   - dritte Übung, dann das Bein vom plantarflektierten Fuß aus abheben, bis volle Hüftstreckung (Körperhöhe) erreicht ist;
   - volle Flexion (zweite Übung) und volle Extension (fünfte Übung) miteinander verbinden;
   - Abheben eines Armes und des gegenseitigen Beines (distalen Bewegungsauftrag geben).

2. PNF im Fersensitz (vor der Sprossenwand, Patient kann sich festhalten):
   - stabilisieren, s. oben;
   - Schulter und Becken gegeneinander bewegen;
   - Kombination von Widerstand am Becken plus Endphase der Armdiagonale in Extension/Abduktion/Innenrotation oder der Armdiagonale in Flexion/Abduktion/Außenrotation; ggf. Arm feststellen, um Beckenbewegung zu verbessern;
   - gegen Kontakt und Widerstand des Krankengymnasten am Becken zum Kniestand hochkommen.

3. Die ersten drei unter 2. beschriebenen Übungen sind – als Steigerung – auch im Kniestand möglich.

Frakturen der Hüftgelenkspfanne

Ursache: Brüche des Azetabulums mit oder ohne Hüftkopfluxation entstehen durch eine große indirekt ansetzende Gewalt über Hüftkopf und Schenkelhals; am häufigsten treten sie beim Autozusammenstoß durch Aufprall des im Hüftgelenk gebeugten Oberschenkels auf.

Formen: Neben einfachen Spaltbrüchen, Mehrfach- und Trümmerbrüchen ist die Fraktur der Hüftpfanne und deren Impression in das Beckenlumen von Bedeutung. Sie wird als zentrale Hüftluxation bezeichnet.

Therapie: Unkomplizierte Brüche werden konservativ behandelt. Das Gelenk ist für 8–12 Wochen zu entlasten. Dislozierte Brüche müssen häufig offen reponiert und intern fixiert werden zur Wiederherstellung der Gelenkkongruenz. Massive Zertrümmerungen werden mit Streckverband im Seitenzug behandelt.

Komplikationen und Spätfolgen: Als Komplikation ist – wie nach Schenkelhalsbruch – die Hüftkopfnekrose gefürchtet; auch die posttraumatische Arthrosis deformans tritt häufig auf. Als vorsorgliche und vorübergehende Maßnahme kommt die Versorgung mit einem entlastenden Apparat in Betracht. Im Hinblick auf die Langzeitfunktion ist die Prognose unsicher.

Krankengymnastische Behandlung

Konservativ versorgte zentrale Hüftluxation
Befund

- Patient in flacher Rückenlage, verletztes Bein auf Schiene, Extension:
  axial ca. $1/10$ Körpergewicht, für 6–8 Wochen,
  Seitenzug 1,5 kg, für ungefähr 6 Wochen;
- evtl. Hämatom und Schwellung im Frakturbereich;
- durch Extension und Schmerzen bedingte herabgesetzte allgemeine Beweglichkeit;
- durch Lagerung und Extension des verletzten Beins bedingte herabgesetzte Durchblutung („kalte Füße");
- Minderdurchblutung aller Bereiche, die der Unterlage aufliegen;
- Turgorveränderung am verletzten Bein („teigiges" Gewebe)
- während der Zeit der notwendigen Ruhigstellung einsetzende zunehmende Inaktivitätsatrophie der verletzten Extremität, insbesondere im Bereich des M. quadriceps und der Mm. glutaei, sowie zu erwartende Bewegungseinschränkungen in Knie und Hüfte (anfangs nicht prüfbar);
- evtl. geminderte Atemaktivität.

Gesichtspunkte und Maßnahmen

1. Dekubitusprophylaxe:
   - Lagerung(skontrolle),
   - statische und dynamische Muskelarbeit,
   - Erarbeiten von Lagewechseln.

2. Pneumonie- und Thromboseprophylaxe:
   - Atemtherapie,
   - statische und dynamische Muskelarbeit.

3. Kreislaufanregung:
   - statische und dynamische Muskelkontraktionen,
   - Atemtherapie,
   - Erarbeitung von Lagewechseln.

4. Durchblutungsförderung:
   - statische und dynamische Muskelarbeit,
   - Bewegungsbad,
   - Medizinalbäder.

5. Mobilisation:
   - statische und dynamische Muskelkontraktionen,
   - Erarbeitung von Lagewechseln und aktives Bewegen in diesen Positionen,
   - ggf. Frankfurter Bewegungsschiene,
   - Entspannungstechnik mit Eis,
   - Bewegungsbad, später Schwimmen.

6. Kräftigung:
   - dynamische Muskelarbeit ohne und mit Gerät (auch Pullingformer, Standfahrrad),
   - PNF,
   - Haltungsschulung,
   - Bewegungsbad, Schwimmen,
   - klinischer Sport.

7. Schulen von Gebrauchsbewegungen:
   - Gangschulung,
   - ggf. Einüben von Alltagsaktivitäten (hinsetzen, aufstehen, etwas aufheben, auf Fußbank oder Stuhl steigen usw.).

Verlauf

Während der ersten 4 Wochen arbeitet der Krankengymnast mit dem Patienten nach den auf S. 39f. angegebenen Richtlinien. Zusätzlich können am betroffenen Bein Zehen und Fuß ohne Einschränkung dynamisch bewegt und vorsichtige statische Muskelkontraktionen in alle Richtungen ausgeführt werden (intensive Glutäalanspannung, um einer Hüftbeugekontraktur vorzubeugen!).

Frühestens in der 6. Woche wird der Seitenzug entfernt. Für die Dauer der Übungsbehandlung darf der Krankengymnast das axiale Extensionsgewicht abnehmen, um unter Abnahme der Schwere Knie- und Hüftbeugung zu erarbeiten.

Ungefähr ab der 8. Woche erübrigt sich die Extension. Während der Behandlung kann das Bein jetzt neben der Schiene liegen. Aus dieser Ausgangsstellung heraus werden die volle Beugung und Streckung von Knie und Hüfte angestrebt. Im Falle einer Hüftbeugekontraktur muß das bei den Streckübungen immer wieder auftretende kompensatorische Hohlkreuz durch Kopfflexion oder/und durch Aufstellen oder An-den-Bauch-Ziehen des gesunden Beins korrigiert werden.

Durch den Extensionszug bedingt, wird besonders die Mobilisation des Kniegelenks Mühe bereiten. In dieser relativ frühen Phase der Behandlung muß der Krankengymnast dabei außerordentlich schonend vorgehen. Oft bringen jedoch schon „entspannen am Bewegungsende – etwas weiter in die Flexion ziehen" sowie „statisches Anspannen aller Beinmuskeln am Bewegungsende – lösen – etwas weiter in die Flexion ziehen" gute Erfolge. Es empfiehlt sich in jedem Fall, die bewegungserweiternde Arbeit mit Eis zu unterstützen.

Bei zufriedenstellendem Therapieverlauf kann die Schiene *von der 10. Woche an* entfernt und stundenweise durch eine Frankfurter Bewegungsschiene (s. Abb. 33, S. 135) ersetzt werden. Der Patient wird nun in Rücken-, Seit- und Bauchlage weiter mobilisiert und gekräftigt. Die Bauchlage ist sehr günstig als Ausgangsstellung zur Mobilisation der Kniestreckkontraktur (Entspannungstechnik) wie auch für die Erarbeitung der vollen Hüftstreckung und Kräftigung des M. glutaeus maximus.

Bei der Abduktion ist besondere Zurückhaltung geboten, um eine ungünstige Frakturbelastung zu vermeiden.

Parallel zu diesem Trockenprogramm nimmt der Patient an den Übungen im Bewegungsbad teil.

Zeigt sich eine ausreichende Konsolidierung der Fraktur (was *frühestens nach etwa 12 Wochen* der Fall ist), beginnt der Patient, bei tiefgesenkter Hebebühne im Wasser und wenige Tage später auch außerhalb des Bewegungsbads (Kompressionsstrümpfe!) zu gehen. Anfangs benutzt er den Gehwagen; im Laufe der folgenden Zeit werden die Hilfsmittel (Unterarmstützen, Handstöcke) entsprechend dem Konsolidationsstand der Fraktur und entsprechend der Muskelkraft allmählich abgebaut. Der (hilfsmittel)freie Gang wird auch bei abgeschlossenem knöchernen Durchbau des Bruchs erst aufgenommen, wenn die muskulären Verhältnisse gut sind (negatives Trendelenburg-Zeichen) und die Gefahr des Hinkens ausgeschlossen ist.

Wegen der langen Entlastungszeit wird es unerläßlich sein, parallel zur

Gangschulung mit dem Patienten intensive Haltungsschulung auf der Matte (in allen Positionen von der Lage bis zum Stand) durchzuführen. Training an Pullingformer und Standfahrrad, Schwimmen, Beschäftigungstherapie und klinischer Sport ergänzen das Rehabilitationsprogramm.

Nach operativer Versorgung einer zentralen Hüftluxation gibt es zwei Möglichkeiten: Im Anschluß an offene Reposition und innere Fixation muß die Pfanne noch für einen Zeitraum durch Extension entlastet werden, oder aber eine Extension ist nicht nötig.

In beiden Fällen verläuft die krankengymnastische Behandlung im Prinzip wie im konservativen Fall: d. h., ungefähr für die Dauer eines Vierteljahrs wird der Patient in Entlastung mobilisiert und gekräftigt. Die dynamische Muskelarbeit wird jedoch vielfach früher einsetzen können als bei konservativer Versorgung. Belastbarkeit wird auch nach operativem Vorgehen nicht vor Ablauf von 12 Wochen zu erwarten sein.

Übungsbeispiele

Durchblutungsförderung, Mobilisation, Kräftigung in der Frühphase

1. Übungen in Rückenlage:
   - Zehen: krallen, spreizen, auf und ab;
   - Fuß: auf und ab, einwärts und auswärts, hoch und rein (raus)/ runter und raus(rein), kreisen;
   - statische Kontraktionen des M. quadriceps (mit Fußbeteiligung);
   - statisches Anspannen des ganzen Beins (mit Fußbeteiligung);
   - achsengerechtes Erarbeiten von Flexion/Extension in Knie und Hüfte unter Abnahme der Schwere.
     Griff: körperferner Unterarm unter Unterschenkel, körpernahe Hand unter Oberschenkel des Patienten (Fuß mit in die Bewegung einbeziehen);
   - zwischen den Flexions-/Extensionsübungen Wiederholung der statischen Kontraktionen (3. und 4. Übung).
2. Übungen wie unter 1., nur auf der Frankfurter Bewegungsschiene (s. Abb. **33**, S. 135).
3. Übungen wie unter 1., nur rein dynamisch, ohne die Schwere abzunehmen.

Zwischen 1., 2. und 3. können – je nach den individuellen Gegebenheiten – wenige Tage bis einige Wochen liegen.

Traumatische Hüftluxation

Ursache: Die traumatische Hüftluxation wird wie die ernsten Beckenfrakturen durch Einwirkung großer, überwiegend direkt ansetzender

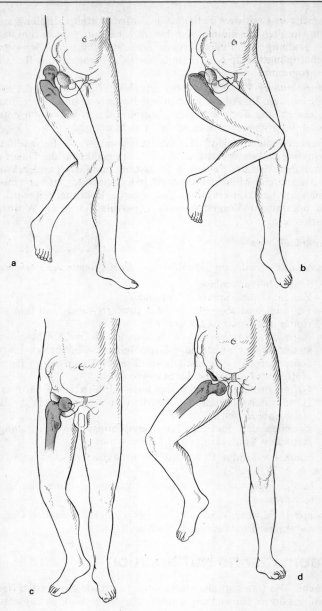

Gewalt hervorgerufen, bei der gleichzeitig Rotationskräfte wirken. Sie ist durch schwere Verkehrs- und Arbeitsunfälle zunehmend häufig. Bei Kraftfahrzeugzusammenstößen mit Auftreffen der Kniegelenke gegen das Armaturenbrett kommt es beispielsweise zu einer Stauchung der Oberschenkel, die die Hüftköpfe – unter Absprengung eines Pfannenfragmentes – nach hinten oben aus den Gelenken austreten läßt.

Formen: Die Form der Luxation wird durch die Richtung der Gewalteinwirkung bestimmt (Abb. 23): Luxation nach hinten oben (Luxatio iliaca), Luxation nach hinten unten (Luxatio ischiadica), seltener Luxation nach vorne oben (Luxatio suprapubica) und Luxation nach vorne unten (Luxatio obturatoria). Sämtliche Verrenkungen können mit und ohne Azetabulumfraktur vorkommen. Es wird daher weiter eingeteilt bei der Luxatio posterior:

Grad 1: hintere Luxation bei intaktem Azetabulum;
Grad 2: mit Fraktur des Pfannenrandes, jedoch mit Halt des Kopfes in der Pfanne nach Reposition;
Grad 3: hintere Luxation mit Fraktur des Azetabulums ohne Halt nach Reposition;
Grad 4: hintere Luxation, verbunden mit Schenkelkopf- oder halsfraktur.

Klinisches Bild: Bei der häufigen hinteren Luxation ist das Bein im Hüftgelenk federnd und innenrotiert sowie gebeugt fixiert. Bei der vorderen Luxation ist das Bein dagegen außenrotiert. Hier kann die arterielle Zufuhr zum Bein beeinträchtigt sein. Auch müssen die Funktionen von N. femoralis und ischiadicus geprüft werden. Röntgenaufnahmen informieren über die Art der Luxation. In der Beckenübersicht ist besonders auf die Gelenkspaltweite (eng bis aufgehoben) zu achten, da sonst hintere Luxationen übersehen werden.

Therapie: Die Behandlung der Verrenkung besteht in der raschen Einrenkung in Narkose. Ruhigstellung ist für ca. 2 Wochen nötig. Bei Luxationen der Grade 3 und 4 ist die operative Fixation der Fraktur angezeigt.

Komplikationen und Spätschäden: Nervenläsionen und Störungen der Blutzirkulation kommen teilweise vor. Da bei der Luxation die den Hüftkopf versorgenden Gefäße reißen, ist die Nekrose (10–20%) gefürchtet; posttraumatische Arthrosen treten besonders nach Azetabulumbeteiligung auf. Vereinzelt entstehen auch ausgedehnte periartikuläre Verkalkungen und Verknöcherungen.

Abb. 23 a–d   Formen der Hüftgelenksluxation. **a** Luxation nach hinten, **b** Luxation nach hinten unten, **c** Luxation nach vorne, **d** Luxation nach vorne unten (nach *Schlosser* u. *Kuner* 1980).

Krankengymnastische Behandlung

Traumatische Hüftluxation ohne knöcherne Beteiligung

Befund

- Patient in flacher Rückenlage, verletztes Bein auf Schiene; evtl. Extensionszug: $\frac{1}{10}$ Körpergewicht für 2–3 Wochen;
- evtl. Hämatom und Schwellung im Hüftbereich;
- in allen weiteren Punkten entspricht der zu erwartende Befund den Punkten 3–6 bei konservativ versorgter zentraler Hüftluxation.

Gesichtspunkte und Maßnahmen

Sie entsprechen denen bei konservativ versorgter zentraler Hüftluxation (s. S. 89), außer daß wegen der kürzeren Liegezeit weniger im Sinne der Kontrakturbehandlung gearbeitet und mehr auf Kräftigung (Sicherung des Gelenks) hingewirkt wird.

Verlauf

Während der ersten Tage nach dem Unfall übt der Krankengymnast mit dem Patienten entsprechend der auf S. 39f. aufgezeigten „prophylaktischen Aufgaben bei bettlägerigen Patienten".

Nach ungefähr 6 Tagen kommt vorsichtiges aktives Bewegen aus der Rückenlage dazu.

Von der 3. Woche an kann statische Muskelarbeit gefordert und auch im Liegen auf der gesunden Seite und in Bauchlage geübt werden. Zusätzlich sind Bewegungsbad und Schwimmen möglich.

Ab der 4. Woche beginnen die Gehübungen im Bewegungsbad. Wie üblich befindet sich der Patient dabei zuerst bis über Schulterhöhe im Wasser. Im Laufe der Zeit wird der Wasserspiegel allmählich gesenkt.

Spätestens in der 5. Woche setzt die Belastungsphase außerhalb des Wassers ein: Vom Gehwagen wird schnell zum Drei-Punkte-Gang an Unterarmstützen übergewechselt. Die Kiloanzahl der Belastung dabei sowie deren Steigerung, die Übergänge zum Vier-Punkte-Gang und zum Gang am Stock bestimmt der Arzt. Parallel zur intensiven Gangkorrektur laufen Kräftigungsübungen, Haltungsschule, klinischer Sport und Beschäftigungstherapie.

Übungsbeispiele

Späte Phase der Mobilisation und insbesondere Kräftigung

1. Übungsgerät Pezzi-Ball:
   - Sitz auf Ball gegen Widerstände verteidigen;

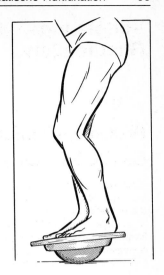

Abb. 24   Sportkreisel.

   – aus Sitzen auf Ball in Seitlage (gesunde Seite) auf Ball kommen, bodennaher Arm oder beide Arme stützt bzw. stützen leicht ab, ausbalancieren, gegen Widerstände verteidigen;
   – durch Drehen aus Seitlage in Bauchlage auf den Ball kommen, Bauchlage (beide Beine gestreckt in der Luft, Arme stützen nach Bedarf ab) ausbalancieren und gegen Widerstände verteidigen;
   – Bauchlage auf Ball, Stütz auf gestreckte Arme, Füße am Boden, Ball und Knie armwärts bewegen, d. h. in Fersensitz auf den Ball kommen; wieder in die Streckung zurückschieben und Beine in der Luft halten, so ausbalancieren und gegen Widerstände verteidigen;
   – aus Bauchlage in Seitlage (gesunde Seite) auf Ball rollen, ausbalancieren und gegen Widerstände verteidigen (Hilfen: Krankengymnast faßt Füße des Patienten, Patient stützt sich mit dem bodennahen Arm oder beiden Armen ab).
2. Übungsgerät Sportkreisel (Abb. 24) (vor Sprossenwand, Patient kann sich – wenn nötig – festhalten):
   – balancieren – stabilisieren;
   – vor und zurück, nach rechts und links, diagonal bewegen – halten – weiterbewegen;
   – kreisen – (an)halten – weiterkreisen.

Verletzungen der unteren Gliedmaßen

Proximale Femurfrakturen

Schenkelhalsfrakturen

Ursache: Schenkelhalsbrüche entstehen in der Regel durch indirekte Gewalteinwirkungen, vor allem durch Sturz auf Hüfte (Trochanter major) oder Bein. Besonders gefährdet sind alte Menschen mit osteoporotischem Skelett, bei denen es auch zu Spontanbrüchen kommen kann. Je nach Verletzungsmechanismus werden Biegungs- und Stauchungsbrüche, aber auch Abscherungs- und Drehbrüche sowie Kombinationen davon beobachtet.

Formen: Die Schenkelhalsfrakturen werden in mediale und laterale unterschieden. Zusätzlich können noch zwischen ihnen gelegene „intermediäre" Formen abgegrenzt werden. Die medialen sind vom Abduktionstyp (10%) oder Adduktionstyp (90%). Bei der Abduktionsfraktur wird der Hüftkopf gegen den kranialen Anteil des Halsfragmentes gestaucht. Daraus resultiert ein vergrößerter Schenkelhalswinkel (Valgusposition); hier liegen bedingt stabile Verhältnisse vor. Bei der Adduktionsfraktur resultiert eine Varusstellung: Der Bruchspalt klafft proximal, und der Schenkelhals ist gegen den Hüftkopf nach proximal verschoben. Diese Bruchformen gelten als instabil. Für die Therapie hat sich die Einteilung nach Pauwels bewährt (Abb. **25**):

Typ I: Die Frakturebene beträgt 30 Grad oder weniger: Abduktionsbruch. Die Prognose der Heilung ist günstig und die Kopfnekroserate gering.

Typ II: Der Frakturflächenwinkel mißt 50 Grad; es besteht ein Adduktionsbruch. Heilungs- und Nekroserate sind befriedigend.

Typ III: Die Frakturebene liegt bei 70 Grad, und Hüftkopfnekrose- und Pseudarthrosenrate belaufen sich auf 20–30%, da die mechanischen Kräfte am ungünstigsten sind.

Die medialen Schenkelhalsfrakturen verlaufen intrakapsulär und gehen mit einem Hämarthros einher. Dieser führt durch Druckerhöhung im Gelenk zu Störungen der Blutzirkulation in den den Hüftkopf ernährenden Gefäßen. Dadurch besteht vermehrt die Gefahr der Hüftkopfnekrose.

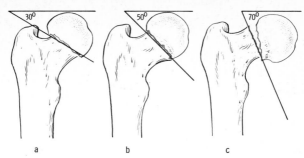

a   b   c

Abb. 25 a–c Die medialen Schenkelhalsbrüche. **a** Medialer Abduktionstyp (I), **b** medialer Adduktionstyp (II), **c** medialer Adduktionstyp mit Separation (III) (nach *Schlosser* u. *Kuner* 1980).

Von den Formen des medialen Schenkelhalsbruches werden die lateralen Schenkelhalsbrüche abgegrenzt (Abb. **26**). Sie verlaufen extrakapsulär. Schon außerhalb des Schenkelhalses liegen die pertrochanteren und die subtrochanteren Oberschenkelfrakturen.

Klinisches Bild: Die Symptome bestehen in Bewegungsschmerz des Hüftgelenkes, im Druck- und Bewegungsschmerz von Trochanter oder Fußsohle her. Es besteht in der Beinlängsachse eine Verkürzung und eine Rotationsfehlstellung. Oft ist die aktive Bewegung des Beines im Hüftgelenk aufgehoben.

Diagnose: Neben der Klinik, die in der Regel schon auf die Diagnose hinweist, ist die Röntgenaufnahme in 2 Ebenen beweisend. Sie gestattet die exakte Zuordnung des Frakturtyps.

Therapie: Die Behandlung richtet sich nach Bruchform und Lebensalter; bei den (eingestauchten) Abduktionsfrakturen wird in der Regel konservativ (frühfunktionell) vorgegangen.

Die mediale Schenkelhalsfraktur von Adduktionstyp wird ebenso wie die laterale und die pertrochantere Fraktur in der Regel operativ versorgt. Im Kindesalter stellt die mediale Schenkelhalsfraktur einen chirurgischen Notfall dar. Eröffnung des Gelenkes, Ablassen des Hämatoms, exakte Reposition und Fixation mit Schrauben sind die notwendigsten Schritte. Die Frakturen vom Typ Pauwels II sowie die lateralen, inter- und subtrochanteren Brüche werden bis zum 60.–65. Lebensjahr durch Osteosynthese behandelt (Nagelung nach Ender oder Küntscher oder Verplattung mit Winkelplatte bei Frakturen Typ Pauwels II, lateralem Schenkelhalsbruch und pertrochanteren Brüchen; Verplattung bei subtrochanterem Bruch). Für eine ausreichende Valgisierung des proximalen Fragmentes ist Sorge zu tragen. Frakturen vom Typ Pauwels III bedürfen zusätzlich der valgisierenden Osteo-

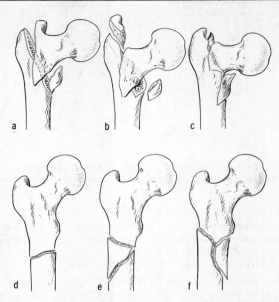

Abb. **26 a–f**   Formen der lateralen und subtrochanteren Oberschenkelbrüche. **a–c** Formen der intertrochanteren Femurbrüche, **d–f** subtrochantere Brüche des Oberschenkels (nach *Schlosser* u. *Kuner* 1980).

tomie (Entnahme eines lateralen intertrochanteren Keils), um die Scherkräfte auf der Frakturfläche zu vermindern und Druckkräfte wirksam werden zu lassen. Bei Patienten jenseits des 60.–65. Lebensjahres und besonders bei Patienten in schlechtem Allgemeinzustand ist der endoprothetische Ersatz möglich. In sehr hohem Lebensalter wird nur der Hüftkopf ersetzt (sog. Duo-Kopfprothese), in der Regel jedoch Kopf und Pfanne (Totalendoprothese). Dies ermöglicht eine sofortige Mobilisation des Patienten. Dagegen bedürfen osteosynthetisch versorgte Frakturen längerer allgemeiner Ruhigstellung.

Komplikationen und Spätschäden: Beim alten Menschen gefährden kardiopulmonale Komplikationen das Leben. Lokal muß die Kopfnekrose (15–30%) und die Pseudarthrose infolge schlechter biomechanischer Verhältnisse (Pauwels III), sperrenden Osteosynthesematerials oder mangelhafter Durchblutung genannt werden. Nach partieller Hüftkopfnekrose treten beschleunigt arthrotische Veränderungen auf.

Krankengymnastische Behandlung

Konservativ versorgte mediale und laterale Schenkelhalsfraktur

Befund

- Das frakturierte Bein, das Außenrotationsneigung zeigt, liegt zwischen Sandsäcken in leichter Abduktion;
- herabgesetzte allgemeine Bewegungsaktivität durch Lagerung und Schmerzen und evtl. entsprechende Minderung in den Funktionen von Atmung und Kreislauf;
- Minderung der Durchblutung, insbesondere von Beinen und Füßen der verletzten Seite sowie aller der Unterlage aufliegenden Körperbereiche;
- evtl. Schwellung und Hämatom im Frakturbereich;
- Turgorveränderung (z. B. induriert, teigig);
- im Laufe der Ruhigstellung/Entlastung einsetzende Atrophie der gesamten Beinmuskulatur;
- Bewegungseinschränkung, besonders des Hüft-, aber häufig auch des Kniegelenks (anfangs nicht meßbar);
- evtl. Beinverkürzung (anfangs nur mit Maßband in Entlastung, später mit Brettchen in Belastung meßbar);
- Schmerzen im Frakturbereich.

Gesichtspunkte und Maßnahmen

1. Dekubitusprophylaxe:
   - Lagerung(skontrolle),
   - statische und dynamische Muskeltätigkeit,
   - Erarbeitung von Lagewechseln.
2. Pneumonie- und Thromboseprophylaxe:
   - Atemtherapie,
   - statische und dynamische Muskelarbeit.
3. Kreislaufanregung:
   - Atemtherapie,
   - statische und dynamische Muskelarbeit,
   - Erarbeiten von Lagewechseln.
4. Entstauung:
   - Ausstreichungen, intermittierende Drückungen,
   - statische Muskelkontraktionen,
   - aktives Bewegen,
   - Atemtherapie,
   - Kompressionsstrümpfe.

5. Durchblutungsförderung:
   – Bürstenmassage,
   – Medizinalbäder,
   – Bewegungsbad, Schwimmen,
   – statischer und dynamischer Muskeleinsatz.

6. Mobilisation:
   – statische und dynamische Muskelarbeit,
   – Entspannungstechnik, ggf. mit Eis,
   – Erarbeiten von Positionswechseln,
   – Bewegungsbad, Schwimmen.

7. Kräftigung:
   – dynamische Muskelarbeit: gegen Widerstand, mit Geräten, PNF,
   – Bewegungsbad, Schwimmen,
   – klinischer Sport.

8. Schulen von Gebrauchsbewegungen:
   – Gangschulung,
   – Einüben von Alltagsaktivitäten.

Verlauf

Die konservative Behandlung ist in den letzten Jahren selten geworden. Wird sie jedoch gewählt, lagert man das frakturierte Bein zwischen Sandsäcke in leichter Abduktionsstellung.

Während der ersten 1–2 Wochen nach dem Unfall arbeitet der Patient im Sinne der auf S. 39f. angegebenen „prophylaktischen Aufgaben bei bettlägerigen Patienten". Im Rahmen der Dekubitusprophylaxe lernt er u. a., wie er (möglichst stündlich) das Gesäß entlasten kann: Er erreicht das am besten, indem er es anspannt und (durch Druck mit dem aufgestellten gesunden Bein sowie beider Arme) leicht von der Unterlage hebt.

Etwa in der Mitte der 2. Woche werden statische Muskelkontraktionen für das ganze Bein in das Programm aufgenommen, und wenige Tage später darf auch dynamische Muskelarbeit aus Rückenlage (anfangs unter Abnahme der Eigenschwere) ausgeführt werden. Dabei sollte man besonders zu Anfang auf die Schulung von Adduktion und Streckhebung verzichten. Bei der Adduktion kommt es zu einer unerwünschten Scherwirkung auf die Fraktur; bei der Streckhebung wird die Fraktur durch den langen Hebelarm und durch einseitigen Muskelzug (M. iliopsoas, M. rectus femoris) ungünstig belastet.

Ab der 4. Woche ist das Üben aus der Seitlage möglich: Der Patient liegt auf dem leichtgebeugten gesunden Bein, und der Krankengymnast unterstützt, solange die Abduktoren noch nicht fixieren, das kranke.

Ungefähr von der 6. Woche an kann auch aus der Bauchlage geübt werden: Man erarbeitet insbesondere die Kniebeugung und Hüftstreckung, kräftigt außerdem Rumpf, Schultergürtel und Arme.

Ab der 8. Woche etwa können zur Durchblutungsförderung und Kreislaufanregung Medizinalbäder (Rosmarin, Heublumen) verordnet werden. Mobilisation und Kräftigung sind auch im Bewegungsbad möglich; das Schwimmen wird dem Patienten jedoch erst von der 9.–10. Woche an empfohlen.

In der folgenden Zeit darf der Patient häufiger auf der Bettkante sitzen und außerdem im Rollstuhl herumfahren. Liegt eine Hüftbeugekontraktur vor, ist es ratsam, diese Formen des Sitzens nur über kurze Zeit (jeweils ½–1 Stunde maximal) zu erlauben und den Patienten auf die Wichtigkeit des ausgleichenden Auf-dem-Bauch-Liegens (plus Glutäalanspannung) hinzuweisen.

Bei normalem Heilverlauf setzen in der *12. Woche* die Gehübungen im tiefen Wasser ein, und von der *13. Woche* an belastet der Patient auch außerhalb des Wassers: zuerst 10 kg, im Gehwagen (Kompressionsstrümpfe!). Der Gehwagen wird im Laufe der Zeit durch Unterarmstützen ersetzt. Entsprechend der Steigerung der Belastung werden die Hilfsmittel allmählich abgebaut. Eine gründliche Gangschulung und Haltungsschulung sind unerläßlich.

In Krankengymnastik und Beschäftigungstherapie werden Gebrauchsübungen wie Anziehen von Strümpfen und Schuhen, Hinsetzen und Aufstehen, Aufheben von Gegenständen vom Boden usw. geübt.

Übungsbeispiele

Frühe Phase der Mobilisation und Kräftigung

1. PNF:
   - Kopf-Pattern aus Unterarmstütz,
   - Skapula-Pattern aus Bauchlage,
   - bilaterales Latissimustraining plus Rumpfextension aus Bauchlage.
2. Kontrakturbehandlung der Kniestreckkontraktur in Bauchlage, Becken (leicht) durch Gurt fixiert, ggf. ventrale Knie-/Oberschenkelregion vorgeeist oder auf Eispackung; über
   - „langsame Umkehr – Halten – Entspannen" die Kniebeugung erweitern und anschließend durch
   - „wiederholte Kontraktion" die Beuger stärken (Anspannung und Widerstand müssen so dosiert sein, daß durch sie oder durch die durch sie ausgelöste „Irradiation" keine ungünstigen Spannungen und Hebelwirkungen im Frakturbereich entstehen).

3. Erarbeitung und Kräftigung der Hüftstreckung in Bauchlage:
   - Anspannen des Gesäßes durch direktes Kommando oder indirekt durch Abheben von Kopf und Oberkörper;
   - gestrecktes Bein (ggf. teilweise Abnahme der Schwere) von der Unterlage abheben (Arbeit für die glutäalen und ischiokruralen Muskeln kombiniert);
   - gebeugtes Bein von der Unterlage abheben (Arbeit für die Glutäalmuskulatur allein);
   - gebeugtes Bein abheben – in der Luft ausstrecken – gestreckt auf die Unterlage zurücklegen;
   - gestrecktes Bein und gestreckten gegenüberliegenden Arm gleichzeitig abheben – in der Luft halten – zurücklegen;
   - vorwiegend bei jüngeren, gut trainierten Patienten ohne Hohlkreuztendenz:
     beide Beine gut durchgespannt abheben lassen und ggf. auch beide Arme und beide Beine gleichzeitig abheben lassen, unter gehaltener Spannung auf die Unterlage zurück.

Operativ versorgte mediale und laterale Schenkelhalsfraktur

Befund

- Das operierte Bein ist gewickelt und auf einer Schiene gelagert;
- postoperatives Hämatom;
- durch (Wund-)Schmerz bedingte reduzierte Bewegungsaktivität;
- herabgesetzte Durchblutung in allen der Unterlage aufliegenden Körperbereichen;
- evtl. auch
  allgemein: Minderung von Atem-, Kreislauffunktion und Durchblutung;
  lokal: mehr oder weniger induriertes Gewebe, erhöhte Temperatur, Kontrakturen und Atrophien.

Gesichtspunkte und Maßnahmen

Siehe unter „konservativ versorgte mediale und laterale Schenkelhalsfraktur" (S. 99f.)

Bei induriertem, erhitztem Narbenbereich kommt unter den Punkten 4 und 5 (Entstauung und Durchblutungsförderung) Eisapplikation hinzu. Bis zum Abschluß der Wundheilung sollte dabei synthetische, nicht nässende Masse verwendet werden.

Verlauf

Am Tag nach der Operation beginnt der Krankengymnast mit der Durchführung der auf S. 39f. beschriebenen „prophylaktischen Aufgaben bei bettlägerigen Patienten". Außerdem werden statische Muskelkontraktionen für das verletzte Bein erarbeitet. In der Regel kommen 1–2 Tage später auch dynamische Bewegungen unter Abnahme der Schwere hinzu.

Ungefähr ab 11. Tag nimmt der Patient an der Behandlung im Bewegungsbad teil.

3. Woche: Jetzt kann die Schiene entfernt werden; das Bein wird zwischen Sandsäcken in leichter Abduktion gelagert. Inzwischen sollte die Muskulatur so weit gekräftigt sein, daß sich bei den dynamischen Bewegungen das Abnehmen der Eigenschwere erübrigt.

Zumeist darf der Patient von der *4. Woche* an auch in Seit- und Bauchlage drehen und aus diesen Ausgangsstellungen üben.

Ab 6. Woche: Im Sitz an der Bettkante (Kompressionsstrümpfe!) werden Stabilisierungsübungen und Bewegungen für Zehen, Fuß- und Kniegelenke ausgeführt. Während der Übungspausen ruhen die Füße auf einer Bettkiste. Es ist darauf zu achten, daß beim Stabilisieren keine (Teil-)Belastung auf das verletzte Bein kommt.

Vorausgesetzt der Patient ist kreislauf- und kräftemäßig zufriedenstellend trainiert, darf er sich von der *8. Woche* an im Rollstuhl und ohne Belastung oder mit Minimalbelastung ("Bodenkontakt") an Unterarmstützen fortbewegen. Der weitere Behandlungsverlauf entspricht dem der konservativen Therapie.

Übungsbeispiele

Frühe bis mittlere Phase der Mobilisation und Kräftigung

1. Seitlage, Übungen unter Abnahme der Schwere (Lage auf der gesunden Seite, gesundes Bein leicht gebeugt, der Krankengymnast steht hinter dem Patienten, hält das verletzte Bein, Griff: eine Hand am Fuß, die andere Hand oberhalb des Knies am Oberschenkel):
   - Kniebeugung und -streckung des oberen Beins bei Nullstellung der Hüfte;
   - kombinierte Knie-/Hüftbeugung und -streckung des operierten Beins;
   - Versuch, das verletzte Bein allein in Null-Null-Stellung von Knie und Hüfte zu halten;
   - Abspreizen des gestreckten oberen Beins;
   - operiertes Bein gestreckt etwas nach vorn in Hüftflexion bringen und zurück in Extension oder Hyperextension (Hohlkreuz vermeiden).

2. Später, als Steigerung, die unter 1. beschriebenen Übungen, nur ohne die Schwere abzunehmen; am günstigsten zu Anfang nicht

direkt vom gesunden Bein, sondern von einem zwischen den Beinen liegenden Kissen aus üben.

Bei allen Übungen ist immer wieder darauf zu achten, daß die korrekte Seitlage, d. h. leichte Flexion des untenliegenden Beins bei Nullposition in der Hüfte des oberen Beins, beibehalten und nicht „gekippelt" wird; ggf. zwischendurch stabilisieren!

Per- und subtrochantäre Frakturen

Die Behandlung per- und subtrochantärer Schenkelhalsfrakturen wird in der Regel schneller gesteigert, und häufig werden diese Frakturen zwischen 2 und 4 Wochen früher belastet als die medialen und lateralen Schenkelhalsfrakturen.

Totalendoprothese des Hüftgelenks

Vorbemerkung

Im folgenden soll ausschließlich die krankengymnastische Behandlung von Patienten mit Modellen von Endoprothesen beschrieben werden, bei denen Kunststoff, Metall und Knochenzement zur Anwendung kommen.

Wir werden unterscheiden zwischen der Behandlung nach Operationstechniken, in deren Verlauf der Trochanter major abgelöst und wieder angeheftet wird, und der Behandlung nach Techniken, bei denen das unterbleibt.

Wir werden ein Behandlungsgerüst für die „primäre" Totalendoprothese geben, also der Form, die man als primäre Versorgung nach Hüftgelenkstraumata (wie z. B. medialer Schenkelhalsfraktur) durchführt.

Die krankengymnastische Behandlung der „sekundären" Totalendoprothese, die eine der Operationsmöglichkeiten bei hochgradiger Koxarthrose darstellt, unterscheidet sich nur in einer Hinsicht von der hier beschriebenen primären Form: Sie muß der Tatsache Rechnung tragen, daß vor der Operation in der Regel erhebliche Kontrakturen (besonders der Flexoren, der Adduktoren und der Außenrotatoren), ein kompensatorisches Hohlkreuz und ein gestörtes Gangbild bestanden haben, und dementsprechend den Ausgleich dieser präoperativen Fehler anstreben. Dabei muß sie sich immer am Aufbau der folgenden Behandlungsbeschreibung orientieren und deren Einschränkungen und Verbote einhalten.

(Siehe auch Band 5, Orthopädie.)

Totalendoprothese des Hüftgelenks mit Abmeißelung des Trochanter major

Befund

– Patient liegt mit gewickeltem Bein in flacher Abduktionslagerung (anfangs Charnley-Kissen, später Spreizkeil);
– alles weitere entspricht weitgehend dem Befund unter „operativ versorgte mediale und laterale Schenkelhalsfraktur" (S. 102).

Gesichtspunkte und Maßnahmen

Die Gesichtspunkte und Maßnahmen entsprechen inhaltlich denen unter „konservativ versorgte mediale und laterale Schenkelhalsfraktur" (S. 99f.). Allerdings werden bei Totalendoprothesen keinerlei Massageanwendungen verordnet.

Verlauf

Gegebenenfalls *präoperativ:* Der Patient arbeitet im Sinne der auf S. 39f. beschriebenen „prophylaktischen Aufgaben bei bettlägerigen Patienten", wobei die Atemtherapie im Vordergrund steht. Eventuell darf er auch statische Muskelkontraktionen des verletzten Beins ausführen.

Erster postoperativer Tag: Die auf S. 39f. aufgezeigten prophylaktischen Maßnahmen und statische Muskelarbeit für das operierte Bein bestimmen die krankengymnastische Behandlung.

2. Tag: Unter Beibehaltung der Abduktionslagerung können Beugung und Streckung für Knie- und Hüftgelenk geübt werden. Der Krankengymnast unterstützt dabei den Patienten durch Abnahme der Beinschwere.

Ab 4. Tag: Verläuft die Wundheilung komplikationslos, darf der Patient an der Bettkante sitzen und mit Steh- und Gehversuchen im Gehwagen beginnen. Dabei ist das Wickeln der Beine oder das Tragen von Kompressionsstrümpfen unerläßlich.

Ab dem 11. Tag: Mobilisation und Kräftigung im Bewegungsbad kommen hinzu. Übungspositionen sind Rückenlage, Bauchlage und Sitz an der Hebebühnenkante. Außerdem kann bei hohem Wasserstand Gangschulung durchgeführt werden.

Auch für die Übungen im Wasser gilt das für die Trockenbehandlung ausgesprochene Rotations-, Abduktions- und Adduktionsverbot.

12.–14. Tag: Bei zufriedenstellendem Gangbild im Gehwagen kann der Patient auf Unterarmstützen überwechseln. Welche Gangart gewählt wird, richtet sich jeweils nach den individuellen Gegebenheiten.

Ab 3. Woche: Neben der Arbeit in Rückenlage, im Sitz an der Kante und im Stand (operiertes Bein ist Spielbein), kann nun auch in der Bauchlage geübt werden. Während des Drehens in die Bauchlage muß der Krankengymnast den Patienten so unterstützen, daß die leichte Abduktionsstellung des operierten Beins aufrechterhalten bleibt.

Ab 5. Woche: Die Arbeit in den bisherigen Positionen wird intensiviert; der Vierfüßlerstand kommt hinzu. Außerdem nimmt man das Treppensteigen im Schongang auf.

Ab 7. Woche: Erst jetzt ist das Üben der Abduktoren erlaubt. Evtl. muß zu Anfang die Schwere des Beins abgenommen werden. Die Unterarmstützen werden durch Handstöcke ersetzt.

Ab 8. Woche: Der Übergang auf das Gehen an einem Stock und auf normales Treppensteigen findet statt.

Ab 9. Woche: Während der Adduktionsübungen darf das Bein bis zur Mittellinie herangeführt werden. Beim Schwimmen bezieht der Patient das Bein voll mit in die Bewegung ein.

Ab 4. Monat: Bei negativem Trendelenburg-Zeichen erübrigt sich der Handstock.

Ab 7. Monat: Das Bein darf über die Mittellinie hinaus adduziert werden. Das Übereinanderschlagen der Beine in Rückenlage und Sitz ist nicht länger verboten.

Übungsbeispiele

Frühphase der Mobilisation und Kräftigung

1. Rückenlage:
   - kombinierte Flexion von Knie und Hüfte;
   - das gleiche unter Entgegenbeugen des Kopfes oder von Kopf plus Armen;
   - Beine aufstellen: erst Knie und Stirn, dann Knie plus Stirn plus Arme der gesunden und der operierten Seite im Wechsel einander nähern;
   - hochkommen zum Sitzen (je nach Leistung mit Bettleiter, manuellem Kontakt/Widerstand an den Händen, mit Spannung und eigener Muskelkraft);
   - gesundes Bein aufstellen oder an den Bauch heranziehen, das operierte Bein gut durchspannen und in Extension drücken (Kopf dabei anheben, um eventuelles Lordosieren noch besser zu korrigieren);
   - gesundes Bein aufstellen, operiertes Bein durchspannen, durch Druck des gesunden Beines das Gesäß ganz leicht von der Unterlage abheben.

(Bei all diesen Übungen sollte der Übungsauftrag so erfolgen, daß die Spannung vom Fuß aus aufgebaut und gut gehalten wird.)

2. Sitz an der Kante:
   - Knieextension/-flexion,
   - Hüftflexion bei gebeugtem Knie (distaler Ansatz!)

3. Stand auf gesundem Bein (im Barren, an der Sprossenwand):
   - Knie-/Hüftflexion und -extension bis zur Nullstellung;
   - Gewichtsverlagerung auf das operierte Bein, gute Streckspannung durch Widerstände an verschiedenen Punkten, einzeln und gleichzeitig.

4. 2. und 3. sind sehr günstig auch im Bewegungsbad zu üben (Unterstützung durch die Auftriebskraft).

Totalendoprothese des Hüftgelenks ohne Abmeißelung des Trochanter major

Die Behandlung verläuft im Prinzip wie die im vorhergehenden Abschnitt beschriebene. Da bei dieser Operationsform jedoch der Trochanter major nicht abgeschlagen und refixiert wird, sind Abduktion und Adduktion bis zur Mittellinie von Anfang an erlaubt. Ihre genaue Übungsaufnahme sollte von Fall zu Fall mit dem behandelnden Arzt oder dem Operateur abgesprochen werden.

Unabhängig davon, welche Operationstechnik gewählt wurde und ob es sich um eine „primäre" oder Spätversorgung handelt, gilt für die Behandlung noch dringender als normalerweise in der Traumatologie der Grundsatz, den Patienten nicht zu überfordern. Das Training muß individuell angepaßt und gesteigert werden. Aktives Bewegen steht im Vordergrund der Behandlung. Sind ausnahmsweise passive Maßnahmen angezeigt, dürfen sie nie die Schmerzgrenze des Patienten überschreiten. Kontraindiziert sind elektrotherapeutische Anwendungen, lokale Massagen und Wärmebehandlungen.

Femurfrakturen

Ursache: Oberschenkelfrakturen im Bereich des Schaftes entstehen überwiegend durch direkte Gewalteinwirkung. Aufgrund der unterschiedlichen Einwirkungen der Gewalt sind sie sehr vielgestaltig, meist mit Biegung, Drehung und Stauchung kombiniert.

Formen: An Frakturformen werden unterschieden: Torsionsbruch, Biegungsbruch, Querbruch, Mehrfragmentbruch und Trümmerbruch.

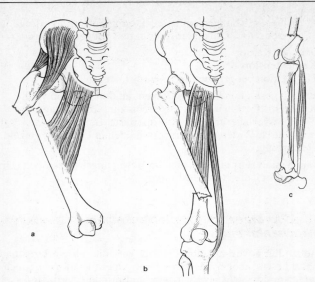

Abb. **27 a–c** Dislokation der Oberschenkelbrüche durch Muskelzug. **a** Verlagerung eines proximalen Oberschenkelbruches, **b** Verschiebung eines distalen Oberschenkelbruches im a.-p. Strahlengang. **c** im seitlichen Strahlengang (nach *Schlosser* u. *Kuner* 1980).

Diagnose: Durch Zug der kräftigen Oberschenkelmuskulatur kommt es – wie bei den subtrochanteren Frakturen – zu Dislokationen mit Verkürzung und erheblicher Abknickung sowie Seitenabweichung (Abb. **27**). Die Röntgenaufnahmen in 2 Ebenen klären Form und Ausdehnung des Bruches.

Therapie: Oberschenkelschaftbrüche gehen mit großem Blutverlust einher (1–2 l; hämorrhagischer Schock). Sie bedürfen daher der Intensivbehandlung. Die Behandlung der Oberschenkelschaftbrüche erfolgt beim Kind meist konservativ mit Streckverband (Abb. **28**). In den ersten Lebensjahren ist dies eine Heftpflasterextension an den Weichteilen des Beines, allgemein in einer 90°–90°-Lagerung von Hüft- und Kniegelenk bei leichter Verkürzung der Fragmente, um überschießendem Wachstum vorzubeugen. Bei konservativer Behandlung der Oberschenkelfraktur des Erwachsenen muß mit mehrmonatiger Ruhigstellung im Extensions- und anschließendem Gipsverband gerechnet werden und in Zusammenhang damit mit hartnäckigen Beeinträchtigungen der Beweglichkeit des Knie- und Sprunggelenkes. Fehlstellungen und Verkürzungen können sich hierbei einstellen. Die Osteosynthese dagegen sichert postoperativ Übungsstabilität und – bei Verwendung eines Küntscher-Nagels – auch frühzeitige Belastungsfä-

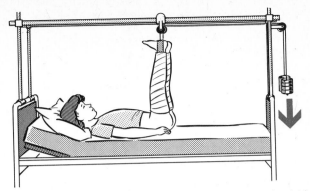

Abb. 28 Vertikale Extension beider Beine durch Pflasterzug zum Ausgleich einer Verkürzung und Rotationsfehlstellung.

higkeit. Sie verhindert bei richtiger Indikation der einzelnen Verfahren Fehlstellungen und Pseudarthrosen. Die Wahl des Osteosynthesematerials richtet sich nach der Frakturform. Für den Marknagel eignen sich Quer- oder kurze Schrägbrüche im mittleren Drittel des Femurs. Sie ist vorzugsweise gedeckt durchzuführen. Frakturen im oberen und unteren Femurschaftdrittel werden vorzugsweise mit Plattenosteosynthese versorgt. Die Platten werden lateral angelegt, medial hat eine knöcherne Abstützung zu bestehen. Die Nachbehandlung der operierten Oberschenkelschaftbrüche erfolgt frühzeitig durch aktive Bewegungstherapie. Je näher der Bruch zum Kniegelenk hin liegt, desto stärker muß das Gelenk gebeugt werden. Entlastung ist für 8–16 Wochen, bei Marknagelung für 2–6 Wochen notwendig.

Komplikationen und Spätschäden: Bei konservativer Behandlung sind Fehlstellungen und Pseudarthrosen möglich, bei der Osteosynthese Infektionen.

Krankengymnastische Behandlung

Mit Marknagel versorgte Femurschaftfraktur

Befund

- Das gewickelte Bein liegt auf einer Schiene,
- zumeist leichtes postoperatives Hämatom,
- kleine Narbe im Bereich des Trochanter major,
- leichte allgemeine Bewegungsinaktivität,
- Schmerzen im operierten Bereich.

Gesichtspunkte und Maßnahmen

1. Pneumonie- und Thromboseprophylaxe:
   - Atemtherapie,
   - statische und dynamische Muskelarbeit.

2. Kreislaufanregung:
   - statische und dynamische Muskelarbeit,
   - Erarbeitung von Lagewechseln.

3. Entstauung:
   - Hochlagerung,
   - Kompression,
   - statische und dynamische Muskelarbeit.

4. Durchblutungsförderung:
   - statische und dynamische Muskelarbeit,
   - Bewegungsbad, Schwimmen.

5. Mobilisation:
   - statische und dynamische Muskelarbeit,
   - ggf. Entspannungstechnik (Eis),
   - Bewegungsbad, Schwimmen,
   - Erarbeitung von Halbbelastung und Belastung.

6. Kräftigung:
   - dynamische Muskelarbeit,
   - Übungen gegen Widerstand, mit Geräten,
   - PNF,
   - Bewegungsbad, Schwimmen,
   - klinischer Sport.

7. Schulen von Gebrauchsbewegungen:
   - Gangschulung,
   - ggf. Schulen von Alltagsaktivitäten.

Verlauf

Ab dem 1. postoperativen Tag arbeitet der Patient entsprechend den auf S. 39f. beschriebenen „prophylaktischen Aufgaben bei bettlägerigen Patienten" und führt statische Muskelkontraktionen für das operierte Bein aus.

Vom 4. Tag an: Die Behandlung wird durch dynamische Muskelarbeit aus Rücken-, Seit- und Bauchlage gesteigert. Dabei müssen in dieser frühen Phase Rotationen vermieden werden.

In der Regel ist am 10. Tag nach der Operation die Wundheilung abgeschlossen, und der Patient darf sowohl ins Bewegungsbad als auch schwimmen. Bei tiefgesenkter Hebebühne übt er stehen und gehen.

Auch außerhalb des Wassers kann er belasten. Es wird angestrebt, den Patienten möglichst schnell zum Vier-Punkte-Gang zu bringen. Die Belastungserlaubnis bezieht sich nur auf die achsiale Belastung in Stand und Fortbewegung. Bei den Bewegungsübungen werden manuelle Widerstände unterhalb der Fraktur wie üblich erst nach vollständiger Konsolidierung gegeben.

Übungsbeispiele

Mittlere Phase der Kräftigung

1. Kräftigung der Mm. glutaei in Bauchlage (Überhang der Beine an der Bankkante):
   - die geschlossenen Beine langsam gestreckt vom Boden bis in Bank-(Oberkörper-)Höhe heben und zurück;
   - verletztes Bein allein langsam gestreckt auf und ab führen;
   - beide Beine im Wechsel gestreckt auf und ab führen;
   - beide Beine gestreckt heben, in der Luft spreizen, gespreizt ab;
   - beide Beine gestreckt heben, in der Luft spreizen, schließen, ab;
   - Beine am Boden spreizen, gespreizt nach oben, schließen, ab.

2. Kräftigung des M. quadriceps im Sitz an der Bankkante:
   - verletztes Bein in Knieextension bewegen,
     (aufwärts: Fuß in mittlerer Extension,
     　　　　　　Fuß nach oben/innen gezogen,
     　　　　　　Fuß nach oben/außen gezogen,
     abwärts: entsprechende Gegenbewegung);
   - beide Beine im Wechsel in Knieextension und -flexion bewegen (Fußbeteiligung wie oben);
   - beide Beine gleichzeitig in Knieextension und -flexion bewegen (Fußbeteiligung wie oben);
   - Schaumstoffkissen oder Ball zwischen den Füßen (distale Spannung), in Knieextension heben und zurück.

3. Kräftigung des ganzen Beins in Rückenlage:
   - Bein (Fußbewegung s. 2.) gestreckt heben und zurück;
   - Bein anbeugen, in der Luft strecken und gestreckt auf die Unterlage zurück;
   - beide Beine (Kissen oder Ball zwischen die Füße) in Flexion und zurück in Extension bringen (bei Hohlkreuz: Kopf abheben lassen, ggf. auch Unterarmstütz);
   - beide Beine (mit Kissen oder Ball) in Flexion bringen, in die Luft hochstrecken, gestreckt auf die Unterlage zurück (Hohlkreuzkorrektur wie bei der vorigen Übung);
   - beide Beine (mit Kissen oder Ball) gestreckt in die Luft heben und wieder auf die Unterlage zurück (Hohlkreuzkorrektur wie bei der vorigen Übung).

Mit AO-Platte versorgte Femurschaftfraktur

Befund

– Das operierte Bein liegt gewickelt auf einer Kirschner-Schiene.
  Diese Schiene wird 2 Stunden auf 90°–90°Flexion (in Knie und
  Hüfte; Abb. **29**) und 2 Stunden auf größtmögliche Extension eingestellt; nach 3 Tagen bleibt die Schiene in „Normalstellung"; sie wird
  in der Regel am 10. Tag entfernt;
– postoperatives Hämatom, mitunter erhöhte lokale Temperatur;
– lange laterale Narbe (mit hochgradiger Verklebungstendenz);
– teigiger Turgor;
– evtl. geminderte Durchblutung des Beins („kalte Füße") und aller
  der Unterlage aufliegenden Körperregionen;
– evtl. geminderte allgemeine Beweglichkeit und entsprechend
  geminderte Funktionen von Atmung und Kreislauf;
– Schmerzen im Operationsbereich.

Gesichtspunkte und Maßnahmen

1. Dekubitusprophylaxe:
   – Lagerung(skontrolle),
   – statische und dynamische Muskeltätigkeit,
   – Erarbeiten von Positionswechseln.
2. Pneumonie- und Thromboseprophylaxe:
   – Atemtherapie,
   – statische und dynamische Muskelarbeit.
3. Kreislaufanregung:
   – aktives Bewegen,
   – Erarbeiten von Lagewechseln.

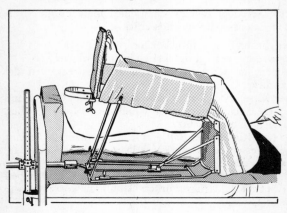

Abb. **29**
90°–90°-Lagerung.

4. Entstauung:
   - Hochlagerung, Kompression,
   - statische und dynamische Muskelarbeit,
   - ggf. Eisapplikation.

5. Durchblutungsförderung:
   - statische und dynamische Muskelarbeit,
   - ggf. Eisanwendung,
   - Bewegungsbad, Schwimmen.

6. Mobilisation:
   - aktives Bewegen,
   - evtl. Frankfurter Bewegungsschiene,
   - Entspannungstechnik,
   - Kryotherapie,
   - ggf. Bindegewebsmassage (Anhaktechnik im Faszienbereich).

7. Kräftigung:
   - dynamische Muskelarbeit,
   - Übungen gegen Widerstand, mit Geräten, PNF,
   - klinischer Sport,
   - Bewegungsbad, Schwimmen.

8. Schulen von Gebrauchsbewegungen:
   - Gangschulung,
   - evtl. Schulen von Alltagsaktivitäten.

Verlauf

1.–3. Tag: Der Patient arbeitet im Sinne der auf S. 39f. beschriebenen „prophylaktischen Aufgaben bei bettlägerigen Patienten" und führt, während sich die Schiene in Streckstellung befindet, statische Muskelkontraktionen des operierten Beins durch.

Ab dem 4. Tag wird die Schiene in „Normalposition" gebracht: Aus Rückenlage darf dynamisch geübt werden, wobei der Krankengymnast zu Anfang unterstützt, indem er die Schwere des Beins abnimmt.

Am 11. Tag wird die Schiene entfernt. Es wird jetzt auch in Seit- und Bauchlage (insbesondere Glutäentraining) sowie im Sitzen auf der Bettkante geübt. Zudem nimmt der Patient an der Behandlung im Bewegungsbad teil. Sollten noch größere Schwierigkeiten beim Erreichen der Beinflexion bestehen, erweist sich Eigenarbeit auf der Frankfurter Bewegungsschiene als sehr nützlich.

Etwa von der 3. postoperativen Woche an bewegt sich der Patient (mit Kompressionsstrümpfen versorgt) im entlastenden Gang oder mit Minimalbelastung („Bodenkontakt") an Unterarmstützen fort.

In der 12. Woche beginnen die Gehübungen im Bewegungsbad, und in der *13. Woche* setzt dann die Belastungsphase außerhalb des Wassers

(10–20 kg) ein. Steigerung und Hilfsmittelabbau richten sich nach den individuellen Gegebenheiten.

Nach der langen Entlastungszeit sind gründliche Gang- und Haltungsschulung sehr wichtig. Unterstützt werden die Rehabilitationsbemühungen durch Teilnahme an Schwimmen, klinischem Sport und Beschäftigungstherapie.

Übungsbeispiele

Frühphase von Durchblutungsförderung, Mobilisation, Kräftigung

1. Streckstellung oder „Normalposition" der Schiene:
   - aktives Bewegen der Zehen und des oberen und unteren Sprunggelenks;
   - statisches Anspannen des M. quadriceps mit Fußbeteiligung: Dorsalextension plus mittlere Quadrizepszügel, Extension/Supination plus mediale Quadrizepszügel, Extension/Pronation plus laterale Quadrizepszügel;
   - aus etwa 30 Grad Knieflexion (durch Schieneneinstellung, Hand oder Schaumstoff unter dem Knie) dynamische Kontraktionen des M. quadriceps, Fußbeteiligung wie bei der zweiten Übung; zu Anfang Teilabnahme der Unterschenkelschwere durch den Krankengymnasten;
   - Streckhebung des Beins, Fußbeteiligung wie bei der 2. Übung, zu Anfang Teilabnahme der Beinschwere;
   - Flexion in Knie- und Hüftgelenk, Fußbeteiligung wie bei der 2. Übung, zu Anfang Teilabnahme der Schwere.

2. Ohne Schiene, flache Rückenlage:
   - alle unter 1. beschriebenen Übungen;
   - sofern völlige Übungsstabilität gegeben ist und vom Arzt keinerlei Einschränkungen angesagt wurden, können die Diagonalen der PNF-Technik (vor Abschluß der Konsolidation ohne Widerstand, Zug, Druck oder andere „Stilmittel") geübt werden.

Distale Femurfrakturen

Ursache: Direkte Gewalteinwirkungen, auch mit Torsion oder Biegung kombiniert, führen zu knienahen Oberschenkelbrüchen.

Formen (Abb. **30**): In Kniegelenknähe werden suprakondyläre und perkondyläre Oberschenkelbrüche unterschieden – die letzteren stellen bereits Gelenkbrüche dar. Mehrfach- und Trümmerbrüche kommen besonders bei Zweiradfahrern vor. Bei der suprakondylären Femurfraktur ohne Kniegelenksbeteiligung wird das distale Fragment

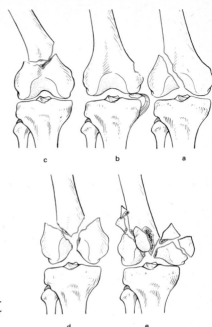

Abb. **30 a–e** Formen der distalen
Femurbrüche. **a** Längsspaltung,
b Ausrißfraktur, **c** quere Kondylen-
fraktur, **d** Y-Fraktur, **e** Mehrfragment-
und Trümmerfraktur (nach *Schlosser*
u. *Kuner* 1980).

durch die Unterschenkelbeugemuskulatur in eine dorsale Abknickung
gezogen, so daß eine Rekurvation resultiert. Das abgekippte distale
Fragment kann Druck auf Nerven und Gefäße ausüben und entsprechende Schäden verursachen.

Die diakondylären oder perkondylären Femurfrakturen sind oft Mehrfragmentbrüche (T- oder Y-Form) mit Bruchlinien, die in die Kniege-
lenkflächen hineinreichen.

Klinisches Bild: Die Symptome der distalen Oberschenkelfraktur
bestehen in örtlicher Schwellung sowie bei perkondylären Brüchen in
begleitendem Bluterguß im Kniegelenk, abnormer Beweglichkeit,
Krepitation, schmerzhafter Funktionsstörung und Achsenknickung,
ggf. in peripheren, neurologischen und Durchblutungsstörungen.

Diagnose: Röntgenaufnahmen in 2 Ebenen geben über Art und Ausmaß der Fraktur Aufschluß.

Therapie: Die Behandlung der suprakondylären Fraktur erfolgt überwiegend und die der perkondylären Fraktur immer operativ. Verschraubung ist ausreichend bei geringer Dislokation. Reposition und
Versorgung mit Kondylenplatten unter zusätzlicher Verwendung von

Schrauben bei Mehrfragment- oder Trümmerfrakturen ist bei dislozierten Brüchen angezeigt. Verbleibende Defekte werden durch autologe Spongiosa aufgefüllt.

Geeignete Stauchungsbrüche können auch mit speziellen Funktionsschienen und beim Jugendlichen mit Gipsverband behandelt werden. Ist beim Kind die Epiphysenfuge mitbetroffen, so muß die stufenlose Reposition und Fixation mit Schrauben erfolgen.

Komplikationen und Spätschäden: Begleitverletzungen von Gefäßen und Nerven sind frühe Komplikationen, die vordringlich behandelt werden müssen. Arthrosen bei schlecht reponierten Gelenkfrakturen und Fehlstellungen mit Inkongruenzarthrose gelten als Spätfolgen.

Krankengymnastische Behandlung

Operativ versorgte suprakondyläre Femurfraktur

Die Behandlung der suprakondylären Femurfraktur (die man zumeist mit einer Kondylenplatte versorgt) verläuft im Prinzip wie die Behandlung der mit AO-Platte versorgten Femurschaftfraktur. Allerdings werden bei der suprakondylären Fraktur aufgrund ihrer gelenknahen Lage die Mobilisation des Knies und die Aufschulung des Streckapparats wesentlich mehr Mühe verursachen. Es ist mit größerer Bereitschaft zum Reizerguß zu rechnen.

Kniegelenksverletzungen

Das Kniegelenk weist einen komplizierten anatomischen Bau und eine exponierte Lage auf; es ist nur von einem dünnen Weichteilmantel bedeckt. Diese Faktoren und die große statische und funktionelle Belastung des Kniegelenkes sind die wesentlichen Ursachen der Häufigkeit, Vielgestaltigkeit und Schwere seiner Verletzungen. Darüber hinaus läßt die starke Beanspruchung des Kniegelenkes verhältnismäßig frühzeitig und vor allem nach Traumen degenerative Veränderungen mit Abnutzungserscheinungen des Gelenkknorpels und Verschleißvorgänge an den Menisken zur Ausprägung kommen.

Die zuvor besprochenen distalen Femurfrakturen sowie die Patella- und Tibiakopffrakturen ziehen das Kniegelenk in Mitleidenschaft und gehen häufig auch mit Band- oder Binnenschäden einher.

Je nach der Form der Gewalteinwirkung (direkt oder indirekt) kommen sowohl Verletzungen der Weichteile als auch der knöchernen Gelenkanteile und in Kombination vor (Abb. 31).

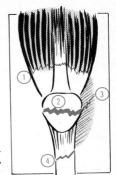

Abb. 31   Verletzungen im Streckapparat des Kniegelenkes.
1 Quadrizepssehnenruptur, 2 Patellafraktur, 3 Retinakulumriß,
4 Patellasehnenriß.

Patellafraktur

Ursache: Die Kniescheibe ist als Sesambein zwischen die Quadrizepssehne und das Lig. patellae eingefügt und gleitet bei Kniebeugung
über die Femurrollen (Femoropatellargelenk). Zum Kniescheibenbruch kommt es durch Sturz auf das Knie bzw. Schlag auf die Kniescheibe (Autoanprall) infolge äußerer direkter Gewalteinwirkung.
Auch bei übermäßiger bzw. unkoordinierter Anspannung der Ober-
schenkelstreckmuskulatur unter Beugung des Kniegelenkes kann es
durch innere Gewalt zum Durchrißbruch kommen.

Endogen kann auch der knöcherne Ausriß im Bereich der Tuberositas
tibia entstehen.

Die Rupturen des Lig. patellae oder der Quadrizepssehne entstehen
überwiegend bei vorbestehenden degenerativen Veränderungen.

Formen: Bei intaktem Streckapparat kommt es zu unverschobenen
Querbrüchen. Allgemein ist jedoch die Streckaponeurose durchgeris-
sen, so daß Querfrakturen mit Dislokation entstehen. Sternfrakturen
und Trümmerbrüche finden sich nach direkter Gewalteinwirkung.

Klinisches Bild und Diagnose: Hauptsymptom ist in den genannten
Fällen die Aufhebung der eigentätigen Streckung des Kniegelenkes.
Der Kniescheibenbruch geht häufig mit einem Kniegelenkserguß einher, und der Querbruch mit Dislokation ist durch eine tastbare Delle
erkennbar. Die Diagnose wird durch die Röntgenaufnahme gesichert.
Differentialdiagnostisch ist die anlagebedingte Patella bi- oder tripar-
tita abzugrenzen.

Therapie: Die Behandlung besteht in sorgfältiger Adaptation der
Fragmente und Fixation durch Zuggurtung oder Schrauben. Schlecht
adaptierbare kleinere Fragmente können entfernt werden. Beim

Trümmerbruch ist selten die Exstirpation der Patella notwendig. Bei Kniescheibenbrüchen ohne Dislokation mit intakter Streckaponeurose – sog. subaponeurotische Patellafrakturen – ist auch konservatives Vorgehen mit Ruhigstellung im Gipsverband möglich.

Komplikationen und Spätschäden: Bei disloziert geheilten Brüchen besteht eine Streckinsuffizienz. Stufen an der Gelenkrückfläche führen zur femoropatellaren Arthrose.

Krankengymnastische Behandlung

Konservativ versorgte Patellafraktur

Befund

– Das verletzte Bein liegt in gespaltenem Oberschenkelgips auf einer Schiene;
– in der Regel liegen Hämatomverfärbung und Schwellung (auch Erguß) im Kniebereich vor;
– allgemeine Bewegungsinaktivität und dadurch bedingt entsprechend geminderte Funktion der Durchblutung, der Atmung, des Kreislaufs;
– Schmerzen im Kniebereich.

Gesichtspunkte und Maßnahmen

1. Dekubitusprophylaxe:
   – Lagerung(skontrolle),
   – statische und dynamische Muskelkontraktionen,
   – Erarbeiten von Lagewechseln.
2. Pneumonie- und Thromboseprophylaxe:
   – Atemtherapie,
   – statische und dynamische Muskeltätigkeit.
3. Kreislaufanregung:
   – Atemtherapie,
   – aktives Bewegen,
   – Erarbeiten von Lagewechseln.
4. Entstauung:
   – Hochlagerung, Kompression,
   – statische und dynamische Muskelarbeit.
5. Durchblutungsförderung:
   – statische und dynamische Muskelarbeit,
   – Medizinalbäder, Bewegungsbad, Schwimmen.

6. Mobilisation:
   - aktives Bewegen,
   - Entspannungstechnik mit Eis,
   - Bewegungsbad, Schwimmen,
   - Erarbeitung von Lagewechseln,
   - ggf. Frankfurter Bewegungsschiene.

7. Kräftigung:
   - dynamische Muskelarbeit,
   - Bewegen gegen Widerstand, mit Geräten; PNF,
   - Elektrotherapie (Schwellstrom),
   - Bewegungsbad, Schwimmen,
   - klinischer Sport.

8. Schulen von Gebrauchsbewegungen:
   - Gangschulung,
   - ggf. Schulen von Alltagsaktivitäten.

Verlauf

Schon ab 1. Tag nach dem Unfall regt der Krankengymnast den Patienten an, intensiv nach den auf S. 39f. aufgezählten „prophylaktischen Aufgaben bei bettlägerigen Patienten" zu arbeiten.

Etwa am 11. Tag wird mit statischen Muskelkontraktionen für den M. quadriceps begonnen. Das Bein bleibt dabei in der Gipsschale.

Ungefähr in der 3. Woche kann dann dynamische Muskelarbeit ausgeführt werden: Im Vordergrund steht einerseits die Kräftigung des M. quadriceps (einleitend mit der Erarbeitung der vollen Streckung); andererseits wird die Erarbeitung der vollen Beugung, die am günstigsten unter Applikation von Eis (Ergußprophylaxe) geschieht, einen großen Teil der Behandlungszeit in Anspruch nehmen.

Wegen der hohen Reizergußgefahr ist besonders vorsichtiges Dosieren bei allen Übungen, insbesondere jedoch bei der Flexionsrichtung, angeraten.

Von der 6. Woche an darf der Patient ins Bewegungsbad.

Bei zufriedenstellendem Röntgenbefund kann man in der Regel in der *10. Woche* mit der Belastung beginnen. Während der ersten Tage schützt man dabei das Knie mit Filzkreuz und P-Schiene (s. Abb. **32**). Der Patient geht, 10 kg belastend, an Unterarmstützen. Dies wird im Laufe der kommenden Wochen individuell gesteigert. Neben der Erarbeitung eines korrekten Gangbilds und Haltungsschulung können Schwimmen, Beschäftigungstherapie und klinischer Sport verordnet werden.

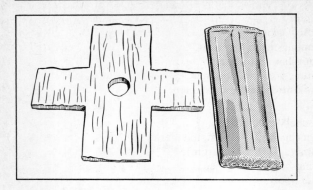

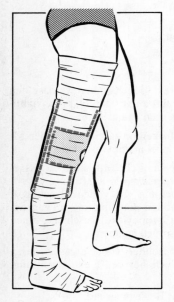

Abb. **32 a** u. **b**   Filzkreuz und P-Schiene.

Mittlere Phase der Mobilisation und Kräftigung

Extensionsübungen im Bewegungsbad (s. Abb. **18**, S. 48):

1. Sitz an der Kante:
   – verletztes Bein strecken, ohne daß der Oberschenkel aufschwimmt (Fußbeteiligung!), zurückbeugen;

– das gleiche mit beiden Beinen bilateral-symmetrisch;
– das gleiche mit beiden Beinen gegeneinander.

2. Stand auf gesundem Bein, verletztes Bein in 90 Grad Hüft- und Kniebeugung, Hand in Kniehöhe unter Oberschenkel:
   – Knieextension mit unterschiedlicher Fußbeteiligung: im Wechsel mittlere Dorsalextension – Dorsalextension/Supination – Dorsalextension/Pronation (und Flexion mit entsprechender Gegenbewegung des Fußes).

3. Rückenlage:
   – Flexion und Extension von Knie und Hüfte: einseitig, bilateral-symmetrisch, beidseitig-gegeneinander;
   – gut gestrecktes Bein (distales Kommando!) abduzieren/adduzieren: einseitig, beidseitig-gegeneinander;
   – das gut gestreckte Bein leicht aus dem Wasser heben: einseitig, beidseitig-gegeneinander.

4. Bauchlage (Überhang an der Hebebühnenkante):
   – beide Beine sind gestreckt in der Tiefe: Oberschenkel bleiben senkrecht, isolierte Knieflexion und Knie*extension*;
   – kombinierte Knie-/Hüftflexion und -*extension*;
   – beide Knie beugen, Füße in die Tiefe stoßen, die Beine gestreckt zur Oberfläche schwimmen lassen;
   – gut gestreckte Beine im Wechsel gegeneinander auf und ab bewegen.

5. Stand auf gesundem Bein:
   – Flexion – *Extension*, dabei den Fuß gut grundwärts stoßen,
   – Bein beugen – nach vorn strecken – gestreckt zum gesunden Bein zurückziehen;
   – wie vorige Übung, aber zur Seite strecken;
   – wie vorige Übung, aber nach hinten strecken.

Mit Zuggurtung versorgte Patellafraktur

Befund

Entspricht dem bei konservativ versorgter Fraktur der Patella, außer daß
– das Bein häufig nicht in Gipsschale, sondern nur gewickelt auf der Schiene liegt;
– medial der Patella eine längsverlaufende Narbe vorliegt, die häufig schlecht gegen die Unterlage verschieblich ist.

Gesichtspunkte und Maßnahmen

Sie entsprechen denen bei konservativ versorgter Fraktur der Patella, außer daß nach Abschluß der Wundheilung ggf. unter 5. und 6. (Durchblutungsförderung und Mobilisation) Narbenbehandlung (z. B. Fibrolan, Contractubex, Zirkelungen, Anhakstriche) angezeigt sein kann.

Verlauf

Während der ersten Tage nach der Operation arbeitet der Patient im Sinne der auf S. 39f. beschriebenen „prophylaktischen Aufgaben bei bettlägerigen Patienten" und lernt, den M. quadriceps des operierten Beins statisch anzuspannen.

Etwa vom 4. Tag an darf dann die Behandlung um dynamische Muskelarbeit erweitert werden. Insbesondere bei der Erarbeitung der Flexion besteht Reizneigung, was eine angemessene Dosierung und Eisanwendung verlangt.

Ab der 3. Woche verlaufen Mobilisation und Kräftigung im Bewegungsbad parallel zur Trockenbehandlung.

Von der 10. Woche an entspricht die weitere Behandlung der im konservativem Falle.

Übungsbeispiele

Mittlere Phase der Mobilisation und Kräftigung

Flexionsübungen im Bewegungsbad (s. Abb. **18**, S. 48):

1. Bauchlage, Überhang an der Hebebühnenkante:
   - Oberschenkel bleiben senkrecht, Fersen bewegen sich in Richtung Gesäß: einseitig, beidseitig, gegeneinander;
   - kombinierte Knie-/Hüftflexion, Extension grundwärts, bilateral-symmetrisch;
   - das gleiche, jedoch Extension zur Oberfläche hin, bilateral-symmetrisch;
   - 2. und 3. Übung im Wechsel.

2. Stand auf gesundem Bein:
   Gesicht zum Beckenrand:
   - Oberschenkel bleibt senkrecht, Ferse bewegt sich in Richtung Gesäß;
   - großer Zeh bewegt sich an der Wand aufwärts, bis größtmögliche Knieflexion erreicht ist;
   Rücken zum Beckenrand:
   - mittlere *Flexion* – Extension;

  – aus Extension/Abduktion/Innenrotation in Flexion/Adduktion/
    Außenrotation:
  – an Beckenrand hängen: beide Beine zur Mitte hochbeugen, das
    gleiche zur rechten, linken Schulter.
3. Rückenlage:
  – wie 3., 4., 5. Übung von 2.
4. Sitz an der Kante:
  – Oberschenkel bleiben fest auf der Unterlage:
    Flexion und Extension: einseitig, bilateral-symmetrisch und beid-
    seitig-gegeneinander;
  – „Fahrradfahren“: vor- und rückwärts,
  – Flexion gegen Auftriebskörper.

Exstirpation der Patella

Befund

Er entspricht weitgehend dem bei konservativ versorgter Fraktur der
Patella, nur liegt in der Regel zusätzlich eine quer über das Knie
verlaufende Narbe vor, die möglicherweise mit der Unterlage „verbak-
ken“ ist.

Gesichtspunkte und Maßnahmen

Diese entsprechen in allem denen bei mit Zuggurtung versorgter
Patellafraktur, wobei das Hauptgewicht der Behandlung jedoch mehr
auf der Kräftigung und somit Stabilisierung des Knies als auf der
Mobilisation liegen wird.

Verlauf

Vom 1. Tag nach der Operation an arbeitet der Krankengymnast mit
dem Patienten entsprechend den auf S. 39f. gegebenen „prophylaktischen Aufgaben bei bettlägerigen Patienten“.

Ab dem 11. Tag: Die Behandlung wird um intensive statische Kontraktionen aller Anteile des M. quadriceps erweitert.

Erst ab der 6. Woche etwa darf mit dynamischen Muskelkontraktionen
gearbeitet werden. Hierbei ist, wie schon unter „Gesichtspunkte und
Maßnahmen“ erwähnt, die Erarbeitung der vollen Streckfunktion vor
die der Beugung zu setzen. Dieses Ziel wird schneller erreicht, wenn
die krankengymnastischen Übungen durch Schwellstromtherapie für
den M. quadriceps unterstützt werden.

Ein Reizerguß läßt sich am besten durch vorsichtige Dosierung und
durch die Anwendung von Eis vermeiden.

Von der 7. Woche an spätestens übt der Patient auch im Bewegungsbad.

Ab der 13. Woche: Der Belastungsaufbau, der nun beginnt, sowie die
gesamte weitere Behandlung verlaufen wie im konservativen Fall.

Übungsbeispiele

Frühphase von Durchblutungsförderung, Mobilisation, Kräftigung

Atrophieprophylaxe mit Deuser-Band oder Fahrradschlauch (anfangs
unter der Anleitung/Korrektur des Krankengymnasten; später übt der
Patient selbständig: 4–6mal am Tag, jede Übung ungefähr 10mal).
1. Rückenlage (verletztes Bein auf Schiene, Schlauch ist am „Bettgalgen" dicht über dem Kopfende des Betts befestigt):
   – Patient greift den Schlauch, bewegt den Arm aus leichter Adduk-
     tion plus Ellbogenflexion/Supination in Ellbogenextension/Pro-
     nation plus Abduktion;
   – Patient greift den Schlauch, bewegt den Arm aus leichter Flexion/
     Adduktion/Außenrotation bei gestrecktem Ellbogen in pattern-
     gerechte Extension/Abduktion/Innenrotation bei gestrecktem
     Ellbogen.
Beide Übungen eignen sich neben dem Training mit Expander, Balige-
rät und Hanteln sehr gut zum Training der Arme, insbesondere zur
Vorbereitung des Gangs an Unterarmstützen.

2. Rückenlage (verletztes Bein ruht auf Schiene, gesundes Bein übt):
   – Üben aus mittlerer Knie-/Hüftflexion in -extension:
     Patient nimmt den Schlauch (seinen Kräften entsprechend kurz)
     unter den Fuß und in die Hände, streckt das Bein mit dorsalex-
     tendiertem Fuß (Ferse dicht auf der Unterlage) gegen den
     Widerstand von Schlauch/Händen aus – hält die Streckung eine
     Weile – beugt wieder an;
   – das gleiche (soweit es die Schiene erlaubt) aus mittlerer Beugung
     in Extension/Adduktion/Außenrotation bei Dorsalextension/
     Supination des Fußes und in Extension/Abduktion/Innenrotation
     bei Dorsalextension/Pronation des Fußes;
   – Schlauch ist am „Bettgalgen" über dem Knie des Patienten
     befestigt, Kniekehle ruht bei etwa 50 Grad Knieflexion in
     Schlauchschlaufe, das Bein mit dorsalextendiertem Fuß (Ferse
     auf der Unterlage) ausstrecken – in der Streckung halten –
     zurück in die Ausgangsstellung;
   – Schlauch ist am „Bettgalgen" befestigt, Ferse ruht in der
     Schlauchschlaufe, die das gestreckte Bein in ca. 40 Grad Hüftfle-
     xion in der Luft hält, die Ferse bei dorsalextendiertem Fuß und
     bei gestrecktem Knie auf die Unterlage in mittlere Extension
     führen – da halten – zurück in die Ausgangsposition;

– das gleiche (soweit es die Schiene erlaubt) mit Dorsalextension/Supination des Fußes in Extension/Adduktion/Außenrotation und mit Dorsalextension/Pronation des Fußes in Extension/Abduktion/Innenrotation.

Bei den letzten drei Übungen unter 2.:
– durch Spannung(skorrektur) Genu recurvatum vermeiden!
– Vorsicht bei Patienten mit Lumbalbeschwerden!

Band- und Binnenschäden des Kniegelenkes

Das Kniegelenk ist, wie oben erwähnt, aufgrund seiner Form und Funktion, aber auch wegen des dünnen Weichteilmantels, besonders gefährdet. Es ist einem Scharniergelenk ähnlich. Es führt jedoch einen komplizierten Roll-Gleitvorgang durch, der ausschließlich durch den Muskel-Band-Apparat geführt ist und keine mechanischen Sicherungen (durch die Form der knöchernen Gelenkenden) aufweist.

Ursache: *Indirekte Traumen* resultieren aus der Überschreitung des physiologischen Bewegungsausmaßes und der Widerstandsfähigkeit des Gewebes durch die hier ansetzenden hohen Beschleunigungskräfte. Hinzu kommen vielfältige *direkte Gewalteinwirkungen,* die wegen des geringen Weichteilschutzes Gelenkkapsel und -innenhaut, aber auch Knorpel und Knochen in Mitleidenschaft ziehen.

Formen: Verletzungsmechanismen, welche die Band- und Binnenstrukturen des Kniegelenkes treffen, traumatisieren meistens nicht nur eine von ihnen, sondern bestimmte Sequenzen. So kommt es zu komplexen Verletzungsmustern. Sie sind häufiger als solitäre Bandrisse.

Daher unterscheiden wir eine Vielfalt von Verletzungen, die von einfacher Prellung über Distorsion mit und ohne Bandzerreißungen sowie Binnenschäden bis zu den Knorpel- und Knochenverletzungen reichen. Darüber hinaus ist auch die Reizbereitschaft des Kniegelenkes in Rechnung zu stellen. Die Gewalteinwirkungen und ihre Folgen verursachen oder unterhalten nicht selten ein „Reizknie". Hierbei sind auch vorbestehende degenerative Veränderungen von Bedeutung, da das Kniegelenk unter allen Körpergelenken am häufigsten von degenerativen Veränderungen (Arthrosis deformans) betroffen ist.

Kontusion

Ursache: Die *Prellung* (Kontusion) ist eine häufige Verletzung durch Einwirkung stumpfer, direkter Gewalt in der Kniegegend. Hierbei werden die Weichteile gegen härtere Strukturen gequetscht.

Formen: Es kommt zu Zerreißungen von Blutgefäßen mit umschriebenen oder ausgedehnten Blutergüssen. Bei Hämatomen, die unter der

Faszie liegen, kann es in Verbindung mit Gewebsuntergang oder auch durch unsachgemäße Anwendung (Massage usw.) zur Entstehung einer Myositis ossificans kommen.

Von Blutungen ist auch die synoviale Membran – vor allem im Bereich der Kapselumschlagfalten – betroffen. Das Ausmaß der Blutung bestimmt den Verlauf. Die Prellung kann innerhalb weniger Tage abklingen, sie kann aber auch bei ausgedehnter Blutung und vorbestehenden degenerativen Veränderungen zu sekundären Reizerscheinungen führen.

Therapie: Die Behandlung der frischen Prellung besteht in Ruhigstellung, Kälteanwendungen (Eis, kalte Umschläge, Vereisungsspray) und in einem Druckverband. Abschwellende und resorbierende Medikamente werden unterstützend gegeben. Es schließen sich danach reaktiv hyperämisierende Maßnahmen und statische Muskelübungen an. Neben dem Ausmaß der Gelenkschädigung müssen begleitende Nerventeilschäden, die durch Einwirkung der Gewalt auf einen exponierten Nervenast oder durch Druckwirkung bedingt sein können, berücksichtigt werden.

Distorsion

Ursache: Distorsionen sind je nach Stärke und Einwirkung der indirekten Gewalt von sehr unterschiedlicher Bedeutung. Sie bestehen in einer Überschreitung des normalen Bewegungsraumes und führen zu Kapsel- und Bandläsionen.

Formen: In der Praxis wird zwischen leichter und schwerer Distorsion unterschieden. Letztere kann mit erheblichen Bandverletzungen einhergehen, die denen bei einer Luxation entsprechen. Bei der leichten Verdrehung dagegen bleibt der Halteapparat des Gelenkes intakt. Sie wird auch als Dehnung bezeichnet und kann mit Blutaustritten aus zerissenen Kapselgefäßen verbunden sein.

Bei der mittelgradigen Distorsion *(Zerrung)* ist der Bandapparat stärker betroffen, die Kontinuität des Gelenkes ist jedoch erhalten. Die Untersuchung ergibt keine Bandlockerung, was diagnostisch durch gehaltene Röntgenaufnahmen bestätigt werden kann. Symptome der Zerrung sind allgemeine Schmerzhaftigkeit, Druckschmerz, Schwellung und schmerzhafte Bewegungseinschränkung.

Klinisches Bild: Die Symptome entsprechen denen der leichten Distorsion, können aber auch sehr ausgeprägt sein.

Therapie: Die Behandlung der leichten Distorsion entspricht den Richtlinien der Kontusionsbehandlung. Bei mittelgradigen Distorsionen kann eine vorübergehende Ruhigstellung angezeigt sein. Ihr schließt sich die vorsichtig dosierte Übungsbehandlung an.

Krankengymnastische Behandlung

Distorsion des Kniegelenks (ohne nachweisbare Band- und Meniskusschädigung)

Befund

– Das Bein liegt gewickelt und mit Kniedruckverband (manchmal aber auch in Oberschenkelgipsschale) auf einer Schiene;
– Schwellung, evtl. auch Reizerguß;
– durch Lagerung herabgesetzte allgemeine Bewegungsaktivität;
– evtl. auch Minderung in der Funktion der Atmung, des Kreislaufs, der Durchblutung;
– Schmerzen im Bereich des Kniegelenks.

Gesichtspunkte und Maßnahmen

1. Dekubitusprophylaxe:
   – Lagerung(skontrolle),
   – statische und dynamische Muskeltätigkeit,
   – Erarbeitung von Positionswechseln.

2. Pneumonie- und Thromboseprophylaxe:
   – Atemtherapie,
   – statische und dynamische Muskelkontraktionen.

3. Kreislaufanregung:
   – Atemtherapie,
   – aktives Bewegen,
   – Erarbeiten von Lagewechseln.

4. Entstauung:
   – Hochlagerung,
   – Kompression,
   – statische und dynamische Muskelarbeit.

5. Durchblutungsförderung:
   – statische und dynamische Muskelarbeit,
   – Kryotherapie,
   – Medizinalbäder, Kneipp-Anwendungen,
   – Bewegungsbad, Schwimmen.

6. Mobilisation:
   – aktives Bewegen,
   – Entspannungstechnik mit Eis,
   – Bewegungsbad, Schwimmen,
   – Erarbeiten von Lagewechseln.

7. Kräftigung:
   - dynamische Muskelarbeit,
   - Bewegen gegen Widerstand, mit Geräten,
   - PNF,
   - Bewegungsbad, Schwimmen,
   - klinischer Sport.

8. Schulen von Gebrauchsbewegungen:
   - Gangschulung.

Verlauf

Vom Tag nach dem Unfall an arbeitet der Krankengymnast mit dem Patienten im Sinne der auf S. 39f. beschriebenen „prophylaktischen Aufgaben bei bettlägerigen Patienten". Die Ruhigstellung des verletzten Beins muß dabei gewährleistet sein.

Spätestens am 3. Tag entfernt der Krankengymnast den Druckverband, um statische Kontraktionen für alle Anteile des M. quadriceps unter Eis durchführen zu lassen. Nach der Behandlung muß der Druckverband wieder angelegt und die Fixierung auf der Schiene wieder vorgenommen werden.

Nach Abklingen des Ergusses: Ein Resterguß oder eine möglicherweise vorhandene Kapselschwellung lassen sich günstig durch die Behandlung mit Diadynamik beeinflussen.

Bewegungstherapeutisch steht die Kräftigung der Muskulatur, besonderes des M. quadriceps, im Vordergrund. Um einem Ergußrezidiv vorzubeugen, ist es ratsam, mit Eis zu arbeiten. Auch die Erarbeitung der Beugung muß zurückhaltend erfolgen, da sie reizfördernd ist. Außerdem hätte sie auf die sowieso schon strapazierte Kapsel einen zusätzlich überdehnenden Effekt.

Bei Reizfreiheit und zufriedenstellender muskulärer Sicherung: Der Patient darf jetzt aufstehen und zunehmend belasten.

Dies sollte während der ersten Tage mit Filzkreuz- und P-Schiene (s. Abb. **32**, S. 120) an Unterarmstützen (Drei-Punkte-Gang) geschehen. Bleibt das Knie reizfrei, werden die Schutzmaßnahmen allmählich abgebaut.

Parallel dazu arbeitet der Krankengymnast mit dem Patienten weiter im Sinne von Mobilisation und Kräftigung. Empfehlenswerte Maßnahmen dabei sind Bewegungsbad und später auch Schwimmen, Widerstandsübungen, Schwellstromgymnastik. Beschäftigungstherapie und klinischer Sport werden als letztes in das Arbeitsprogramm aufgenommen.

Späte Phase der Kräftigung

1. Pullingformer:
   - alternierendes Knie-/Hüftbeugen und -strecken,
   - symmetrisches Knie-/Hüftbeugen und -strecken,
   - Schwimmbewegung,
   - „Radfahren",
   - gestreckte Beine alternierend auf und ab,
   - gestreckte Beine spreizen und schließen.

2. Standfahrrad:
   erst mit hocheingestelltem Sitz und geringem Widerstand, dann steigern.

3. PNF:
   - aus Bauchlage: Pattern für Kniestrecker und Kniebeuger,
   - aus Rückenlage: beide Diagonalen mit Kniebeteiligung und bei gestrecktem Knie (vorsichtig „eintasten" mit Widerstand, Stretch, Zug und Druck!).

Distorsion mit Bandverletzung (Bandruptur)

Ursache: Bandverletzungen treten durch indirekt ansetzende Gewalten auf.

Formen: Die schwere Distorsion geht mit nachweisbaren Bandverletzungen einher. Die Kontinuität ist beim *Bandeinriß* teilweise, beim *Bandriß* vollständig verloren.

Diagnose: Das Ausmaß der Bandläsion läßt sich klinisch und röntgenologisch nachweisen: seitliche Aufklappbarkeit im X- oder O-Sinn bei Seitenbandschaden, vorderes oder hinteres Schubladenzeichen bei Kreuzbandschaden und Rotationsinstabilität bei komplexen Verletzungen weisen auf die Ausdehnung der Schädigung hin. In der Regel besteht ein Hämarthros; ist gleichzeitig die hintere Kapsel eingerissen, kann dieses in die Weichteile der Wade abfließen. In diesen Fällen kann das äußere Bild über den Ernst der Verletzung hinwegtäuschen und so zu unzureichender Behandlung führen.

Wir unterscheiden Verletzungen in *einer* Ebene:
- Innenbandriß bei Valgusbelastung,
- Außenbandriß bei Varusbelastung,
- vorderer Kreuzbandriß bei Ventralisation des Unterschenkels,
- hinterer Kreuzbandriß bei Rückführung des Unterschenkels (dashboard injury).

In der Regel liegen jedoch Verletzungen in *zwei* Ebenen vor:
- anteromediale Instabilität bei Läsion von medialem Seitenband, vorderem Kreuzband und medialer hinterer Kapselschale;
- anterolaterale Instabilität bei Läsion von lateralem Seitenband, vorderem Kreuzband und lateraler hinterer Kapselschale;
- posteromediale Instabilität bei Läsion von medialem Seitenband, hinterem Kreuzband und hinterer medialer Kapselschale;
- posterolaterale Instabilität bei Läsion von lateralem Seitenband, hinterem Kreuzband und hinterer lateraler Kapselschale.

Eine Besonderheit der Kniegelenksdistorsion besteht in möglichen Mitverletzungen vor allem der Menisken. Ein solcher Kniebinnenschaden bedarf der Mitberücksichtigung bei Diagnostik und Therapie.

Therapie: Bandrisse und Komplexverletzungen verlangen zur Wiederherstellung der Kniegelenksstabilität und -funktion rasches operatives Vorgehen. Je nach Lage der Läsion sind direkte Naht oder Refixation bei Ausrissen am Knochen angezeigt. Bei völliger Zerrüttung kann primär eine Plastik notwendig sein.

Postoperativ ist eine Ruhigstellung für 6 Wochen oder eine Teilmobilisation im Bewegungsgips (Burri) über 3–6 Wochen notwendig.

Nach Bandverletzungen, die operativ versorgt oder bei konservativem Vorgehen mit längerer Ruhigstellung behandelt wurden, ist eine schonende, aber intensive krankengymnastische Behandlung notwendig. Bei Auftreten von Reizzuständen sind Unterbrechungen mit Eisanwendungen und Stützverbänden (Zinkleimverband) angebracht. Bei hartnäckiger Bewegungsbehinderung kann u. U. Mobilisation in Narkose notwendig werden.

Der Verlauf entscheidet über Art und Intensität der Maßnahmen.

Spätschäden: Bei Versäumnissen in der Versorgung der frischen Verletzung macht Bandinstabilität zum späteren Zeitpunkt häufig bandplastische Eingriffe erforderlich, die eine langwierige und intensive Übungsbehandlung nach sich ziehen.

Veraltete Bandschäden

Ursache: Unbehandelte, unvollständig oder unsachgemäß behandelte Kniebandschäden führen zu Bandinstabilitäten.

Formen: Die chronischen Bandinstabilitäten entsprechen den unter den frühen Bandläsionen aufgeführten Formen.

Klinisches Bild und Diagnose: Die Prüfung der seitlichen Bandführung in Streck- und leichter Beugestellung, der Schubladenzeichen in sagittaler und Rotationsrichtung sowie der Meniskuszeichen klären die Form der chronischen (komplexen) Instabilität. Häufig besteht ein Reizzustand des Kniegelenkes.

Therapie: Die operativen Maßnahmen zur Rekonstruktion bei verbliebener Instabilität des Kniegelenkes dienen einerseits dem Ersatz der passiven Stabilisatoren (Kreuzbänder, Seitenbänder, hintere Kapselschalen) bzw. ihrer Straffung durch Verlagerung von Bandansätzen. Andererseits werden durch Umleitung von Sehnen und Bändern aktive Stabilisatoren zur dynamischen Verfestigung des Kniegelenkes und Unterstützung der passiven Stabilisatoren unterstützend hinzugezogen. Diesen beiden Komponenten ist bei der krankengymnastischen Behandlung Rechnung zu tragen. Hierbei werden im Grunde zwei gegensinnige Ziele verfolgt: Das Gelenk bedarf der Ruhigstellung, um den vernähten und versetzten Bandstrukturen Gelegenheit zur Verbindung mit dem aufnehmenden Gewebe zu geben (und das nimmt beim bradytrophen Faszinsehnengewebe etwa 6 Wochen in Anspruch); dagegen bedarf es des Trainings der dynamischen Stabilisatoren von Anfang an. Nach Abklingen des Wundschmerzes soll deshalb bei noch liegendem Gipsverband mit intensiven statischen Muskelübungen begonnen werden; hierbei steht der M. quadriceps im Vordergrund. Er stabilisiert das Kniegelenk durch Streckung nicht nur ventral, sondern über seine Seitenzüge in die Retinakula auch seitlich. Das passive Training der Muskulatur durch Elektrostimulation kann das aktive Übungsprogramm unterstützen oder ersetzen.

Nach dynamisch-plastischen Eingriffen neigt die Muskulatur zum Nachgeben; sie kann dadurch funktionell nutzlos werden. Zu einer guten Bandplastik des Kniegelenks gehört deshalb als erste krankengymnastische Anwendung ein gezieltes statisches Muskeltraining. Nach Gipsabnahme (4–6 Wochen postoperativ) werden die Übungen fortgesetzt und durch sog. dynamische Übungen ergänzt. Endgradige Bewegungsausschläge werden zunächst nicht angestrebt – dies würde die Heilungsvorgänge der Bandplastiken stören und die Haftstellen gefährden. Die volle Kniegelenksbeweglichkeit soll erst nach 6–9 Monaten erreicht sein; Sportfähigkeit kann nach 9–12 Monaten erreicht werden.

Krankengymnastische Behandlung

Naht des Lig. collaterale mediale am Knie

Befund

- Das operierte Bein ruht in einer Oberschenkelgipsschale auf einer Schiene;
- postoperatives Ödem, evtl. auch (Rest-)Erguß;
- allgemeine Bewegungsinaktivität;

– durch Schmerzen und Lagerung bedingte Herabsetzung der Funktionen von Atmung, Kreislauf und Durchblutung;
– Schmerzen.

Gesichtspunkte und Maßnahmen

1. Dekubitusprophylaxe:
   – Lagerung(skontrolle),
   – statische und dynamische Muskeltätigkeit,
   – Erarbeitung von Lagewechseln.

2. Pneumonie- und Thromboseprophylaxe:
   – Atemtherapie,
   – statische und dynamische Muskelarbeit.

3. Kreislaufanregung:
   – aktives Bewegen,
   – Erarbeiten von Lagewechseln.

4. Entstauung:
   – Hochlagerung,
   – Kompression,
   – statische und dynamische Muskelkontraktionen.

5. Durchblutungsförderung:
   – statische und dynamische Muskelarbeit,
   – Kryotherapie,
   – Bewegungsbad, Schwimmen.

6. Mobilisation:
   – aktives Bewegen,
   – Entspannungstechnik mit Eis,
   – Bewegungsbad, Schwimmen,
   – Erarbeiten von Positionswechseln.

7. Kräftigung:
   – dynamische Muskelarbeit,
   – Bewegen gegen Widerstand, mit Geräten; PNF,
   – Bewegungsbad, Schwimmen,
   – klinischer Sport.

8. Schulen von Gebrauchsbewegungen:
   – Gangschulung.

Verlauf

Während der ersten 10 postoperativen Tage übt der Patient im Sinne der auf S. 39f. dargestellten „prophylaktischen Aufgaben bei bettlägerigen Patienten". Vorausgesetzt, die Wundheilung verläuft komplikationslos, wird am 11. Tag ein Oberschenkelgips angelegt, mit dem der Patient für 4–5 Wochen nach Hause entlassen wird.

Frühestens mit Beginn der 7. postoperativen Woche wird der Gips entfernt und mit der krankengymnastischen Behandlung begonnen.

Nach entstauenden Maßnahmen (Hochlagerung, Kompression) und Hautpflege (Weizenkleiebäder, Eincremen usw.) werden zum einen die volle Streckung des Kniegelenks erarbeitet und insbesondere die Innenzügel der Oberschenkelmuskulatur gekräftigt.

Zum anderen werden in allen möglichen Ausgangspositionen vorsichtige mobilisierende Übungen (als Ergußprophylaxe am günstigsten mit Eis) zur Flexionserweiterung durchgeführt. Auch im Bewegungsbad sollte der Patient intensiv im Sinne von Mobilisation und Kräftigung arbeiten.

Im Falle auftretender Reizerscheinungen liegt eine Überforderung nahe; das Programm muß dann entsprechend gebremst werden.

Frühestens ab der 8. Woche: Während der ersten Belastungstage läuft der Patient bei hohem Wasserstand im Bewegungsbad und außerhalb des Wassers, mit durch Filzkreuz und P-Schiene (s. Abb. **32**, S. 120) geschütztem Knie, an Unterarmstützen im Drei-Punkte-Gang.

Je nach Funktion und muskulärem Status wird die Belastung gesteigert, um zur vollen Gewichtübernahme und zum freien Gehen zu gelangen.

Im Stehen sollten Stabilisierungsübungen durchgeführt werden, und als Steigerung dazu sind Balance- und Kräftigungsübungen auf dem Schaukelbrett oder auf dem Sportkreisel (s. Abb. **24**, S. 95) empfehlenswert.

Schwimmen, klinischer Sport, Beschäftigungstherapie ergänzen das Rehabilitationsprogramm.

Übungsbeispiele

Späte Phase der Kräftigung

1. Übungsgerät Schaumstoffklotz oder Ball (zwischen den Füßen):
   - in Rückenlage, Unterarmstütz oder Sitz an der Kante, den Klotz oder Ball gegen Widerstand zwischen den Füßen halten, „verteidigen";
   - Sitz an der Kante: Knieextension und -flexion, Schaumstoff oder Ball in verschiedenen Höhen nicht „entziehen" lassen;
   - Unterarmstütz in Rückenlage:
     • in mittlere Flexion und zurück in Extension.
     • in Flexion zur rechten (linken) Schulter und zurück in Extension,
     • über Flexion in Extension in die Luft und dann gestreckt ab,

- kreisen,
- gestreckt auf und ab,
- von unten links (rechts) nach oben rechts (links) und zurück.

2. PNF in Rückenlage:
   - aus Extension/Abduktion/Innenrotation in Flexion/Adduktion/ Außenrotation zum gebeugten Knie;
   - dieselbe Diagonale bei gestrecktem Knie.

3. Übungsgerät Eisenschuh (am verletzten Fuß):
   - Sitz an der Kante: Knieextension und geführte Flexion mit unterschiedlicher Fußbeteiligung (Fuß hoch – Fuß hoch und rein – Fuß hoch und raus);
   - Rückenlage oder Unterarmstütz: achsengerechtes Beugen – Strecken, Streckheben – Senken, Abspreizen – Heranführen;
   - Rückenlage oder Unterarmstütz: alle unter 2. angegebenen Übungen.

Naht der Kreuzbänder am Knie

Befund, Gesichtspunkte und Maßnahmen sowie der *Verlauf bis zur 7. postoperativen Woche* entsprechen den Angaben unter „Naht des Lig. collaterale mediale" (S. 131f.).

Nach Entfernung des Gipses und einleitenden entstauenden, durchblutungsunterstützenden Maßnahmen (Hochlagerung, Kompression, statische Muskelkontraktionen) beginnen die vorsichtige Mobilisation von Fuß- und Kniegelenk und die Kräftigung der Muskulatur.

Die Mobilisation des Knies wird in den ersten Tagen vorwiegend auf der Frankfurter Bewegungsschiene (Abb. **33**) (möglichst unter Eisapplikation) und anschließend manuell mit Hilfe der üblichen Techniken durchgeführt.

Die Kräftigung der Muskulatur verläuft parallel dazu und sollte intensiver als die Mobilisation betrieben werden (muskuläre Sicherung des Kniegelenks).

Es ist wichtig, neben dem Quadrizepstraining (nie überstrecken lassen!) die Kräftigung der Kniebeuger nicht zu vernachlässigen. Dabei sollte man sich darüber im klaren sein, daß zu den Flexoren des Knies neben der ischiokruralen Muskulatur auch der M. gastrocnemius gehört.

Mobilisation und Kräftigung werden durch Üben im Bewegungsbad, später durch Schwimmen verstärkt.

Wird am Ende der Rehabilitationszeit im Sinne der PNF-Technik gearbeitet, müssen „Stretch" und „Approximation" entweder ganz ausgespart oder aber außerordentlich vorsichtig dosiert werden.

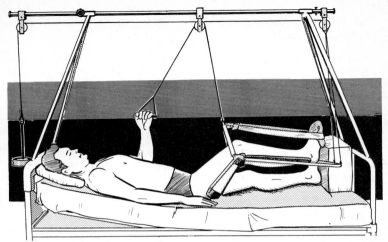

Abb. **33**   Frankfurter Bewegungsschiene.

Die Entlastungsphase bei Patienten nach Kreuzbandläsionen dauert bis zu 3 Monaten. Intensität und Steigerung der Belastung (Aufbau s. unter Kollateralbandnaht) richten sich dann nach dem individuellen Bild, d. h. den muskulären Bedingungen, der Reizhaftigkeit usw.

Bei *Patienten mit Bänderplastik* (insbesondere nach veralteten Läsionen) wird die Behandlung noch vorsichtiger dosiert und langsamer gesteigert. Die Belastung sollte nicht vor Ablauf von mindestens 3–4 Monaten erfolgen.

Übungsbeispiele

Späte Phase der Kräftigung, Gangschulung

1. PNF in Bauchlage:
   – Extensions- und besonders Flexionspattern.

2. PNF in Rückenlage:
   – beide Diagonalen jeweils vom gestreckten zum gebeugten Knie,
   – beide Diagonalen jeweils bei gestrecktem Knie.

3. PNF im Barren:
   – aus Hockersitz zum Stehen hochstemmen;
   – im Stehen: Stabilisieren des Stehens durch Widerstände (besonders Becken–Knie und Knie–Zehen);
   – im Stehen: wechselseitiges Kniebeugen und Kniestrecken (etwa 0–30 Grad): erst Üben des verletzten Beins bei festgestelltem gesunden Bein, dann flüssiges Gegeneinanderbewegen.

Kombinierte/komplexe Weichteilschäden im Bereich des Kniegelenks

In den vorausgehenden Abschnitten wurde die krankengymnastische Behandlung bei isolierten Schädigungen der Weichteilstrukturen am Knie besprochen.

Wenn der Krankengymnast weiß, wie die einzelnen isolierten Verletzungsbilder behandelt werden, wird es ihm im Falle kombinierter oder komplexer Läsionen nicht schwer sein, die Einzelbausteine miteinander zu verbinden.

Dabei bestimmt natürlich immer die schwerwiegendste Verletzungskomponente das therapeutische Vorgehen (Behandlungsbeginn, Wahl der Maßnahmen, Behandlungssteigerung).

Luxationen

Ursache: Schwere direkte oder indirekte Gewalteinwirkungen, die Schienbeinkopf und Oberschenkelrollen gegeneinander oder die Kniescheibe seitlich verschieben, können eine Verrenkung verursachen. Die Patellaluxation bei dysplastischer Gelenkanlage entsteht schon bei geringer Gewalteinwirkung bzw. einer Gelegenheitsbewegung.

Formen: Die Luxation des femorotibialen Gelenkes kann in der Sagittalebene (Luxatio anterior bzw. posterior [75%]) in der Frontalebene (Luxatio medialis bzw. lateralis [20%]) und im Rotationssinne erfolgen. In der Regel sind Bänderrisse oder knöcherne Bandausrisse vorhanden.

Die Kniescheibe luxiert in der Regel nach lateral. Die gewohnheitsmäßige Kniescheibenverrenkung (habituelle Patellaluxation) kann als Folge einer Dysplasie oder posttraumatisch nach Gewalteinwirkung auftreten.

Klinik und Diagnose: Die Luxation äußert sich in Fehlstellung bzw. Deformierung und Blockierung des Gelenkes (federnde Fixation). Es besteht eine schmerzhafte Schwellung der Gelenkgegend. Bei Teilverrenkung (Subluxation) sind die Zeichen geringer ausgeprägt.

Therapie: Die Erstversorgung der frischen Kniegelenksverrenkung besteht in Lagerung für den Transport, die ärztliche Behandlung in rascher Reposition unter entspannender Narkose. Danach muß bei konservativem Vorgehen die Heilung der Kapselbandverletzungen durch langdauernde Ruhigstellung gesichert werden. In der Regel ist jedoch operatives Vorgehen geboten, um weitgehende Wiederherstellung der zerrissenen Strukturen und frühzeitige Aufnahme krankengymnastischer Behandlung (s. unter Distorsion mit Bandverletzung, S. 129) zu erreichen. Wenn die Reposition nicht schonend und vollständig gelingt sowie bei Luxationsfrakturen, die eine Stellung und Fixation der Fragmente erfordern, muß operativ vorgegangen werden.

Liegen Begleitverletzungen bei Kniegelenksluxation vor (Gefäß- und Nervenschädigungen) müssen diese vordringlich versorgt werden. Gegebenenfalls muß zur Abklärung eine Arteriographie durchgeführt werden.

Spätschäden: Bei habitueller Patellaluxation ist mit einer frühzeitigen Arthrose des femoropatellaren Gelenkes zu rechnen. Operative Korrektur des Gleitweges der Kniescheibe lassen sich durch Medialisierung des tibialen Patellarsehnenansatzes und Bandplastik mit Raffung des medialen Retinakulums und Inzision des lateralen Retinakulums erreichen (bei Kindern mit noch offenen Wachstumsfugen nach Goldthwait, bei Erwachsenen nach Klapp-Denks oder Krogius-Roux).

Meniskusschaden

Ursache: Der *Meniskusriß* ist der häufigste Kniebinnenschaden. Er wird hauptsächlich durch eine indirekte, drehend ansetzende Gewalt hervorgerufen. Das ist der Fall bei Drehung des Körpers mit feststehendem Fuß oder umgekehrt bei gewaltsamer Drehung von Fuß und Unterschenkel gegenüber dem Körper, wie beispielsweise durch Verkanten beim Skilaufen. Derartige Gewalten können zum Abriß oder Einriß eines intakten Innen- oder Außenmeniskus führen.

Formen: Es lassen sich unterscheiden (Abb. 34): *Längsrisse* – bei Verlagerung des medialen Fragmentes ins Kniegelenkinnere –, *Korbhenkelrisse, Querrisse, Kombinationen* von Quer- und Längsrissen und *Lappenrisse* und Ablösungen des Meniskus aus der Kapsel. Auch bei Verletzungen des inneren Längsbandes kann der Meniskus beteiligt sein, da eine verhältnismäßig enge Verbindung des inneren Längsbandes und der inneren Gelenkkapsel mit dem Innenmeniskus besteht. Dies kann zu diagnostischer Täuschung führen und läßt bei unsicherem Befund die vorherige Arthroskopie empfehlen.

Außer gewaltbedingten Meniskusrissen kommt es zur *Meniskusablösung* bei Gelegenheitsbewegungen, wenn eine Vorschädigung vorliegt – am häufigsten als degenerative Veränderung des Meniskusgewebes. Dies ist vor allem am Außenmeniskus der Fall, bei dem Ablösungen auf dem Boden einer Meniskusdegeneration gegenüber traumatischen

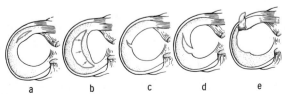

a   b   c   d   e

Abb. **34 a–e** Formen der Meniskusläsion. **a** Längsriß, **b** Korbhenkelriß, **c** Querriß, **d** Lappenriß, **e** Lappenriß mit Einschlagung (nach *Schlosser* u. *Kuner* 1980).

Meniskusverletzungen überwiegen. Auch eine chronische Schädigung kann über Meniskusdegeneration zur Rißbildung führen. Dies ist für den Schwerarbeiter im Bergbau anerkannt.

Klinisches Bild und Diagnose: Die Zeichen des Meniskusschadens bestehen vor allem in Druckschmerz über dem Gelenkspalt, in Streckhemmung und Überstreckschmerz und in einem Schmerz bei Drehung des gebeugten Unterschenkels (Steinmann-Zeichen). Daneben sind – je nach Ausdehnung und Dauer des Schadens und Vorschädigungen – Kapselschwellung und Flüssigkeitsvermehrung (Erguß bzw. beim frischen Meniskusriß mit Kapselverletzung Hämatom) festzustellen. Die frische Verletzung geht mit heftigen Schmerzen einher. Bei chronischen Zuständen wird oft über Unsicherheitsgefühl geklagt. Bei Korbhenkelrissen kommt es zu Einklemmungen.

Differentialdiagnostisch müssen durch Röntgenaufnahmen freie Gelenkkörper ausgeschlossen werden.

Therapie: Die Behandlung besteht bei Muskelriß oder -ablösung in seiner operativen Entfernung. Der Eingriff wird gleichzeitig zur Inspektion des Kniegelenkes verwendet und läßt ggf. begleitende Kapselbandverletzungen, Knorpelschäden usw. diagnostizieren und versorgen. Im Bereich des Hoffa-Fettkörpers findet sich vor allem bei chronischen Binnenschäden eine Schwellung („Hoffaitis"), die anhaltende Beschwerden verursachen kann und eine Teilresektion erfordert.

Die Meniskusentfernung beschränkt sich bei kleinen Einrissen und Korbhenkelrissen auf die Resektion des abgelösten Anteils (partielle Meniskektomie). Ist der Meniskus aus der Kapsel gelöst, so ist bei jüngeren Patienten die Reinsertion möglich.

Spätschäden: Rezidivierende Einklemmungen und rasch fortschreitende Arthrose treten ein, wenn die Meniskektomie unterlassen wird. Auch nach Meniskektomie kommt es – jedoch stark verzögert – zu einer Inkongruenzarthrose im operierten Gelenkkompartiment.

Krankengymnastische Behandlung

Meniskektomie

Befund

Er entspricht dem bei operativ versorgter Ruptur des medialen Kollateralbands (S. 131), außer daß das operierte Bein meistens nur elastisch gewickelt und mit einem Druckverband versehen ist.

Gesichtspunkte und Maßnahmen

Sie entsprechen ebenfalls weitgehend denen nach Kollateralbandnaht (S. 132), außer daß bei verzögertem Heilverlauf unter 5. (Durchblutungsförderung) Diadynamik und unter 7. (Kräftigung) Schwellstrom hinzukommen können.

Verlauf

Ab 2. Tag: Der Patient übt entsprechend den auf S. 39f. aufgezählten „prophylaktischen Aufgaben bei bettlägerigen Patienten". Zudem dürfen dynamische Kontraktionen der Zehen- und Fußmuskulatur sowie statische Kontraktionen des M. quadriceps ausgeführt werden.

Am 8. Tag stellt der Krankengymnast die Streckstellung der Lagerungsschiene auf ungefähr 15 Grad ein.

Zur Behandlung wird der Druckverband abgenommen; dynamische Muskelarbeit ist jetzt möglich. Im Vordergrund steht zunächst die Erarbeitung der vollen Streckung und der Streckhebung.

Mit der Bewegungserweiterung in Beugerichtung ist man zuerst zurückhaltend, um die nach dieser Operation bestehende Reizergußgefahr nicht noch zu erhöhen.

Bei manchen Patienten wird es sich bewähren, als Ergußprophylaxe von Anfang an mit Eis zu arbeiten.

Ab 15. Tag: Der Patient nimmt am Übungsprogramm im Bewegungsbad teil. Er darf unter Schutz von P-Schiene und Filzkreuz (s. Abb. **32**, S. 120), teilbelastend im Drei-Punkte-Gang, erste Gehversuche unternehmen. Der Grad der Belastung richtet sich dabei nach der Schmerzgrenze.

Der Abbau der Schutz- und Hilfsmittel wird durch die funktionellen und muskulären Gegebenheiten bestimmt. Besteht kein Erguß, ist es in der Regel möglich, den Patienten innerhalb einer Woche zum Gehen an einem Stock und zum freien Gehen zu bringen.

Kommt es jedoch in irgendeiner Phase der Behandlung zum Reizerguß, wird das Programm gestoppt (Bettruhe, Schiene, statische Muskelkontraktionen unter Eis, Druckverband sowie evtl. Diadynamik) und später noch sorgsamer als zuvor gesteigert.

Vom 18. Tag an werden Bewegungserweiterung, Kräftigung und Gangschulung intensiviert. Der Patient nimmt auch am Schwimmen, an der Beschäftigungstherapie und am klinischen Sport teil.

Übungsbeispiele

Mittlere und späte Phase der Kräftigung

1. Auf Lagerungsschiene:
   - alle unter 1. beschriebenen Übungen bei mit AO-Platte versorgter Femurschaftfraktur (S. 114).

2. In flacher Rückenlage:
   - alle unter 1. beschriebenen Übungen bei mit AO-Platte versorgter Femurschaftfraktur (S. 114);
   - PNF, wobei bei lateraler Meniskektomie die Diagonale aus Adduktion in Abduktion betont, bei medialer Meniskektomie entsprechend die aus Abduktion in Adduktion betont wird.
3. Im Sitzen an der Kante:
   - PNF für Knieextension/-flexion.
4. Matte:
   - „Brücke", Approximieren des gesunden Beins, PNF am operierten Bein: Diagonale aus Adduktion in Abduktion (besonders nach lateraler Meniskektomie).
5. Schaukelbrett, Sportkreisel (s. Abb. **24**, S. 95):
   - stabilisieren,
   - in verschiedene Richtungen bewegen – halten – bewegen.

Knorpel-Knochen-Schäden

Ursache: Neben den Frakturen der gelenkbildenden Knochen können auch Knorpel-Knochen-Läsionen bei Kniegelenkstraumen entstehen. Durch direkte Gewalt (heftige Prellung), aber auch durch stauchende und besonders abscherende Gewalteinwirkungen können Knorpel-Knochen-Stücke gelöst werden.

Formen: Es kann einerseits zur Bildung von Stufen und Inkongruenzen kommen. Andererseits hinterlassen Knorpel-Knochen-Fragmente

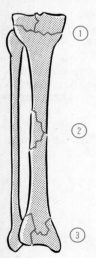

Abb. **35**   Tibiabrüche, 1 im Tibiakopf, 2 im Schaft, 3 distal.

Defekte in der Gelenkfläche. Die Bruchstücke verursachen als *freie Körper* Einklemmungen wie beim Meniskusschaden.

Diagnose: Röntgenuntersuchung.

Therapie: Die Behandlung besteht bei kleinem freien Körper und chronischen Zuständen in seiner Entfernung. Bei frischen Verletzungen und entsprechender Körpergröße ist die Reposition und Anheftung des Fragmentes anzustreben. Wenn so keine Gelenkflächenkongruenz zu erreichen ist, muß der Defekt bei entsprechender Ausdehnung und Länge in der Belastungszone durch autologe (von hinterer Kondylenrolle) oder homologe Transplantate aufgefüllt werden. Kleine Defekte werden angebohrt, sie füllen sich von Knochenmarkgewebe wieder auf.

Spätschäden: Inkongruenzarthrose.

Unterschenkelfrakturen

Ursache: Schienbeinbrüche sind im proximalen und distalen Abschnitt häufig Folge direkter Gewalteinwirkungen, vor allem in der Längsrichtung. Bei den Tibiaschaftbrüchen trifft die Gewalt im Sinne der Scherung, Biegung und Stauchung sowie – als häufige indirekte Gewalteinwirkung – der Torsion (Skifraktur) auf. Dem entsprechen die Bruchformen.

Formen (Abb. **35**): Die Unterschenkelbrüche werden eingeteilt in Frakturen des proximalen Unterschenkels, Unterschenkelschaftbrüche und distale Unterschenkelfrakturen. Abgegrenzt werden die Knöchelbrüche, die wegen ihrer besonderen Stellung im folgenden Abschnitt (Sprunggelenksverletzungen) besprochen werden.

Bei den Schaftbrüchen sind meistens Tibia und Fibula betroffen, seltener die Tibia allein. Durch direkten Anprall kommt gelegentlich der isolierte Wadenbeinbruch zustande, der in der Regel unbedeutend ist.

Klinisches Bild und Diagnose: Unter den Symptomen stehen Krepitation, Schwellung und Schmerzen im Vordergrund; häufig finden sich Kontusionsmarken. Der Anteil offener Brüche ist bei Verletzungen im Straßenverkehr verhältnismäßig groß. Besonders zu achten ist auf Mitverletzung von Nerven (N. peronaeus!) und von Gefäßen. Dies erfordert eingehende Untersuchung und sorgfältige Überwachung sowie Vermeidung einengender Verbände. Die Röntgenuntersuchung klärt Art, Lage und Ausmaß der Fraktur.

Komplikationen: Blutungen und Ödem im Bereich der Mm. tibialis anterior, extensor hallucis longus, extensor digitorum communis führen zu Ischämie, Muskelnekrosen und später zu Kontrakturen. Das Krankheitsbild wird als Tibialis-anterior-Syndrom bezeichnet und entspricht der Volkmann-Kontraktur bei ellenbogengelenknahen Verletzungen. Die Behandlung besteht in frühzeitiger operativer Entlastung (Spaltung der Faszie, Ablassen des Hämatoms, Drainage).

Proximale Tibiafrakturen

Ursache: Direkte Gewalteinwirkung auf den Schienbeinkopf, Längskompression des Beines und Zugwirkungen an Bändern und Sehnen führen zu Frakturen unterschiedlicher Art, Lage und Ausdehnung.

Formen: Die Brüche im spongiösen Bereich der Tibia weisen verschiedene Bruchformen auf: Kondylusfrakturen, T-Frakturen, Impressions- und Trümmerfrakturen sowie Abrißfrakturen an den Bandansätzen.

Klinisches Bild: Die Tibiakopfbrüche beeinträchtigen demnach oft die Schienbeingelenkfläche und den Bandapparat des Kniegelenkes. Sie pflegen dann mit einem Bluterguß im Kniegelenk einherzugehen. Kombinationen sind gelegentlich mit Femurkondylenbrüchen möglich.

Therapie: Die konservative Behandlung wird bei nichtdislozierten Brüchen und bei alten Patienten angewandt. Hierzu können Bewegungsschienen benutzt werden. Bei dislozierten Brüchen ist das Behandlungsziel die Herstellung einer stufenlosen Gelenkfläche; es verlangt die operative Rekonstruktion. Knöcherne Bandausrisse werden angeschraubt. Impressionsfrakturen und Brüche mit Stufen in der Gelenkfläche werden angehoben, mit Spongiosa unterfüttert und mit Schrauben oder Abstützplatten fixiert. Die knöcherne Heilung beträgt 8–12 Wochen. Bewegungstherapie hat frühzeitig einzusetzen.

Komplikationen und Spätschäden: Bei gleichzeitiger Fibulaköpfchenfraktur oder Schädigung der tibiofibularen Syndesmose kann der N. fibularis mitbetroffen sein. Gelenkinkongruenzen führen zur Arthrose.

Krankengymnastische Behandlung

Operativ versorgte Tibiakopffraktur

Befund

Er entspricht dem bei operativ versorgter Läsion des Lig. collaterale mediale am Kniegelenk (S. 131).

Gesichtspunkte und Maßnahmen

Sie entsprechen denen nach Naht des medialen Kollateralbands am Knie (S. 132); hinzu kommen bei Punkt 5 (Durchblutungsförderung)

häufig Rosmarin- und Fichtennadelbäder unter 6. (Mobilisation) die
Frankfurter Bewegungsschiene (s. Abb. **33**, S. 135).

Verlauf

Während der ersten 10 postoperativen Tage wird der Patient dazu
angeleitet, nach den auf S. 39f. beschriebenen „prophylaktischen
Aufgaben bei bettlägerigen Patienten" zu üben.

Ungefähr vom 11. Tag an muß die Oberschenkelgipsschale nur noch
zur Nacht angewickelt werden; tagsüber übt der Patient selbständig in
der Frankfurter Bewegungsschiene. Zur krankengymnastischen
Behandlung wird die Schiene vorübergehend entfernt. Das ganze Bein
wird, anfangs unter Abnahme der Schwere, mobilisiert und gekräftigt.
Besondere Betonung liegt auf der Quadrizepsaufschulung. Besteht
Reizneigung, was bei dieser Frakturart häufig der Fall ist, sollte mit
Eis gearbeitet werden.

Nach etwa 5 Wochen kommen Übungen im Wasser sowie ggf. durch-
blutungsanregende Medizinalbäder (Rosmarin, Fichtennadel usw.)
hinzu.

Weitere 1–2 Wochen später wird der Patient mit einem oberschenkel-
langen Kompressionsstrumpf versorgt und darf sowohl im Rollstuhl
herumfahren als auch günstigstenfalls schon im entlastenden Gang
oder mit Minimalbelastung („Bodenkontakt") an Unterarmstützen
gehen.
Spätestens jetzt wird ihm das Schwimmen erlaubt.

Ab der 13. Woche: Ist die Fraktur ausreichend konsolidiert, kann der
Patient zunehmend belasten. Wie üblich richtet sich die Belastungs-
steigerung nach den individuellen Gegebenheiten. Es muß von Anfang
an auf ein korrektes Gangbild hingearbeitet werden. Weitere Verordnungsmöglichkeiten sind klinischer Sport und Beschäftigungstherapie.

Übungsbeispiele

Frühe, mittlere, späte Phase von Mobilisation und Kräftigung

1. Frankfurter Schiene:
   – alle Zehen- und Fußbewegungen;
   – statische Kontraktionen des M. quadriceps (Fußbeteiligung!);
   – kombinierte Flexion/Extension von Knie und Hüfte:
     am Ende der möglichen Flexion verweilen – statisches Anspan-
     nen aller Muskeln und/oder Versuch, völlig zu entspannen –
     etwas weiter in Flexionsrichtung ziehen; in der Extensionsend-
     stellung mehrfaches statisches Anspannen des ganzen Beins –
     entspannen, hierbei darf sich der Unterschenkel nicht abheben;
   – Krankengymnast hält die Schiene am Kniebügel in Extensions-
     stellung fest:

- Knieflexion, bis das Knie den Bügel von unten berührt,
- Streckhebung bis gegen den Kniebügel
  (bei beiden Übungen Fußbeteiligung nicht vergessen!);
- Schiene und Bein (gut angespannt) bei größtmöglicher Streckstellung in der Hüfte abduzieren und zurück zur Mitte.

2. Hockersitz: Operiertes Bein ruht nach vorn gestreckt neben gebeugtem (90 Grad) gesunden Bein – mit Dorsalextension des Fußes Ferse leicht und ohne Druck am Boden unter den Hocker (also in Flexion) ziehen – ebenso wieder vor in Extension schieben – in weitestmöglicher Extension gestreckt heben, bis Knie neben Knie ist.

3. Pezzi-Ball: Patient sitzt auf dem Ball, rollt (so weit es Knie- und Sprunggelenk erlauben) vor und zurück; durch bilateral-symmetrisches Üben wird das schwächere Bein durch das starke unterstützt.

Parese des N. peronaeus

Bei vorliegender Parese des N. peronaeus müssen folgende Punkte in den Behandlungsplan aufgenommen werden:
- Druckstellenprophylaxe (s. Dekubitusprophylaxe und visuelle Kontrolle);
- Entlastung und Kontrakturverhütung durch Nachtliegeschale, lange Fersenschiene (z. B. Heidelberger Winkel, s. Abb. 36), oder Peronaeusschuh;
  Spitzfußprophylaxe durch passives Üben der Dorsalextension mit Zügel/Schlauch, vorausgesetzt, daß es die Grundverletzung zuläßt;
- Durchblutungsförderung durch Fußwechselbäder, Tretbad, Bewegungsbad und Schwimmen;

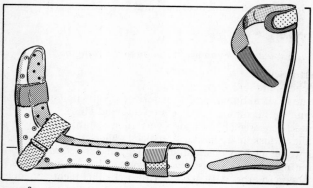

a   b

Abb. 36 a   Nachtliegeschale, **b** lange Fersenschiene.

- Elektrotherapie, sofern kein Material (AO-Platten, Schrauben, Nägel) im Stromfeld liegt;
- Stimulierung durch Eis und innervationsschulende und kräftigende Übungen, wenn möglich im Sinne von PNF;
- Gangkorrektur und -schule;
- Beschäftigungstherapie.

Detaillierte Angaben zur Behandlung bei Peronäusparese sollten in der neurologischen Fachliteratur nachgelesen werden.

Übungsbeispiele

Frühe, mittlere, späte Phase von Kontrakturverhütung und Kontraktionshilfe

1. Rückenlage oder Langsitz:
   Patient zieht mit Hilfe eines Fahrradschlauchs den Fuß in mittlere Dorsalextension, ggf. auch in Dorsalextension/Pronation oder Dorsalextension/Supination (Eispackung unter Unterschenkel oder um Fußgelenk).

2. Rückenlage:
   - PNF: Adduktionsdiagonale mit Aufsetzen der Ferse, Feststellen der proximalen Drehpunkte und Schulen des M. tibialis anterior über „Stretch" und „maximalen Widerstand";
   - PNF: Abduktionsdiagonale mit Aufsetzen der Ferse, Feststellen der proximalen Drehpunkte und Schulen der Mm. peronei über „Stretch" und „maximalen Widerstand";
   - bilateral-symmetrisches Üben aller Fußbewegungen, Feststellen der gesunden Seite, „Stretch" auf der schwachen Seite;
   - Großzehenextension bei Feststellen der anderen Zehen;
   - Zehenextension bei Feststellen der Großzehe.

3. Hockersitz: Knie im rechten Winkel, Fußsohlen am Boden:
   - kurzer Druck auf den Boden – Dorsalextension – lösen;
   - das gleiche mit Supinations- und mit Pronationskomponente (bilateral-symmetrisch üben!).

Bei allen Übungen von 2. und 3. sollte zuvor Innervationshilfe mit Eis (kurzes, schnelles Reiben) gegeben werden.

Unterschenkelschaftfrakturen

Ursache: Direkte Gewalteinwirkungen, aber auch indirekt drehende und biegende Gewalten führen zu Schaftbrüchen.

Formen: Die Tibiaschaftbrüche sind meistens mit Wadenbeinbrüchen verbunden (Unterschenkelschaftbruch). Bei der selteneren isolierten Tibiafraktur besteht dadurch, daß das nichtfrakturierte Wadenbein

sperren kann, verzögerte Knochenheilung und erhöhte Pseudarthrose-
gefahr. Unterschenkelschaftbrüche gehen häufig mit Verletzungen der
bedeckenden Weichteile (offene Frakturen) und erheblicher Fehlstellung einher. Es kommen die im allgemeinen Teil aufgeführten Bruchformen vor: Quer- und Schrägfrakturen, Biegungsbrüche mit Drehkei-
len, Torsionsbrüche, Mehrfragment- und Trümmerbrüche. Bei dem
durch indirekte Gewalteinwirkung (z. B. Rotation des Körpers bei
fixiertem Fuß) verursachten Unterschenkeldrehbruch finden sich die
Frakturen bevorzugt im distalen Drittel des Schienbeins und im proximalen Drittel des Wadenbeins.

Klinisches Bild: Die Brüche des Tibiaschaftes weisen die typischen
Bruchzeichen auf.

Therapie: Die Behandlung des Unterschenkelschaftbruches richtet
sich nach der Lokalisation des Bruches, Zustand der umhüllenden
Weichteile sowie Alter und Allgemeinzustand des Patienten. Konservatives Vorgehen ist operativem bei gleichen Wiederherstellungsaus-
sichten vorzuziehen; das ist häufig bei Jugendlichen und bei Frakturen
ohne Dislokation der Fall. Die Gipsfixation beträgt 6–12 Wochen. Ist
der Bruch verschoben, kommt Extension über einen Kalkaneusdraht
und anschließende Ruhigstellung im Gipsverband in Betracht. Wenn
jedoch die Fragmente nicht ausreichend reponiert und retiniert werden können, bei Verdacht auf Interponate und bei schwereren Hautverletzungen, wird die Osteosynthese – auch zur Vermeidung der sog.
Frakturkrankheit – bevorzugt. Zur Osteosynthese hat sich bei Quer-
und kurzen Schrägfrakturen im mittleren Schienbeindrittel der Marknagel bewährt. In allen anderen Fällen werden Verplattung bzw.
Verschraubung angewandt. Bei offenen Brüchen und Trümmerfrakturen hat sich auch die Stabilisierung mit dem Fixateur externe durchgesetzt.

Die Osteosynthese läßt in der Regel ideale Adaptation der Bruchstücke und Übungsstabilität des Bruches erzielen und damit die Folgen
längerer Ruhigstellung vermeiden.

Komplikationen und Spätschäden: Bei konservativer Therapie können
Fehlstellungen und Pseudarthrosen auftreten, bei operativer Behandlung mit unzureichender und instabiler Osteosynthese Pseudarthrosen
und Infekte.

Krankengymnastische Behandlung

Operativ-versorgte Unterschenkel-/Tibiaschaftfraktur (Platten-Schrauben-Osteosynthese)

Befund

Das operierte Bein liegt gewickelt auf Lagerungsschiene,
- postoperatives Ödem,
- durch Schmerzen und Lagerung bedingte allgemeine Bewegungsinaktivität sowie Minderung der Funktion von Durchblutung, Atmung und Kreislauf,
- Schmerzen im Operationsbereich.

Gesichtspunkte und Maßnahmen

1. Dekubitusprophylaxe:
   - Lagerung(skontrolle),
   - statische und dynamische Muskeltätigkeit,
   - Erarbeiten von Positionswechseln.

2. Pneumonie- und Thromboseprophylaxe:
   - Atemtherapie,
   - statische und dynamische Muskelarbeit.

3. Kreislaufanregung:
   - aktives Bewegen,
   - Erarbeiten von Lagewechseln.

4. Entstauung:
   - Hochlagerung,
   - Kompression,
   - statische und dynamische Muskelkontraktionen.

5. Durchblutungsförderung:
   - statische und dynamische Muskelarbeit,
   - Kryotherapie,
   - Medizinalbäder, Kneipp-Anwendungen,
   - Bewegungsbad, Schwimmen.

6. Mobilisation:
   - statische und dynamische Muskelarbeit,
   - Entspannungstechnik mit Eis,
   - aktives Bewegen mit Übungsgeräten,
   - Bewegungsbad, Tretbad, Schwimmen,
   - Erarbeiten von Positionswechseln.

7. Kräftigung:
   - dynamische Muskelarbeit,

- Bewegen gegen Widerstand, mit Geräten; PNF,
- Bewegungsbad, Tretbad, Schwimmen,
- klinischer Sport.

8. Schulen von Gebrauchsbewegungen:
   - Gangschulung.

Verlauf

Vom Tag nach der Operation an führt der Patient die auf S. 39f. angegebenen „prophylaktischen Aufgaben bei bettlägerigen Patienten" aus. Mit dem operierten Bein darf er sowohl statische als auch dynamische Muskelarbeit leisten. Dabei kann es während der ersten Tage erforderlich sein, die Schwere des Beins durch unterstützenden Griff abzunehmen.

Verläuft die Wundheilung ohne Störung, ergänzen *vom 11. Tag an* Heublumen-, Rosmarinbäder, Fußwechselbäder, Bewegungsbad und Schwimmen das Programm.

Der Patient darf sich im entlastenden Gang an Unterarmstützen oder mit Minimalbelastung („Bodenkontakt") fortbewegen. Um Schwellungen zu vermeiden, sollte er dabei einen Unterschenkelkompressionsstrumpf tragen. Treten dennoch Schwellungen auf, müssen entstauende Maßnahmen durchgeführt werden (Hochlagerungsübungen usw.).

Ab 10. Woche: Jetzt setzt die eigentliche Belastung ein, die jeweils dem Röntgenbild entsprechend gesteigert wird. Neben Widerstandsübungen und Übungen aus halbbelastenden Ausgangsstellungen und Stehen (auch auf schiefer Ebene und Schaukelbrett) nehmen jetzt Gangkorrektur und Gangschulung den überwiegenden Teil der Behandlungszeit in Anspruch.

Häufig hat der Patient Schwierigkeiten, die erlaubte (Teil-)Belastung voll auf das verletzte Bein zu übernehmen: Er „mogelt" sich zum Teil aus Angst, zum Teil wegen Schmerzen (Einlagenversorgung?) darüber hinweg.

Um dem Patienten die Angst zu nehmen und ihn an das neue Belastungsgefühl zu gewöhnen, wiederholt der Krankengymnast mehrfach mit ihm das Auswiegen und Stabilisieren auf der Waage sowie das Gehen über die „Waagenstraße".

Außerdem übt er mit ihm die Gewichtverlagerung, das Abrollen-Abdrücken, die Schrittphase und einige wenige Schritte erst im Barren, dann auch an Unterarmstützen (Spiegel!).

Neben der krankengymnastischen Behandlung nimmt der Patient an klinischem Sport und an der Beschäftigungstherapie teil.

Mittlere Phase der Entstauung, Durchblutungsförderung

1. Umlagerungsübungen auf der Entstauungsbank (s. Abb. **37**):
   - bei hochgelagerten Beinen werden im Wechsel intensive Zehen-/Fußbewegungen und große Gelenkbewegungen ausgeführt (jede etwa 10mal);
   - gleich anschließend, in flacher Rückenlage (oder im Sitz an der Bankkante), werden im Wechsel intensive Zehen-/Fußbewegungen und statische Kontraktionen des ganzen Beins ausgeführt (ebenfalls jeweils 10mal).

   Diese beiden Übungsteile sollten etwa 3mal nacheinander durchgeführt werden. Geendet wird in flacher Rückenlage.

   Häufig wird der Übungserfolg durch zwischenzeitliches Bestreichen oder Abtupfen mit Eis (in Packung) verstärkt.

2. Übungsgerät Schaumstoffklotz oder Ball:
   - Rückenlage oder auf Unterarme abgestützt, Patient hält den Klotz/Ball zwischen den Füßen und „verteidigt" ihn gegen „Wegziehversuche" des Krankengymnasten (minimale Widerstände mit rein statischer Kontraktion als Antwort; es dürfen keine Scherkräfte oder ungünstige Belastung auf die Fraktur einwirken!);
   - gleiche Ausgangsposition, alle möglichen großen Bewegungen für Knie- und Hüftgelenk.

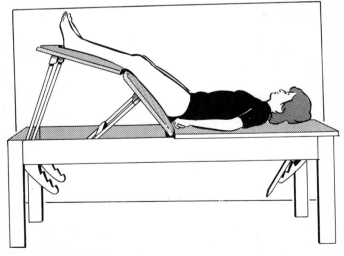

Abb. **37**   Entstauungsbank.

Operativ versorgte Unterschenkel-/Tibiaschaftfraktur (Marknagelung)

Befund – Gesichtspunkte und Maßnahmen

Sie entsprechen dem bzw. denen bei operativ versorgter Unterschenkel-/Tibiaschaftfraktur (Platten-Schrauben-Osteosynthese) (S. 147f.).

Verlauf

Am 1. postoperativen Tag wird mit den auf S. 39f. beschriebenen „prophylaktischen Aufgaben bei bettlägerigen Patienten" und mit rein dynamischen Muskelkontraktionen für das ganze Bein begonnen. Dabei muß das Bein bei den Knie-/Hüftübungen anfangs unterstützt werden (Abnahme der Schwere).

Vom 3. Tag an können die Knie-/Hüftübungen gegen Widerstände verlangt werden. Hierbei darf es jedoch keineswegs zu Rotations- oder Scherwirkung auf den Unterschenkel kommen.

Ist nach *10 Tagen* die Wundheilung abgeschlossen, darf der Patient ins Bewegungsbad. Auch Fußwechselbäder und Tretbad sind empfehlenswert.

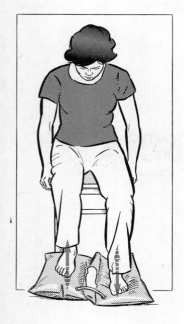

Abb. **38**   Luftkissen („Dumo-Körpertrainer", „Bema-Genex"-Kissen o. ä.)

Das Gehen an Unterarmstützen wird erlaubt. Man beginnt in der Regel mit einer Teilbelastung von 20 kg und steigert entsprechend dem individuellen Bild im Laufe der folgenden Zeit auf Vollbelastung.

Erst nach Abschluß der Frakturheilung kann das Verbot von Übungen mit Rotations- und Abscherwirkung auf den Verletzungsbereich aufgehoben werden.

Übungsbeispiele

Frühe, mittlere, späte Phase von Kräftigung und Gangschulung

Übungsgerät Luftkissen (z. B. „Dumo-Körpertrainer"):
1. Rückenlage im Bett: alternierendes „Luftkissentreten", Fußsohlen dabei voll gegen das Kissen drücken.
2. Hockersitz: s. 1. Übung (Abb. **38**).
3. Stand an der Sprossenwand oder im Barren:
   – s. 1. Übung;
   – mittlere Position beider Luftkissenhälften: so balancieren und stabilisieren.

Distale Tibiafraktur

Die Frakturen im distalen Tibiaabschnitt (nicht jedoch die Knöchelbrüche!) ähneln bezüglich des Entstehungsmechanismus, ihrer Auswirkungen und der Behandlungsgrundsätze den proximalen.

Eine besondere Stellung nimmt die distale Tibiafraktur unter Einbeziehung der Sprunggelenkfläche ein. Sie wird Pilon tibial genannt (Abb. **39**).

Nach Weber werden 3 Verletzungstypen unterschieden:

Typ A: Aussperrung eines vorderen und hinteren Kantenfragmentes und schwere zentrale Spongiosakompression,

Typ B: Abscherung eines großen ventralen Kantenfragmentes,

Typ C: Abscherung eines großen dorsalen Kantenfragmentes.

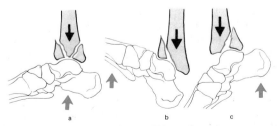

Abb. **39 a–c** Verletzungstypen der distalen Tibia. **a** Aussprengung von vorderer und hinterer Tibiakante, **b** Abscherung der vorderen Tibiakante, **c** Abscherung der hinteren Tibiakante (nach *Schlosser* u. *Kuner* 1980).

Bei Kindern und Jugendlichen tritt an die Stelle der distalen Fraktur nicht selten eine Verletzung der distalen Epiphysenfuge des Schienbeines. In Verbindung mit dieser traumatischen Epiphysiolyse können meta- und/oder epiphysäre Tibiakeile ausgesprengt werden (s. allgemeiner Teil, S. 19).

Therapie: Die Behandlung erfolgt operativ. Eine sorgfältige Wiederherstellung der anatomischen Verhältnisse ist notwendig, da verbleibende Stufenbildungen zur Arthrose führen. Defekte werden mit autologer Spongiosa aufgefüllt. Die Fixation erfolgt mit Abstützplatte und Schrauben. Danach wird im Unterschenkelgipsverband ruhiggestellt; er erlaubt dorsalgerichtete Extensionsübungen.

Komplikationen und Spätschäden: Gelenkflächeninkongruenzen führen zur Arthrosen. Die dadurch bedingte, zunehmende schmerzhafte Funktionseinschränkung erfordert dann orthopädisches Schuhwerk und u. U. schließlich die Ausschaltung des Gelenkes durch Arthrodese.

Sprunggelenksverletzungen

Der Funktionseinheit des distalen Unterschenkelabschnittes mit dem oberen und unteren Sprunggelenk kommt besondere Bedeutung zu. Diese in der Belastungsachse des Körpers sehr peripher gelegenen Gelenke sind aufgrund des langen Hebelarmes zahllosen Verletzungen und Gewalteinwirkungen ausgesetzt. Die Bandverletzungen und Knochenbrüche im Bereich der Sprunggelenke gehören zu den häufigsten. Sie werden in ihrem Ernst nicht immer richtig gedeutet, vor allem ist die Erkennung und Versorgung der Bandrisse oft unzureichend. Auch für Entstehung und Therapie der Malleolarfrakturen ist der Bandapparat von Bedeutung.

Der laterale Gelenkanteil ist als Folge des physiologischen Rückfußvalgus stärker belastet als der mediale. Die Fibula hält als Gegenlager des Talus Kräften in Höhe des halben Körpergewichts stand. Die Bedeutung einer intakten Syndesmose zwischen Schienbein und Wadenbein bzw. ihrer Wiederherstellung bei Sprengungen kann nicht hoch genug eingeschätzt werden.

Neben Druck- und Belastungsschmerzen gehen Sprunggelenksverletzungen mit oft erheblichen Schwellungen durch Blutaustritt und Ödem einher. Dies ist vor allem bei Verwendung fixierender und stützender Verbände zu berücksichtigen, um bedrohliche Durchblutungsstörungen durch zirkuläre Verbände zu vermeiden.

Bandverletzungen im Bereich des oberen Sprunggelenkes

Ursache: Verstauchung, Verdrehung und Überdehnung kommen als „Vertreten" besonders beim Sport und als Gelegenheitsursache vor. Es wird forciert, plötzlich und rauh, fälschlich aufgetreten in Supination, Adduktion und Innenrotation oder Pronation, Abduktion und Außejrotation.

Formen: Wie beim Kniegelenk werden Zerrung, Dehnung und Zerreißung unterschieden. Schien- und Wadenbein sind in der Knöchelgabel mit eines Syndesmose gelenkähnlich verbunden. Da bei extremer Fußhebung bzw. passiver Dorsalflexion des Fußes der breitere Anteil der Talusrolle in die Knöchelgabel gepreßt wird, kommt es zu einer Dehnung der Bandverbindung bis zur Sprengung der Syndesmose. Die maximale Senkung der Fußspitze kann zu passiver Überdehnung des vorderen Anteils der Gelenkkapsel und bei Wiederholung zu arthrotischen Ausziehungen an der vorderen Schienbeinkante führen. Durch Überschreitung des Bewegungsraumes in der seitlichen Bandführung kommt es, je nach Bewegungsrichtung, zur medialen oder lateralen Banddehnung und zum Bänderriß. Bandrisse und -einrisse im Bereich der Knöchelgabel finden sich vor allem am Bandapparat des Außenknöchels.

Klinisches Bild und Diagnose: Die Symptome bestehen in umschriebenem Druckschmerz, Schwellung (Hämatom), Schmerz bei Abkippung des Rückfußes im O- bzw. X-Sinne und vermehrter Aufklappbarkeit. Die seitliche Röntgenaufnahme zeigt darüber hinaus eine Verlagerung des Sprungbeins gegenüber dem Schienbein nach vorn, wenn die vorderen Anteile betroffen sind (Vergleichsaufnahmen). Sprengungen der Syndesmose sind röntgenologisch an einer Verbreiterung der Knöchelgabel und des Syndesmosespaltes zu erkennen. Sie gehen häufig mit kleinen knöchernen Ausrissen einher.

Therapie: Je nach Ausmaß der Verletzung erfolgt die Behandlung konservativ (bei Zerrung funktionell, bei Dehnung Unterschenkelgehgips für 4–6 Wochen) oder operativ (bei Zerreißung Bandnaht und Gips für 4–6 Wochen). Luxationen des oberen Sprunggelenkes setzen im allgemeinen eine knöcherne Beteiligung von Schien- oder Wadenbein voraus. Der Talus kann nach vorn, nach hinten und nach den Seiten luxieren. Immer geht die Luxation mit Bandrupturen einher, die Reposition und operatives Vorgehen mit Bandnaht notwendig machen.

Komplikationen und Spätschäden: Bandinstabilität mit rezidivierenden Distorsionen und Arthrose machen eine Bandplastik (z. B. nach Watson-Jones) notwendig.

Bandinsuffizienz und Talusnekrose sind zu fürchten.

Knöchelfrakturen

Ursache: Es handelt sich immer um Abscherbrüche und um knöcherne Bandausrisse (häufig ossär). Der Entstehungsmechanismus entspricht weitgehend dem der Bandrupturen.

Formen: Beim typischen Knöchelbruch wird zwischen der häufigen Pronationsfraktur (durch abduzierende Abwinkelung im oberen Sprunggelenk) und der selteneren Supinationsfraktur (zur Varusstellung führend) unterschieden. Das Supinationstrauma ist mit Adduktion und Inversion des Fußes verbunden, das Pronationstrauma mit Eversion und Außenrotation. Bei Supination schert der Innenknöchel medial ab, und lateral reißt das Seitenband oder die Malleolarspitze knöchern aus. Bei Pronation kommt es zur Bandruptur medial oder zum knöchernen Abriß des Malleolus und zur Schrägfraktur der Fibula. Die Unterteilung erfolgt nach Weber in 3 Typen. Das Bild der Malleolarfrakturen wird dabei weitgehend vom Bandapparat der Sprunggelenke mitbestimmt (Abb. **40**). Wesentlich ist die Lage der Schrägfraktur an der Fibula.

Typ A: Die Fraktur liegt unterhalb der Syndesmose, welche intakt ist.

Typ B: Die Fraktur verläuft auf Höhe der Syndesmose, welche teilweise gerissen ist.

Typ C: Die Fraktur liegt oberhalb der Syndesmose; es kommt zur Luxation nach lateral.

Auch kann die hintere Tibiakante (Volkmann-Dreieck) mit abgerissen werden.

Klinisches Bild und Diagnose: Die Symptome der Knöchelfraktur sind Schwellung, äußere Verformung, tastbare Stufen, falsche Beweglichkeit.

Die Diagnose wird durch das Röntgenbild gesichert. Bei stärkerer Fehlstellung und bei erheblicher Schwellung drohen Durchblutungs- und neurologische Störungen.

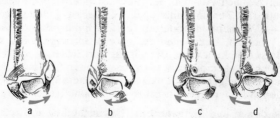

Abb. **40 a–d**   Sprunggelenksverletzungen. **a** Supinationsinversionsverletzung, **b** Abduktionseversionsverletzung (Typ Weber A), **c** Verletzung oberhalb der Syndesmose (Typ Weber C), **d** Typ Weber C mit hoher Fibulafraktur (Maisonneuve-Fraktur) (nach *Danis* 1947, *Willenegger* u. *Weber* 1963).

Therapie: Die Behandlung hat die Wiederherstellung anatomischer Verhältnisse unter Vermeidung auch geringster Stufenbildung sowie die Wiederherstellung des Bandapparates einschließlich der Syndesmose zum Ziel.

Konservativ werden die Frakturen vom Typ A behandelt; sie erfordern Gipsfixation für etwa 6 Wochen.

Operatives Vorgehen ist bei Brüchen vom Typ B und C angezeigt. Form und Länge der Skeletteile werden exakt wiederhergestellt und stabil mit Schrauben oder Platten fixiert, Bänder werden genäht. Vorübergehend wird die Syndesmose mit einer Stellschraube fixiert, die vor Freigabe der Teilbelastung wieder entfernt werden muß. Bei Begleitschäden ist die sofortige Beseitigung der Fehlstellung vorrangig (Reposition einer Luxationsfraktur). Wenn durch Osteosynthese Übungsstabilität nicht erzielt werden konnte (Bandnähte), ist zusätzlich für einige Wochen äußere Ruhigstellung durch (gespaltenen!) Gipsverband angezeigt.

Komplikationen: Inkongruenzarthrose.

Krankengymnastische Behandlung

Naht des Außenbandes am oberen Sprunggelenk

Befund

– das operierte Bein liegt in gespaltenem Unterschenkelgips auf einer Schiene;
– postoperatives Ödem, evtl. auch Hämatom;
– evtl. durch Lagerung und Schmerzen bedingte allgemeine Bewegungsinaktivität und daraus resultierende Minderung der Funktion von Atmung, Kreislauf, Durchblutung;
– Schmerzen im Operationsbereich.

Gesichtspunkte und Maßnahmen

1. Dekubitusprophylaxe:
   – Lagerung(skontrolle),
   – statische und dynamische Muskeltätigkeit,
   – Erarbeitung von Positionswechseln.

2. Pneumonie- und Thromboseprophylaxe:
   – Atemtherapie,
   – statische und dynamische Muskelarbeit.

3. Kreislaufanregung:
   – aktives Bewegen,
   – Erarbeiten von Lagewechseln.

4. Entstauung:
   – Hochlagerung, Kompression,
   – statische und dynamische Muskelarbeit.

5. Durchblutungsförderung:
   – statische und dynamische Muskelkontraktionen,
   – Kryotherapie,
   – Medizinalbäder, Kneipp-Anwendungen,
   – Bewegungsbad, Schwimmen.

6. Mobilisation:
   – statische und dynamische Muskelarbeit,
   – Entspannungstechnik mit Eis,
   – aktives Bewegen mit Übungsgeräten,
   – Bewegungsbad, Tretbad, Schwimmen,
   – Erarbeiten von Positionswechseln.

7. Kräftigung:
   – dynamische Muskelarbeit,
   – Bewegen gegen Widerstand, mit Geräten,
   – PNF,
   – Bewegungsbad, Tretbad, Schwimmen,
   – klinischer Sport.

8. Schulen von Gebrauchsbewegungen:
   – Gangschulung.

Verlauf

Während der ersten 3 postoperativen Tage bleibt die Unterschenkel-gipsschale geschlossen.

Der Krankengymnast arbeitet mit dem Patienten im Sinne der auf S. 39f. aufgeführten „prophylaktischen Aufgaben bei bettlägerigen Patienten".

Am 4. postoperativen Tag biegt der Krankengymnast den Gips auf. Er leitet den Patienten zum Üben der aktiven Dorsalextension des Fußes an. Nach der Behandlung schließt der Krankengymnast die Gipsschale mit einer elastischen Binde. Der Patient darf so vorsichtig Flexion/Extension, die Streckhebung und, soweit es die Lagerungsschiene erlaubt, auch Abduktion/Adduktion üben.

Bei komplikationsloser Wundheilung kann am *10. Tag* ein Unter-schenkelgehgips angelegt und der Patient für ungefähr 4 Wochen nach Hause entlassen werden.

Nach einer postoperativen *Ruhigstellung von insgesamt 6 Wochen* stehen nach der Gipsabnahme die Mobilisation der Gelenke und die Kräftigung der Muskulatur – ohne Einschränkung und gegen wohldosierte Widerstände – im Vordergrund der Behandlung. Unterstützt wird dies durch die Teilnahme des Patienten an hydrotherapeutischen Maßnahmen (Fußwechsel- und Tretbad, Güsse). Bewegungsbad, Schwimmen, klinischer Sport und Beschäftigungstherapie stellen weitere Verordnungsmöglichkeiten dar.

Zwar ist von Anfang an die volle Belastung (Unterschenkelkompressionsstrumpf) gestattet, aber wegen Schwellungen, Resteinschränkungen und Schmerzen selten möglich. Dem individuellen Bild entsprechend wird intensive Gangschulung vorgenommen und auf ein physiologisches Gangbild ohne Hilfsmittel hingearbeitet.

Die *Behandlung nach Bandplastiken* im Sprunggelenksbereich, z. B. nach Evans-Plastik, gleicht weitgehend der Behandlung nach Außenbandnaht.

Übungsbeispiele

Mittlere bis späte Phase der Mobilisation, Kräftigung, Gangschulung

1. Sitz auf dem Hocker, Übungsgerät Plastiktüte, beide Füße arbeiten:
   - die Tüte am Boden ausbreiten und glätten,
   - Tüte falten und entfalten,
   - Tüte rollen und entrollen,
   - das Innere der Tüte nach außen kehren,
   - die Tüte zerknüllen,
   - zerknüllte Tüte hochwerfen, fangen,
   - erste Übung wiederholen.

2. Im Stehen:
   - alle unter 1. aufgeführten Übungen;
   - die Tüte ist ausgebreitet am Boden, wechselweise sachter Ausfallschritt nach vorn über sie hinweg, Gewichtsverlagerung;
   - das gleiche zu den Seiten hin;
   - auf die Tüte stellen, von den Füßen aus auf/mit der Tüte um die eigene Achse drehen;
   - das gleiche auf/mit der Tüte vor- und rückwärts „robben".

Operativ versorgte Frakturen am oberen Sprunggelenk

Befund, Gesichtspunkte und Maßnahmen, Verlauf

Die Angaben des Befundes, der Gesichtspunkte und Maßnahmen sowie der *Verlauf bis zum 3. postoperativen Tag* einschließlich entsprechen weitgehend den unter „Naht des Außenbandes am oberen Sprunggelenk" (S. 155f.) gemachten Angaben.

Verlauf ab 4. postoperativen Tag: Der Gips wird aufgebogen. Die Dorsalextension des Fußes darf vorsichtig aktiv geübt werden.

Bei Wundheilung per primam wird am 11. Tag ein Unterschenkelliege-gips oder ein Gehgips (das Röntgenbild entscheidet) angelegt. Der Patient verbringt die folgenden 4–5 Wochen zu Hause.

In der 7. postoperativen Woche wird der Gips entfernt. Der Röntgen-befund bestimmt, ob ein neuer Gips bis zur 12. Woche verordnet wird oder ob das Aktivierungsprogramm beginnen darf.

Wenn Aktivierung möglich ist, sind in den meisten Fällen entstauende Maßnahmen angezeigt. Außerdem arbeitet man bewegungserweiternd für das obere und untere Sprunggelenk (ggf. mit Eis) und kräftigend für die gesamte Beinmuskulatur. Dazu kommen Medizinal- und Wech-selbäder, Bewegungsbad und Schwimmen.

Nach Verordnung eines Unterschenkelkompressionsstrumpfes wird der entlastende Gang oder Minimalbelastung („Bodenkontakt") an Unterarmstützen freigegeben.

Ab der 13. Woche: Der Patient darf jetzt 10–20 kg belasten. Dies wird im Laufe der folgenden Zeit individuell gesteigert. In den Behand-lungsplan können außerdem Tretbad, Haltungs- und Gangschulung, Beschäftigungstherapie und klinischer Sport aufgenommen werden.

Übungsbeispiele

Mittlere und späte Phase von Mobilisation, Kräftigung, Gangschulung

1. Hockersitz:
   - Beine nach vorn gestreckt, Füße ruhen auf den Fersen: alle Zehen- und Fußbewegungen bilateral-symmetrisch;
   - Füße sind unter den Knien (90-Grad-Winkel) am Boden: bilate-ral-symmetrisch im Wechsel die Zehen und die Fersen abheben.
2. Pezzi-Ball:
   - Sitz auf dem Ball, Fußsohlen haben festen Bodenkontakt: Ball vor-, rück-, seitwärts und im Kreis (beide Richtungen) rollen, dabei Fußsohlen fest am Boden lassen.
3. Halber Kniestand:
   - stabilisieren,
   - Fuß von den Zehen aus nach vorn robben und zurück,
   - Gewichtsverlagerung,
   - Gegenstand (Kästchen, kleine Hantel, Tuch) mit den Händen am Boden/in der Luft um sich herum bewegen,
   - zum Stand hochstemmen, Stand stabilisieren.
4. Schiefe Ebene:
   - auf und ab gehen,
   - seitwärts, rückwärts auf und ab gehen.

Achillessehnenriß

Ursache: Der Achillessehnenriß ist nur selten Folge äußerer Gewalteinwirkung (Schlag, Schnitt, Stich). Meistens handelt es sich um eine
endogene Verletzung (Achillessehnenruptur) durch indirekte Traumen (Ski, Leichtathletik) und spontan bei vorbestehender Degeneration (auch Cortisoninjektion!). Es spielen äußere Umstände aber
insofern eine Rolle, als sie zu einer plötzlichen Spannungsänderung
führen und damit den unmittelbaren Anlaß zum Eintritt der Ruptur
liefern.

Formen: Auf degenerativen Veränderungen im Sehnengleit- und Sehnengewebe beruhende Rupturen finden sich überwiegend im sehnigen
Anteil nahe dem Ansatz am Fersenbein – im Gegensatz zu überwiegend traumatisch verursachten Rissen am Muskel-Sehnen-Übergang
bzw. Ausrissen am Ansatz mit kleiner Knochenlamelle. Diese können
durch Überdehnung bei höchster Kraftentfaltung (z. B. Schlag gegen
dorsalflektierten Fuß beim Skifahren) zustande kommen.

Degenerative Veränderungen des Sehnen- und Sehnengleitgewebes sind Folge
altersbedingter Veränderungen und/oder einer örtlichen Ernährungsstörung bei
übermäßiger bzw. einseitiger Beanspruchung. Auf eine drohende Ruptur kann
die sog. Achillodynie hinweisen – ein Reizzustand im Sehnengleitgewebe.

Klinisches Bild und Diagnose: Der Achillessehnenriß verursacht häufig nur geringe Schmerzen. Im frischen Stadium ist eine querverlau-
fende Eindellung tastbar, die durch Hämatom und Ödem aufgefüllt
wird und dann verschwindet. Die Plantarbeugung des Fußes ist kraft-
los, der Einbeinstand auf den Zehen nicht sicher möglich. Die unver-
letzte Sehne des M. plantaris läßt Restfunktionen erhalten, doch kann
Widerstand bei der Plantarflexion nicht überwunden werden. Der
Achillessehnenreflex fehlt.

Therapie: Die Behandlung des Achillessehnenrisses ist immer operativ. Die Naht erfolgt durch Einzelknopfnähte oder durchflechtend.
Hierzu kann auch die Plantarissehne verwendet werden. Bei stärkeren
degenerativen Veränderungen und Dislokationen der Sehnenstümpfe
kommt die Sehnenplastik als Umkehrplastik des Sehnenspiegels in
Betracht. Bei knöchernem Ausriß erfolgt die Verschraubung. Nach
3wöchiger Ruhigstellung im Liegegips in Spitzfußstellung wird
anschließend ein Gehgips für weitere 3–5 Wochen angelegt. In der
Regel kann nach 6–8 Wochen Übungsbehandlung einsetzen. Für eine
Übergangszeit von einigen Monaten empfiehlt sich Absatzerhöhung,
wodurch die Achillessehne teilentlastet wird.

Krankengymnastische Behandlung

Naht der Achillessehne

Befund

- Das operierte Bein des Patienten liegt in gespaltenem Oberschenkelgips auf einer Schiene, das obere Sprunggelenk ist in „Spitzfußstellung" (Entlastung der Sehne und Naht);
- postoperatives Ödem (nicht prüfbar);
- allgemeine Bewegungsinaktivität und dadurch herabgesetzte Funktion von Atmung, Kreislauf, Durchblutung;
- Schmerzen im Bereich der Wunde.

Gesichtspunkte und Maßnahmen

1. Dekubitusprophylaxe:
   - Lagerung(skontrolle),
   - statische und dynamische Muskelarbeit,
   - Erarbeitung von Positionswechseln.

2. Pneumonie- und Thromboseprophylaxe:
   - Atemtherapie,
   - statische und dynamische Muskeltätigkeit.

3. Kreislaufanregung:
   - aktives Bewegen.

4. Entstauung:
   - Hochlagerung, Kompression,
   - statische und dynamische Muskelarbeit.

5. Durchblutungsförderung:
   - statische und dynamische Muskelarbeit,
   - Fußwechsel- und Tretbäder,
   - Bewegungsbad, Schwimmen.

6. Mobilisation:
   - statische und dynamische Muskelarbeit,
   - ggf. Entspannungstechnik mit Eis,
   - Bewegungsbad, Schwimmen.

7. Kräftigung:
   - dynamische Muskeltätigkeit,
   - Bewegen gegen Widerstand, mit Geräten, PNF,
   - Bewegungsbad, Tretbad, Schwimmen,
   - klinischer Sport.

8. Schulen von Gebrauchsbewegungen:
   Gangschulung.

Vom 1.–10. postoperativen Tag arbeitet der Krankengymnast mit dem Patienten im Sinne der auf S. 39f. dargestellten „prophylaktischen Aufgaben bei bettlägerigen Patienten".

Am 11. Tag wird ein Oberschenkelgehgips angelegt, und der Patient kann für etwa 4 Wochen entlassen werden.

Ab der 7. Woche: Nach der Gipsabnahme erleichtern Fußwechselbäder, Bewegungsbad und Schwimmen die Mobilisation von Fuß und Knie und die Beinkräftigung. Übungsmäßig sind alle Ausgangspositionen und Bewegungsrichtungen erlaubt. Allerdings darf die Dorsalextension anfangs nur aktiv, ohne Widerstände und Belastung, erarbeitet werden.

Die Gangschule, mit Kompressionsstrumpf und 3 cm Absatzerhöhung, findet zuerst unter Teilbelastung an Unterarmstützen statt. Es sollte aber möglichst zügig zum Gehen an einem Stock und zum freien Gehen übergewechselt werden. Die Absatzerhöhung wird jeweils nach 1 Monat um 1 cm vermindert, so daß der Patient nach einem Vierteljahr seine übliche Absatzhöhe wieder erreicht hat. Dann erst sollte er auch barfuß voll belasten.

Mittlere Phase der Mobilisation und Kräftigung

1. Rückenlage:
   – alle Fußbewegungen, insbesondere Dorsalextension: aktiv, ohne Widerstand.

2. Hockersitz:
   – Fußsohlen am Boden, stumpfer Winkel im Kniegelenk,
     im Wechsel Fersen und Fußspitzen vom Boden abheben,
     Schwerpunkt liegt auf dem Fußspitzenabheben;
     allmählich Ausgangsstellung von stumpfem Winkel zu rechtem Winkel im Knie hin ändern;
   – verschiedene (Tennis-)Ringe am Boden, Patient versucht, seine Ferse (bei dorsalextendiertem Fuß) in die einzelnen Ringe hineinzusetzen;
   – Stab hinter den Fersen des Patienten am Boden (stumpfer Winkel im Kniegelenk), Patient versucht, den dorsalextendierten Fuß mit der Sohle voll jenseits des Stabes aufzusetzen und zurück nach vorn.

3. Stand an der Sprossenwand (ohne Belastung des operierten Beines):
   – Ball unter dem Fuß: vor- und zurückrollen;

– Bein mit dorsalextendiertem Fuß auf eine Kiste und ebenso wieder zurück auf den Boden aufsetzen;
– versuchen, die ganze Fußsohle auf den Boden zu bringen.

Fußverletzungen

Distorsion und Luxation

Die Luxation des Talus, die fast immer mit Frakturen der Knöchelgabel einhergeht, wurde bei den Knöchelbrüchen (S. 154) besprochen.

Die *Luxatio sub talo* (Verrenkung im unteren Sprunggelenk) schließt immer eine Luxation im Talonavikulargelenk ein und geht immer mit schweren Band-, oft auch Knochenverletzungen einher.

Ursache: Diese Luxation wird durch direkte (bei festgestelltem Fuß oder oberem Sprunggelenk) oder indirekte Gewalt hervorgerufen.

Formen: Sie erfolgt meistens nach medial (50%), kann aber auch nach lateral, dorsal oder plantar eintreten.

Klinisches Bild und Diagnose: Deformierung und Schmerzhaftigkeit. Röntgenaufnahmen.

Therapie: Die Behandlung besteht in rascher Einrichtung mit Rücksicht auf die gestörte Durchblutung des Fußes und anschließender, mehrwöchiger Ruhigstellung im Gipsverband (4–6 Wochen).

Häufig ist operatives Vorgehen bei Interponaten (Reposition und Kirschner-Draht-Fixation), auch zwecks Wiederherstellung des Bandhaltes und früher Übungsmöglichkeit, vorzuziehen.

Luxationen in den Mittelfuß- und Fußwurzelgelenken gehen mit Frakturen an der Basis der Mittelfußknochen einher und werden dort besprochen.

Distorsionen der Zehengelenke (Stauchungen) werden durch Klebeverbände vorübergehend ruhiggestellt. Sie beeinträchtigen das Steh- und Gehvermögen nicht. Luxationen in den Zehengelenken werden reponiert und kurzfristig mit Spicaverband behandelt.

Fuß- und Zehenfrakturen

Talusfraktur

Ursache: Bei schwerer, meist indirekter Gewalteinwirkung und durch Stauchung kann es zu Frakturen im Bereich des Sprungbeins kommen.

Formen (Abb. **41**): Es werden zentrale Frakturen des Körpers, des Halses und des Kopfes von peripheren im Sinne von lateralen Kanten-

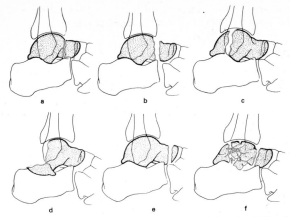

Abb. 41 a–f   Formen der Talusfraktur. **a** Talushalsbruch, **b** Talushalsstückbruch, **c** Talus-körperbruch, **d** Talusverrenkungsbruch, **c** Taluskopfbruch, **f** Talustrümmerbruch (nach *Schlosser* u. *Kuner* 1980).

absprengungen und Brüchen des Processus lateralis und posterior tali unterschieden.

Sie können im Sinne von Kompressions- und Trümmerfrakturen verlaufen. Die Brüche können mit Verlagerung von Fragmenten einhergehen sowie mit Stufenbildungen im unteren Sprunggelenk und sind nicht selten mit Verrenkungen der Fußwurzel gegenüber dem Sprungbein verbunden.

Klinisches Bild und Diagnose: Die Symptome bestehen in schmerzhafter Bewegungseinschränkung, Deformierung und tastbaren Stufen.

Röntgenaufnahmen in 2 Ebenen klären die Art der Fraktur. Vereinzelt sind auch Schichtaufnahmen notwendig.

Therapie: Die Behandlung erfolgt bei den peripheren Frakturen und solchen zentralen, die sich exakt reponieren lassen, konservativ. Nach 4wöchiger Gipsfixation wird funktionell behandelt. Nichtbelastung für 12 Wochen. Stärker disloziert und luxierte Brüche werden operativ gestellt und mit Schrauben fixiert. Es muß stufenlose Adaptation erreicht werden.

Körper-, Hals- und Luxationsfrakturen bedürfen wegen der häufig unterbrochenen Blutversorgung einer langfristigen Entlastung (ungefähr 1 Jahr im Gehapparat nach Allgöwer).

Komplikationen und Spätschäden: Bei Brüchen des Taluskörpers und -halses, vor allem bei der Luxationsfraktur, muß wegen der erheblichen Durchblutungsstörung mit einer Talusnekrose gerechnet werden.

Verbleibende Inkongruenzen führen zu posttraumatischer Arthrose. Mitbeteiligung von Nerven und Gefäßen ist möglich.

Kalkaneusfraktur

Ursache: Die Fersenbeinbrüche sind die häufigsten im Bereich der Fußwurzel. Sie entstehen vor allem durch Stauchung (Sturz aus großer Höhe); häufig sind sie doppelseitig und weisen erhebliche Verformungen der Fersenbeine auf (Abflachung des Tubergelenkwinkels im unteren Sprunggelenk).

Formen: Neben Impressionstrümmerfrakturen (Abb. **42**) werden isolierte Schräg- und Querbrüche beobachtet, Abbrüche des Sustentaculum tali und Abrißfrakturen im Bereich der Achillessehne sind seltener (Abb. **43**). Es werden nach Vidal 3 Schweregrade unterschieden:

I.   isolierte Fraktur ohne Gelenkbeteiligung (9%),
II. Trümmerbruch mit geringer Gelenkbeteiligung (27%),
III. Trümmerbruch mit ausgedehnter Gelenkbeteiligung (64%).

Klinisches Bild und Diagnose: Deformierung, Schwellung und Bluterguß im Bereich des Rückfußes. Der Röntgenbefund sichert die Diagnose.

Differentialdiagnose: Ähnliche Beschwerden, jedoch keine erkennbare Knochenverletzung, liegen bei der Kalkaneuskontusion vor. Sie wird ebenfalls durch Sturz oder Sprung aus großer Höhe hervorgerufen und erfordert mehrwöchige Entlastung.

Therapie: Frakturen vom Schweregrad I und II werden konservativ durch Immobilisation und anschließende Gipsfixation mit Hohllegung der Ferse für 6 Wochen behandelt. Nach krankengymnastischer Behandlung unter Entlastung wird zur schrittweisen Belastung übergegangen. Statt Gipsruhigstellung kann bei anfänglich stationärer und später ambulanter (nach 2 Wochen) Behandlung auch funktionell vorgegangen werden. Frakturen vom Schweregrad III werden rein funktionell behandelt. Operatives Vorgehen wird nur noch in Einzelfällen erfolgen. Die Aufrichtung des Tubergelenkwinkels ist weitgehend verlassen, die Früharthrodese speziellen Situationen vorbehalten. Einlagenversorgung und ggf. auch, als erstmalige Versorgung für

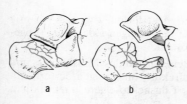

a   b

Abb. **42 a** u. **b** Kalkaneusbrüche. **a** Kalkaneusimpressionsbruch, **b** Kalkaneustrümmerbruch (beide mit Gelenkbeteiligung) (nach *Schlosser* u. *Kuner* 1980).

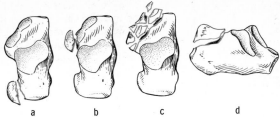

a   b   c   d

Abb. **43 a–d**   Isolierte Brüche des Kalkaneus. **a** Tuberkulumabbruch, **b** Sustenaculumtali-Abbruch, **c** medialer Trümmerbruch ohne Gelenkbeteiligung, **d** Achillessehnenausriß (nach *Schlosser* u. *Kuner* 1980).

den Übergang, Korkfußbettung bzw. orthopädisches Schuhwerk sind in der Regel notwendig.

Abrißfrakturen werden verschraubt.

Komplikationen und Spätschäden: Es verbleibt eine Einschränkung der Beweglichkeit im unteren Sprunggelenk. Häufig kommt es zur subtalaren Arthrose, die durch subtalare Arthrodese behandelt wird.

Fußwurzelfrakturen

Ursache: Brüche der „kleinen" Fußwurzelknochen entstehen überwiegend durch direkte Gewalt (Quetschung des Fußes, Überfahrenwerden).

Formen: Häufig sind mehrere Knochen betroffen, darunter das Kahnbein. Ossäre Ausrisse, Trümmer- und Mehrfragmentbrüche werden unterschieden.

Klinisches Bild und Diagnose: Neben Schwellung und Hämatom bilden sich Fußverformungen und Stufen. Druck- und Kompressionsschmerz.

Therapie: Bei geringer Dislokation wird konservativ vorgegangen mit Gipsverband, bei stärkerer Verschiebung mit offener Reposition und Fixation durch Kirschner-Drähte. Ruhigstellung erfolgt für 12 Wochen.

Mittelfußfrakturen

Ursache: Auch die Brüche der Mittelfußknochen sind meist Folge direkter Gewalteinwirkung.

Formen: Es werden Köpfchen-, Schaft- und Basisfrakturen unterschieden.

Klinisches Bild und Diagnose: Schwellung, Stufenbildung, Schmerz. Röntgenaufnahmen.

Therapie: Es wird die Erhaltung bzw. Wiederherstellung des Fußgewölbes angestrebt. Die Stellung der Fußköpfchen ist für die spätere Belastbarkeit wesentlich. Allgemein werden die randständigen Strahlen (I und V) und Abrißfrakturen von der Tuberositas ossis metatarsalis V operativ angegangen. Spickdrähte, aber auch Schrauben und Platten dienen zur Fixation.

Komplikationen: Bei verbliebener Inkongruenz treten Gehbeschwerden auf. Osteotomien können sie beheben.

Zehenfrakturen

Ursache: Zehenfrakturen werden vorwiegend durch direkte Traumen verursacht und sind nicht selten offen (Rasenmäher).

Formen: Es werden Schaft- und gelenknahe Quer-, Schräg- und Trümmerbrüche unterschieden.

Therapie: Die Behandlung ist bei geringen Dislokationen konservativ mit Heftpflasterverband. Bei starker Verschiebung, insbesondere am 1. Strahl, kann auch operativ vorgegangen werden. Da die Großzehe für Gehfunktion und Fußabrollung besonders wichtig ist, ist hier besondere Sorgfalt auch im Hinblick auf längere Entlastung und Ruhigstellung geboten (6 Wochen Unterschenkelgips). Die übrigen Zehen haben für Stand- und Gehfunktion keine große Bedeutung; gewisse Dislokationen können daher hingenommen und die Behandlung auf Heftpflasterverbände beschränkt werden. Bei Platzfrakturen des Endgliedes ist wegen der erheblichen Weichteilschwellung zunächst Lagerung in Schiene angezeigt.

Komplikationen und Spätschäden: Fehlstellungen führen zu Gehbeschwerden und Druckschwielen im Schuh. Offene Frakturen führen nicht selten zur Amputation.

Krankengymnastische Behandlung

Konservativ versorgte Talusfraktur

Während der etwa 4wöchigen Ruhigstellung mit Liegegips arbeitet der Patient im Sinne der auf S. 39f. beschriebenen „prophylaktischen Aufgaben bei bettlägerigen Patienten". Nach Entfernung des Gipses entspricht der Aufbau der krankengymnastischen Behandlung dem üblichen Muster:

– Entstauung,
– Durchblutungsförderung,
– Mobilisation,
– Kräftigung.

Belastbarkeit besteht in der Regel nach ungefähr 12 Wochen; d. h. frühestens dann setzt die Gangschulung ein.

Kalkaneusfraktur (konservativ-frühfunktionell)

Befund

– Zehn Tage befindet sich das verletzte Bein in gespaltenem Unterschenkelgips auf einer Schiene;
  vom 11. Tag an liegt das Bein frei auf der Schiene;
– Verdickung des Fersen- und Sprunggelenkbereichs (manchmal auch des Vorfußbereichs) durch Resthämatom und Schwellung;
– Verfärbung (rot-blau-gelblich) durch Resthämatom im Bereich der Ferse, manchmal auch zur Fußmitte hin;
– evtl. gespannte, glänzende Haut;
– durch Schwellung und Schmerzen (manchmal auch durch die Frakturstelle) bedingte Einschränkung aller Bewegungsmöglichkeiten im oberen und besonders im unteren Sprunggelenk;
– evtl. allgemeine Bewegungsinaktivität mit entsprechender Funktionsminderung von Atmung, Kreislauf und Durchblutung;
– Schmerzen im Frakturbereich.

Gesichtspunkte und Maßnahmen

1. Dekubitusprophylaxe:
   – Lagerung(skontrolle),
   – statische und dynamische Muskelkontraktionen,
   – Erarbeitung von Lagewechseln.
2. Pneumonie- und Thromboseprophylaxe:
   – Atemtherapie,
   – statische und dynamische Muskeltätigkeit.
3. Kreislaufanregung:
   – aktives Bewegen,
   – Erarbeiten von Positionswechseln.
4. Entstauung:
   – Hochlagerung, Kompression,
   – statische und dynamische Muskelarbeit,
   – Abtupfen, Abreiben mit Eis.
5. Durchblutungsförderung:
   – Diadynamik,
   – statische und dynamische Muskelkontraktionen,
   – Eisapplikation,
   – Fußwechsel-, Tretbad,
   – Bewegungsbad, Schwimmen.

6. Mobilisation:
   - statische und dynamische Muskeltätigkeit,
   - aktives Bewegen mit Geräten,
   - Kryotherapie,
   - Wasseranwendungen, Bewegungsbad, Schwimmen.

7. Kräftigung:
   - dynamische Muskelarbeit,
   - Bewegen gegen Widerstand, mit Geräten, PNF,
   - Tretbad, Bewegungsbad, Schwimmen,
   - klinischer Sport.

8. Schulen von Gebrauchsbewegungen:
   - Gangschulung.

Verlauf

Während der ersten 10 Tage nach dem Unfall übt der Krankengymnast mit dem Patienten im Sinne der auf S. 39f. beschriebenen „prophylaktischen Aufgaben bei bettlägerigen Patienten".

Wenn am 11. Tag der Gips entfernt ist, muß der Unterschenkel (sofern nicht z. B. Alkoholumschläge oder Salbenwickel angeordnet wurden) gewickelt oder mit einem Kompressionsstrumpf versorgt werden. Die Hochlagerung auf der Schiene wird so lange aufrecht erhalten, bis Hämatom und Schwellung weitgehend abgeklungen sind. Ggf. sollten zur Resorptionsbeschleunigung Umlagerungsübungen (s. Übungsbeispiele unter mit Platten-Schrauben-Osteosynthese versorgter Unterschenkel-/Tibiaschaftfraktur, S. 149) und Diadynamik durchgeführt werden.

Mit bewegungserweiternden Übungen für das obere und untere Sprunggelenk und mit intensiven Kräftigungsübungen für das ganze Bein wird begonnen.

Zumeist haben sich nach 2–3 Wochen Hämatom und Schwellung gut zurückgebildet. Dann darf der Patient teils im entlastenden Gang an Unterarmstützen gehen, teils im Rollstuhl mit hochgestelltem Fußteil herumfahren. Parallel zu den mobilisierenden und kräftigenden Übungen werden dem Patienten Fußwechselbäder, Bewegungsbad und Schwimmen verordnet.

Ungefähr in der 13. Woche beginnt die Belastungsphase (nachdem der Patient entsprechend dem klinischen und Röntgenbefund mit Einlagen oder orthopädischen Schuhen versorgt wurde), deren Verlauf und Steigerung sich nach den subjektiven Beschwerden des Patienten richtet. Tretbad, Übungen in Teilbelastung (halber Kniestand, Pezzi-Ball) und die Erarbeitung eines korrekten und flüssigen Gangbildes werden in der Regel viel Zeit und Mühe beanspruchen. Beschäftigungstherapie und klinischer Sport bilden weitere wichtige, zusätzlich unterstützende Behandlungsmöglichkeiten.

Übungsbeispiele

Mittlere und späte Phase von Mobilisation, Kräftigung, Gangschulung

1. Langsitz:
   - Dorsalextension mit Zehenkrallen,
   - Bleistift mit den Zehen greifen und halten.
2. Hockersitz:
   - Fußsohlen am Boden, von den Zehen aus nach vorn robben;
   - Steinchen, Schaumstoffschnipsel, Stift mit den Zehen greifen, von einem zum andern Platz legen;
   - Handtuch raffen, zusammenrollen, falten, anheben usw.
3. Pezzi-Ball:
   - s. 2. Übung nach operativ versorgter Fraktur des oberen Sprunggelenks (S. 158),
   - leicht federn.
4. Tretbad:
   - Gewichtsverlagerungen,
   - vor-, rück-, seitwärts gehen,
   - in leichter Kniebeuge, auf den Zehen gehen.

Konservativ versorgte Frakturen im Fußwurzelbereich

Befund

- Das verletzte Bein liegt in gespaltenem Unterschenkelgips auf einer Schiene;
- zumeist erhebliche Schwellungen im Fußbereich;
- durch Schwellung und Schmerzen geminderte Beweglichkeit in allen Gelenken des Fußes, wobei die der Zehen prüfbar, die des oberen und unteren Sprunggelenks anfangs nicht prüfbar ist;
- Schmerzen, manchmal auch Mißempfindungen (kalte, pralle oder „pelzige" Zehen);
- lagerungsbedingte allgemeine Bewegungsinaktivität und entsprechende Herabsetzung von Atmungs- und Kreislauftätigkeit sowie Durchblutungsminderung.

Gesichtspunkte und Maßnahmen

1. Dekubitusprophylaxe:
   - Lagerung(skontolle),
   - statische und dynamische Muskelkontraktionen,
   - Erarbeitung von Lagewechseln.

2. Pneumonie- und Thromboseprophylaxe:
   – Atemtherapie,
   – statische und dynamische Muskelarbeit.

3. Kreislaufanregung:
   – aktives Bewegen.

4. Entstauung:
   – Hochlagerung, Kompression,
   – statische und dynamische Muskelarbeit,
   – ggf. Eisanwendung.

5. Durchblutungsförderung:
   – statische und dynamische Muskelarbeit,
   – Eisanwendung,
   – Diadynamik,
   – Fußwechsel-, Tretbad,
   – Bewegungsbad, Schwimmen.

6. Mobilisation:
   – aktives Bewegen,
   – ggf. Eisanwendung,
   – Wasseranwendungen, Bewegungsbad, Schwimmen.

7. Kräftigung:
   – aktives Bewegen, auch gegen Widerstand, mit Geräten,
   – Tretbad, Bewegungsbad, Schwimmen,
   – klinischer Sport.

8. Schulen von Gebrauchsbewegungen:
   – Gangschulung.

Verlauf

1.–6. Woche: Der Krankengymnast sollte mit dem Patienten während dieser Ruhigstellungszeit intensiv nach den auf S. 39f. dargestellten „prophylaktischen Aufgaben bei bettlägerigen Patienten" arbeiten.

Ab der 7. Woche: Nach der Gipsabnahme beginnt das Rehabilitationsprogramm mit Fußwechselbädern, Tretbad und statischer sowie dynamischer Muskelarbeit (einzeln oder in Gruppen). Möglichst freie Bewegung in den Sprunggelenken, sowie gute Kräftigung der Fuß- und Beinmuskulatur werden angestrebt.

Ist der Patient mit Kompressionsstrumpf und Einlagen versorgt, darf er sein Bein belasten.

In den meisten Fällen wird keine Hilfsmittelunterstützung und nur eine kurzfristige Gangkorrektur nötig sein.

Übungsbeispiele

Späte Phase der Gangschulung

Im Stand an der Sprossenwand, im Barren oder ohne Festhalten:

- Stabilisieren des Stehens (PNF),
- „Einschwingen" (fließendes Gewichtsverlagern): vor- und rückwärts, zu beiden Seiten, im Kreis nach rechts und nach links;
- Gewichtsverlagerung plus Erarbeiten der Schrittphase: vorwärts, rückwärts, seitwärts;
- Erarbeiten einiger Schritte: vorwärts, rückwärts, seitwärts;
- Fuß nach vorn und nach hinten „über Kreuz" aufsetzen;
- Storchengang: vorwärts, rückwärts, seitwärts;
- im Stand auf die Zehen hochdrücken: alternierend, bilateral-symmetrisch;
- auf den Zehenspitzen gehen;
- rhythmische Gymnastik nach Musik (Tanzen).

Frakturen im Mittelfußbereich und Fraktur des Os metatarsale I

Befund, Gesichtspunkte und Maßnahmen

Sie entsprechen den Angaben unter „konservativ versorgte Frakturen im Fußwurzelbereich" (S. 169f.). Nach operativer Versorgung entfällt jedoch unter Punkt 5 die Diadynamik.

Verlauf

1.–6. Woche: Der Patient, konservativ oder operativ versorgt, erhält einen Liegegips und wird dazu angeleitet, nach den auf S. 39f. gegebenen „prophylaktischen Aufgaben bei bettlägerigen Patienten" zu üben.

Ab der 7. Woche: Sobald der Gips entfernt ist, stehen hydrotherapeutische Maßnahmen (Fußwechsel- und Tretbäder) sowie statische und dynamische Muskelarbeit zur Mobilisation der Zehen, des oberen und unteren Sprunggelenks und zur Kräftigung der gesamten Fuß-/Beinmuskulatur (einzeln oder in Gruppen) im Vordergrund der Behandlung.

Der Patient wird mit einem Kompressionsstrumpf und Einlagen versorgt und darf sofort voll belasten. Dabei wird er zuerst auf Hilfen (Stützen, Stöcke, Stock) angewiesen sein.

Eventuell sind Gangkorrektur und Gangschule nötig.

Übungsbeispiele

Späte Phase der Mobilisation, Kräftigung, Gangschulung

– Siehe Kalkaneusfraktur (S. 169);
– s. konservativ versorgte Frakturen im Fußwurzelbereich (S. 171).

Konservativ versorgte Frakturen der Metatarsale II–V

Befund

– Das Fußende des Bettes ist leicht hochgestellt, manchmal liegt das verletzte Bein auch auf einer Schiene;
– Schwellung und Rot-Blau-Färbung im Frakturgebiet;
– durch Schmerz und Schwellung eingeschränkte Beweglichkeit, insbesondere in den Zehengelenken;
– Schmerzen im Frakturbereich.

Gesichtspunkte und Maßnahmen

Sie entsprechen denen konservativ versorgter Frakturen im Fußwurzelbereich, S. 169f.

Verlauf

Vom 1. Tag an: Dem Patienten werden Fußwechselbäder, Diadynamik sowie statische und dynamische Muskelarbeit verordnet.

Er übt in allen entlastenden Ausgangsstellungen mit dem Ziel, die volle Beweglichkeit aller Gelenke wiederherzustellen und die gesamte Fuß-/Beinmuskulatur intensiv zu kräftigen.

Zudem erhält der Patient einen Kompressionsstrumpf und darf sich an Unterarmstützen ohne Belastung oder im Rollstuhl fortbewegen.

Ungefähr von der 7. Woche an ergänzen Tretbäder das Behandlungsprogramm.

Mit Einlagen versorgt, darf der Patient gleich voll belasten. Die in der Anfangszeit dabei in den meisten Fällen benötigten Gehhilfen (Unterarmstützen, Stöcke, Stock) werden so schnell wie möglich abgebaut.

An Fußgymnastik und Gangschulung sollte der Patient noch so lange teilnehmen, bis seine Beschwerden nicht mehr nennenswert sind und ein unauffälliges Gangbild vorliegt.

Übungsbeispiele

Mittlere und späte Phase der Mobilisation, Kräftigung, Gangschulung

– Siehe Unterschenkel-/Tibiaschaftfraktur (nach Marknagelung) (S. 151);

– s. operativ versorgte Fraktur des oberen Sprunggelenks (S. 158);
– s. konservativ versorgte Fußwurzelfrakturen (S. 171).

Konservativ versorgte Zehenfrakturen

Befund

Er entspricht dem unter „konservativ versorgte Frakturen der Metatarsale II–V (s. oben).

Gesichtspunkte und Maßnahmen

Sie entsprechen denen unter „konservativ versorgte Frakturen im Fußwurzelbereich" (S. 169f.).

Verlauf

Vom 1. Tag an: Die Rückbildung von Hämatom und Schwellung wird durch eine Serie von diadynamischen Strombehandlungen beschleunigt. Dynamische Bewegungen des ganzen Beins, einschließlich Fuß, sind von Anfang an angezeigt. Sobald keine Schwellung mehr vorhanden ist, darf der Patient voll belasten. Es mag sein, daß er während der ersten Tage noch Unterarmstützen oder einen Stock als Gehhilfe benötigt. Langfristig gesehen wird der Patient nicht ohne Einlagen auskommen.

Um chronischen Fußschmerzen und statischen Beschwerden vorzubeugen, empfiehlt sich die Teilnahme an Fußgymnastik und Gangschulung.

Übungsbeispiele

Mittlere bis späte Phase der Mobilisation, Kräftigung, Gangschulung

– Siehe Unterschenkel-/Tibiaschaftfraktur (Marknagelung) (S. 151);
– s. operativ versorgte Fraktur des oberen Sprunggelenks (S. 158);
– s. Außenbandnaht am oberen Sprunggelenk (S. 157);
– s. Kalkaneusfraktur (S. 169);
– s. konservativ versorgte Frakturen im Fußwurzelbereich, Übung 1–6 (S. 171).

Verletzungen des Schultergürtels und Armes

Verletzungen des Schultergürtels

Der Schultergürtel verbindet den Arm mit dem Brustkorb; Schlüsselbein, Schulterblatt, Oberarm und Thoraxwand bilden eine funktionelle Einheit. Die einzelnen Elemente werden durch Bänder und Gelenke verbunden. Nur zwischen Schlüsselbein und Brustbein findet sich eine syndesmotische Verbindung; im übrigen ist der Schultergürtel ausschließlich muskulär am Rumpfskelett aufgehängt. Dies sichert eine größtmögliche Beweglichkeit des Oberarms und der das Schultergelenk tragenden Anteile des Schultergürtels.

Dieser Aufbau und die exponierte Lage sind Ursache zahlreicher Verletzungen. Die Klavikulafraktur ist eine der häufigsten Frakturen, und unter den traumatischen Luxationen steht das Schultergelenk mit 50% weit vor allen anderen. Verletzungen an einer Stelle des Schultergürtels können die funktionelle Harmonie über die eigentliche Verletzungsstelle hinaus stören.

Klavikulafraktur

Unter den Brüchen der Schultergürtelknochen (Schulterblatt und Schlüsselbein) steht der Schlüsselbeinbruch an erster Stelle.

Ursache: Als Hauptursachen kommen indirekte Gewalt durch Sturz auf den ausgestreckten Arm oder die Schulter und direkte Gewalteinwirkung in Betracht, gelegentlich auch Muskelzug.

Formen: Die Schräg-, Mehrfragment- und Trümmerbrüche liegen überwiegend im mittleren Drittel. Weniger häufig ist das akromiale und selten das sternale Drittel betroffen.

Klinisches Bild und Diagnose: Schwellung und Deformierung, Krepitation und Schmerz bei Bewegungen des Schultergürtels sind die Symptome.
Röntgenaufnahmen a.-p. und tangential.

Therapie: Die Behandlung ist überwiegend konservativ. Es wird ein Rucksackverband für 3–4 Wochen angelegt und frühzeitig mit aktiven Übungen begonnen. Bei stärkerer Dislokation, bei Gefahr der Hautdurchspießung, bei begleitenden Plexusschäden und Gefäßverletzungen wird operativ mit Plattenosteosynthese behandelt.

Komplikationen: Bei neurologischen Störungen aufgrund überschießender Kallusbildung wird der überschießende Knochen abgetragen. Bei schmerzhaften Pseudarthrosen ist die operative Verplattung notwendig.

Krankengymnastische Behandlung

Konservativ versorgte Klavikulafraktur

Befund

– Der Patient ist gewöhnlich mit einem Rucksackverband versorgt;
– oft Auftreibung, Schwellung, Hämatom über dem Frakturbereich;
– Krepitation der Fraktur;
– durch Schmerzen bedingte Schonhaltung des Arms der verletzten Seite;
– (seltener) Einschränkung der Atemexkursion durch Schmerzen und Schonhaltung;
– Schmerzen.

Gesichtspunkte und Maßnahmen

1. Pneumonieprophylaxe:
   – Atemtherapie,
   – aktives Bewegen.
2. Durchblutungsförderung:
   – statische und dynamische Muskeltätigkeit,
   – Bewegungsbad.
3. Mobilisation:
   – Entspannungstechnik, ggf. mit Eis,
   – dynamischer Muskeleinsatz ohne und mit Geräten,
   – Bewegungsbad, Schwimmen.
4. Kräftigung:
   – dynamische Muskelarbeit gegen Widerstand und mit Geräten,
   – PNF,
   – Bewegungsbad, Schwimmen,
   – klinischer Sport.
5. Schulen von Gebrauchsbewegungen:
   – Einüben von Alltagsaktivitäten.

Verlauf

Bei dieser Verletzung ist Bettruhe nicht angezeigt, und vielfach ist auch keine krankengymnastische Behandlung notwendig. Sollte sie dennoch verordnet werden, richtet sie sich nach dem jeweils vorliegenden Befund. In der Regel läuft eine solche Behandlung dann darauf hinaus, die Beweglichkeit des Schultergelenks in allen Richtungen zu erhalten oder aber, ist sie verloren gegangen, wieder zu erarbeiten.

Übungsbeispiele

Mittlere bis späte Phase der Mobilisation, der Kräftigung, des Schulens von Gebrauchsbewegungen

1. PNF:
   in Rückenlage, im Sitzen sowie in Bauchlage mit Überhang von Oberkörper und Armen:
   – bilateral-symmetrisch bei gestreckten Ellbogen die Diagonale aus Extension/Adduktion/Innenrotation in Flexion/Abduktion/Außenrotation erarbeiten.
   – über Feststellen der nichtverletzten, kräftigen Seite die Endstellung der Diagonale zu erreichen versuchen;
   Sanfter Stretch ist möglich, Approximation sollte zu Anfang ausgespart werden.

2. Bewegungsbad (s. Abb. **18**, S. 48):
   – hohe Einstellung der Hebebühne (flacher Wasserstand), Unterarmstütz in Bauchlage:
   aus der Stützstellung in Flexion/Außenrotation oder in Flexion/Abduktion/Außenrotation arbeiten, am Ende des Bewegungsweges sollten Hand und Unterarm aus dem Wasser gehoben werden;
   – unveränderte Ausgangsposition, den Arm aus der Stützstellung in Extension/Innenrotation bringen, von da in weitem Halbkreis über die Abduktion in Flexion/Außenrotation neben den Kopf bringen, von da im Halbkreis wieder zurück in Extension/Innenrotation neben das Bein;
   – Rückenlage auf hocheingestellter Hebebühne, Beine fixiert, Schultern unter Wasser, evtl. Nackenring:
   Arme bilateral-symmetrisch aus Extension/Adduktion/Innenrotation in Flexion/Abduktion/Außenrotation heben;
   – unveränderte Ausgangsstellung, mit beiden Händen einen Ball oder Schwimmkörper in volle Flexion über den Kopf bringen und zurück;
   – unveränderte Ausgangsstellung, den Ball mit der rechten Hand aus Extension/(Adduktion/Innenrotation) neben dem rechten Bein über die Abduktion in Flexion/(Adduktion/Außenrotation)

führen – über dem Kopf mit der anderen Hand übernehmen – über die Abduktion in Extension/(Adduktion/Innenrotation) neben das linke Bein bringen, dann wieder zurück auf die Gegenseite usw.

3. Siehe 2. Übung bei Frakturen einzelner Rippen (S. 79).

Skapulafraktur

Ursache: Der Schulterblattdurchbruch wird durch direkte und indirekte Gewalteinwirkung hervorgerufen.

Formen (Abb. **44**): Die Brüche können am Schulterblatthals, am Akromion, am Korakoid oder am Schulterblattkörper auftreten. Sie sind selten.

Klinisches Bild und Diagnose: Schulterblattbrüche gehen mit Schmerzen im Bruchbereich, Druckschmerz und eingeschränkter Armhebung einher.

Das Röntgenbild klärt die Frakturlage.

Therapie: Die Behandlung der Schulterblattbrüche ist überwiegend konservativ. Je nach Frakturausdehnung wird für 1 Woche im Desault-Verband oder für etwa 2 Wochen auf der Abduktionsschiene ruhiggestellt. Anschließend ist krankengymnastische Behandlung angezeigt. Ersteres Vorgehen empfiehlt sich bei nicht- oder wenig dislozierten Brüchen des Schulterblattkörpers und fester Einstauchung der Fragmente. Bei stärker dislozierten und instabilen Brüchen ist die Adduktionsstellung zu vermeiden, um einer Schultergelenkskontraktur vorzubeugen.

Grobe Verlagerung der Fragmente, vor allem Stufenbildungen der Gelenkpfanne, verlangen in der Regel operative Reposition und Fixation. Frühzeitige Übungsbehandlung ist erforderlich – die größte Sorge gilt der Vorbeugung einer Schultersteife.

Komplikationen und Spätfolgen: N. suprascapularis (Aufhebung der Außenrotation) und auch N. transversus scapulae (Hämatom) können mit betroffen sein. Schultersteifen bedürfen einer intensiven krankengymnastischen Behandlung, evtl. auch einer Narkosemobilisation.

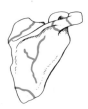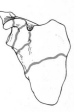

Abb. **44** Brüche am Schulterblatt: Schulterblattgrätenbruch, Korakoidbruch, Akromionbruch, Skapulahalsbruch, Skapulakörperbruch (nach *Schlosser* u. *Kuner* 1980).

Krankengymnastische Behandlung

Konservativ versorgte Skapulafraktur

Befund

- Der Arm der betroffenen Seite ruht auf einem Abduktionskeil;
- evtl. Hämatom und Schwellung im Skapulabereich;
- durch Schmerzen eingeschränkte Schulter-/Armbewegungen auf der betroffenen Seite;
- evtl. durch Schmerzen eingeschränkte Thoraxexpansion;
- Schmerzen.

Gesichtspunkte und Maßnahmen

1. Pneumonieprophylaxe:
   - Atemtherapie,
   - aktives Bewegen.
2. Durchblutungsförderung:
   - Diadynamik,
   - statische und dynamische Muskelarbeit,
   - Bewegungsbad.
3. Mobilisation:
   - Entspannungstechnik, ggf. mit Eis,
   - dynamische Muskelarbeit ohne und mit Geräten,
   - Bewegungsbad, Schwimmen.
4. Kräftigung:
   - dynamische Muskelarbeit gegen Widerstand und mit Geräten,
   - PNF,
   - Bewegungsbad, Schwimmen,
   - klinischer Sport.
5. Schulen von Gebrauchsbewegungen:
   - Einüben von Alltagsaktivitäten.

Verlauf

In der Regel darf der Patient von Anfang an aufstehen und in allen Ausgangsstellungen üben.

Eine Serie von Diadynamik fördert bei erheblichen Prellungen und Hämatomen deren Resorption.

In der krankengymnastischen Behandlung ist während der ersten Tage häufig atemtherapeutische Betreuung nötig: Über die Arbeit mit dem Giebel-Rohr, die Verbindung von Atmung und thoraxerweiterndem aktiven Bewegen sowie von Atmung und Stimme versucht der Krankengymnast, der durch Schmerzen verursachten Schonhaltung des Patienten und der Pneumoniegefahr entgegenzuwirken.

Mobilisation und Kräftigung der Extremität der betroffenen Seite und des Schultergürtels laufen parallel dazu. Anfangs wird es der Mehrzahl der Patienten schwer möglich sein, in der Rückenlage zu arbeiten (Druckschmerz). Stattdessen bieten sich Seitlage, Sitz und Stand (auch vor der Sprossenwand) an. Bilaterales Üben und Selbstkontrolle im Spiegel erleichtern dem Patienten das Bewegen.

In der Bauchlage auf der Hochmatte (Arm über die Kante) läßt es sich gut mit Pezzi-Ball, Ball und Keule arbeiten. Natürlich kann man auch in allen anderen Übungspositionen Geräte hinzunehmen.

Übungen im Bewegungsbad, Schwimmen, Teilnahme am klinischen Sport und der Beschäftigungstherapie intensivieren die Rehabilitation.

Übungsbeispiele

Mittlere bis späte Phase der Mobilisation und Kräftigung

1. Bauchlage auf Hochmatte, verletzte Seite dicht an der Kante; Übungsgerät Gymnastikball:
   – Ball am Boden kopfwärts (Flexion) und fußwärts (Extension) rollen;
   – Ball zur Seite (Abduktion) und unter die Bank (Adduktion) rollen;
   – Ball von unter der Bank (Extension–Adduktion) nach schräg vorn oben (Flexion–Abduktion) rollen;
   – Ball in weitem Halbkreis von fußwärts über seitwärts kopfwärts rollen und wieder zurück.

   Hat der Patient dabei zu große Beschwerden, können die Übungen etwas abgewandelt mit dem Pezzi-Ball vorgeübt werden (geringere Dehnung, mehr Unterstützung).

2. Alle unter 1. beschriebenen Übungen sind auch mit der Keule als Übungsgerät möglich; sie kann man schieben, auftippen und auch jeweils am Bewegungsende vom Boden abheben; die Rotationskomponenten der Bewegungen lassen sich mit der Keule besser als mit dem Ball herausarbeiten (Rotationsbeteiligung entsprechend der PNF-Technik).

3. Klinischer Sport: Darts, Federball, Tischtennis.

Gelenkverletzungen des Schultergürtels

Akromioklavikulargelenk

Unter den Gelenken des Schultergürtels ist das Akromioklavikulargelenk am stärksten verletzungsgefährdet.

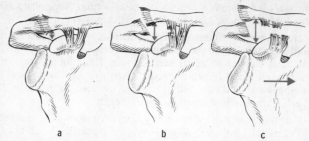

Abb. **45 a–c** Schweregrade der Schultereckgelenkssprengung nach Tossy. **a** I: Zerrung, **b** II: Teileinriß, **c** III: völliger Riß der Bandverbindungen (nach *Schlosser* u. *Kuner* 1980).

Ursache: Sturz auf die Schulter ist die Hauptursache.

Formen (Abb. **45**): Zur Subluxation im Schultereckgelenk kommt es bei Zerreißung der Kapsel und der akromioklavikularen Bänder. Eine Luxation tritt bei vollständigen Rissen der fixierenden Bänder aufgrund starker Gewalteinwirkung auf.

Nach Tossy werden 3 Schweregrade unterteilt:

I. Zerrung mit Teilzerreißung von Bandanteilen akromioklavikular und der Gelenkkapsel. Das laterale Klavikulaende tritt nicht deutlich höher;

II. Ruptur des Lig. acromioclaviculare, der Gelenkkapsel und Teilriß des Lig. coracoclaviculare. Die Klavikula tritt peripher um ½ der Schaftbreite höher;

III. alle Bandverbindungen sind komplett zerrissen. Die Klavikula tritt um volle Schaftbreite höher.

Klinisches Bild und Diagnose: Die Schultereckgelenksprengung ist an einer Stufenbildung der Schulterhöhe erkennbar; das Schlüsselbeinende steht hoch und federt auf Druck (Klaviertastenphänomen).

Die Dislokation ist röntgenologisch nachweisbar: Die Arme werden mit 10 kg nach unten gezogen.

Therapie: Verletzungen vom Typ Tossy I werden konservativ behandelt. Ein Klebeverband kann vorübergehend angelegt werden. Nach Abklingen der Schmerzen wird krankengymnastisch beübt. Die Behandlung des Typs Tossy II erfolgt allgemein auch konservativ; ein Thoraxabduktionsgips mit gepolstertem Abduktionsträger kommt hier zur Anwendung. Verletzungen vom Typ Tossy III werden in der Regel operiert. Der Eingriff besteht in Naht von Kapsel und Bändern mit vorübergehender (8–12 Wochen) innerer Fixation (Zuggurtung beim Akromioklavikulargelenk oder Schraubenfixation von Klavikula ans Korakoid (Bosworth).

Spätschäden: Bei veralteten Akromioklavikularluxationen kann eine Bandplastik (Kutis oder Faszie) angezeigt sein.

Sternoklavikulargelenk

Ursache: Verletzungen des Sternoklavikulargelenkes entstehen vor allem durch direkte Gewalteinwirkung auf die Klavikula oder indirekt durch Stauchung, wie sie in Zusammenhang mit einer Brustbeinverletzung erfolgen kann.

Formen: Die Dislokation kann nach vorne und nach hinten erfolgen. Letztere ist wegen Begleitverletzungen des Mediastinums gefährlich.

Klinisches Bild und Diagnose: Neben Schmerzen weist die Dislokation auf die Verletzung hin.

Therapie: Die Behandlung erfolgt bei Subluxation konservativ. Bei Luxation erfolgt die Reposition, indem die Schultern nach außen und hinten gezogen werden. Anschließend wird im Rucksackverband ruhiggestellt. Wenn die Luxation nicht zu beheben oder nicht zu retinieren ist, wird operativ das Gelenk reponiert und temporär mit Drahtschlinge fixiert. Ruhigstellung im Thoraxabduktionsgips.

Komplikationen und Spätschäden: Mitverletzungen von Nachbargebilden.

Unvollständige Reposition kann besonders beim Schwerarbeiter zu Beschwerden führen. Mittels Bandplastik wird das zentrale Klavikulaende fixiert.

Krankengymnastische Behandlung

Operativ versorgte Schultereckgelenksprengung (Bandnaht und Sicherung durch Bosworth-Schraube)

Befund

Nach Schalung und späterer Abnahme des Thoraxabduktionsgipses findet sich zumeist:

– verschorfte Narbe, schuppige Haut;
– Schwellung im Ellbogen-/Handbereich;
– teigiger Turgor;
– Atrophie im Bereich des M. deltoideus; häufig wird Wert 3 im Muskeltest nicht erreicht;
– Einschränkungen in den Bewegungen aller Gelenke von Hand bis Schulter;
– leichte Schmerzen bei größeren Bewegungen über und unter die Ruhigstellungsposition hinaus.

Gesichtspunkte und Maßnahmen

1. Pneumonieprophylaxe:
   – Atemtherapie,
   – aktives Bewegen,
   – Erarbeiten von Lagewechseln und Geschicklichkeit mit dem Thoraxabduktionsgips.

2. Entstauung:
   – Lagerung (Abduktionsschiene, -keil),
   – Kompression,
   – intermittierende Drückungen und Ausstreichungen,
   – Eisapplikation,
   – statische und dynamische Muskelarbeit,
   – Bewegungsbad.

3. Durchblutungsförderung:
   – Lagerung (Abduktionsschiene, -keil),
   – Hautpflege,
   – Bürstungen, intermittierende Drückungen, Ausstreichungen,
   – Armwechselbäder,
   – statischer und dynamischer Muskeleinsatz,
   – Eisanwendung,
   – Bewegungsbad.

4. Mobilisation:
   – Lagerung (Abduktionsschiene, -keil),
   – Entspannungstechnik mit Eis,
   – aktives Bewegen ohne und mit Geräten,
   – Bewegungsbad, Schwimmen.

5. Kräftigung:
   – dynamische Muskeltätigkeit gegen Widerstand und mit Geräten,
   – PNF,
   – Bewegungsbad, Schwimmen,
   – klinischer Sport.

6. Schulen von Gebrauchsbewegungen:
   – zu Anfang Erarbeiten von Lagewechseln, des Aufrichtens und von notwendigen Alltagsaktivitäten mit dem Thoraxabduktionsgips,
   – nach der Gipsentfernung Einüben von Alltagsaktivitäten.

Verlauf

Vom 1. Tag an: Wegen der Rumpfbeengung durch den Thoraxabduktionsgips ist es häufig notwendig, mit dem Patienten atemtherapeutisch zu arbeiten. Als Möglichkeiten bieten sich das Giebel-Rohr, die Kombination von Atmung und aktivem Bewegen sowie von Atmung und Stimme an. Außerdem muß der Krankengymnast mit den meisten der so versorgten Patienten das „Umgehen" mit dem Thoraxabduktionsgips üben, d. h. Positionswechsel, das Aufrichten und alltägliche Bewegungsabläufe erarbeiten.

Gegen Ende der 2. Woche wird der Patient für ungefähr 1 Monat entlassen.

Ab der 7. Woche: Nachdem nach der Wiederaufnahme der Gips geschalt wurde, kann mit dem dynamischen Bewegen der Finger, des Hand- und des Ellbogengelenks und mit statischen Kontraktionen des M. deltoideus begonnen werden.

Sollten jedoch bei der Operation Kirschner-Drähte eingebracht worden sein, muß der Arzt diese vor Beginn der krankengymnastischen Therapie entfernen. Sie würden sonst durch die Übungen brechen. Die Schraube, die die Klavikula gegen das Korakoid fixiert, wird durch die Bewegungen nicht beeinflußt.

Sobald der M. deltoideus fixiert, kann der Gips entfernt werden. Für eine kurze Zeit noch unterstützt in der Belastung eine Abduktionsschiene (Abb. **46**) den Arm. In der Entlastung wird der Arm auf einem Abduktionskeil gelagert.

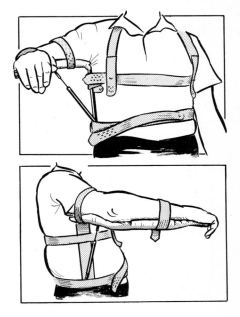

Abb. **46** Abduktionsschiene.

Beide Maßnahmen wirken einerseits entstauungsfördernd und verhindern andererseits die Überdehnung des M. deltoideus und des Kapselbandapparates der Schulter. Die Entstauung wird außerdem begünstigt durch sanfte Ausstreichungen in Hochlagerung, durch intensive statische Muskelkontraktionen in Verbindung mit Eis (Betupfen, Bestreichen von distal nach proximal) und durch dynamischen Muskeleinsatz. Mitunter ist die Schwellneigung so stark, daß der Arm elastisch gewickelt werden muß.

Die volle Beweglichkeit der distalen Gelenke (Finger, Hand, Ellbogen) ist schnell wieder hergestellt, während sich die Kontrakturbeseitigung im Schultergelenk etwas langwieriger und schwieriger gestaltet.

Neben Entspannungstechnik mit Eis und Bewegungserweiterung im Wasser (Bewegungsbad) ist es günstig, in verschiedenen Ausgangsstellungen mit Geräten (Stab, Ball, Pezzi-Ball, an der Sprossenwand usw.) zu arbeiten. Dabei sind bilaterales Üben und Selbstkontrolle im Spiegel unerläßlich.

Parallel zu den mobilisierenden laufen die kräftigenden Maßnahmen mit Übungen gegen Widerstand (auch im Sinne der PNF-Technik) und aktives Bewegen mit Geräten.

Keinesfalls darf zu Anfang die Extension über die Neutral-Null-Stellung hinaus forciert oder gegen Widerstand ausgeführt werden (Zug auf Bänder).

In den folgenden Wochen wird das Rehabilitationsprogramm durch Schwimmen, zunehmend fordernde Arbeit gegen Widerstände und mit Geräten, Gebrauchsschulung und Beschäftigungstherapie komplettiert.

Übungsbeispiele

Frühphase von Durchblutungsförderung, Mobilisation und Kräftigung

Im geschalten Abduktionsgips:

- *Finger:*
  Zur Faust ballen, spreizen;
  Schwamm, Federhantel pressen;
  Opposition des Daumens.
- *Handgelenk:*
  Flexion, Extension, Radial- und Ulnarabduktion, Handkreisen in beide Richtungen.
- *Ellbogen,* bei unterstütztem Arm (Griff: eine Hand oberhalb des Olekranons, die andere handgelenksnah unter dem Unterarm):
  Flexion, Extension;
  Supination, Pronation;
  Flexion–Supination, Extension–Pronation

(jeweils durch distalen Bewegungsauftrag Finger und Hand mit in die Bewegung einschließen!).
- *Schulter:*
statische Kontraktionen des M. deltoideus;
dynamisch: Arm aus dem Gips heben und frei halten,
so gehoben ein wenig nach vorn und ein wenig zurück bewegen.

Ist alles das möglich, kann der Gips entfernt und gegen eine Abduktionsschiene ausgetauscht werden.

Schultergelenksverletzungen

Nach einem adäquaten Unfall wird bei entsprechender Schmerzhaftigkeit und Funktionsstörung die Diagnose „Schulterprellung" erst gestellt, wenn Bandrupturen und knöcherne Verletzungen (Röntgenbefund!) ausgeschlossen worden sind. Starke Gewalteinwirkung kann gelegentlich zu röntgenologisch nicht erkennbaren „Mikrofrakturen" mit nachfolgenden Teilnekrosen der gelenkbildenden Knochenenden führen. Deshalb muß sich das Vorgehen bei der Schulterprellung und -zerrung nach Unfallhergang, klinischem Befund und Verlauf richten.

Ursache: Als Ursachen kommen indirekte Traumen, bei denen der Oberarm als Hebelarm wirkt, sowie direkte durch Stürze auf Schulter und Arm, seltener auch physiologische Armbewegungen unter großem Kraftaufwand (Leistungssportler, Turner, Werfer) in Betracht.

Distorsion des Schultergelenkes

Formen: Prellungen und Zerrungen können vor allem bei vorbestehenden ungünstigen Voraussetzungen wie degenerative Veränderungen im Schulterbereich und an der Halswirbelsäule zu hartnäckigen Schmerzen und Bewegungseinschränkungen führen. Diese unzutreffend als Periarthritis humeroscapularis bezeichnete schmerzhafte Schulterteilsteife verlangt sorgfältige Behandlung.

Klinisches Bild und Diagnose: Äußerlich ist ein krankhafter Befund nicht zu erheben. Druckdolenz besteht häufig über dem Tuberculum majus, die Bewegung ist schmerzhaft eingeschränkt. Außenrotation und Elevation sind besonders betroffen.

Therapie: Nach Abklingen der akuten Schmerzen im Desault-Verband (3–4 Tage) erfolgt eine intensive krankengymnastische Nachbehandlung. Analgetika und Antiphlogistika werden unterstützend verabfolgt. Ist das Beschwerdebild hartnäckiger oder liegt eine „ligamentäre Fraktur" vor (lamelläre Bandausrisse), ist Abduktionslagerung vorzunehmen und aus dieser Position zu üben.

Ist klinisch der Anhalt auf Riß der Rotatorenmanschette gegeben (Elevation des Armes nur bis ca. 80 Grad), kommt beim jungen Patienten bis 40 Jahre die Sehnennaht in Frage, wenn ein adäquates Trauma zur Ruptur geführt hat. Bei älteren Patienten und Rissen ohne adäquates Trauma erfolgt die Behandlung konservativ frühfunktionell.

Komplikationen: Gefürchtet ist die Schultersteife. Sie bedarf u. U. der Narkosemobilisation und intensiver krankengymnastischer Behandlung.

Traumatische Luxation des Schultergelenkes

Ursache: Die Schulterluxation wird durch stärkere indirekte Gewalteinwirkungen hervorgerufen, durch Sturz auf die Schulter und brüske Armbewegungen. Bei Vorliegen einer Dysplasie kann sie auch durch sog. Gelegenheitstraumen entstehen.

Formen: Die Schulterluxation ist aufgrund der anatomischen Verhältnisse – flache Schulterpfanne und dadurch ungenügender knöcherner Führung des Oberarmkopfes – häufig. Lediglich Gelenkkapsel, lange Bizepssehne, Lig. coracohumerale und die Rotatorenmanschette halten den Oberarmkopf in der Pfanne. Entsprechend den anatomischen Gegebenheiten erfolgt die Luxation unter einer forcierten Außenrotationsbewegung überwiegend nach vorne unten, wobei sie gelegentlich mit einem Abriß vom Labrum glenoidale und der Gelenkkapsel verbunden ist; seltener sind Luxationen nach hinten und in die Achsel (Abb. **47**). Die Schulterluxation geht oft mit Knochenverletzungen, vor allem mit einem Abriß des Tuberculum majus, seltener mit Oberarmkopfbruch einher.

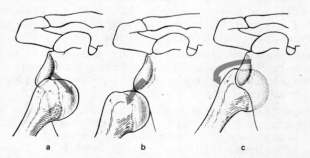

Abb. **47 a–c**   Schulterluxationsformen. **a** Nach vorne unten, **b** nach unten subglenoidal, **c** nach hinten unten (nach *Schlosser* u. *Kuner* 1980).

Klinisches Bild und Diagnose: Das klinische Bild der Schulterluxation ist äußerlich durch Veränderungen der Schulterrundung gekennzeichnet. Bei der Luxatio axillaris ist der Kopf aus der Pfanne in die Achselhöhle nach unten verlagert, der Deltamuskel zeigt die typische Rundung nach außen nicht mehr. Die Pfanne ist leer, die Schulter abgeflacht. Bei der Luxatio subcoracoidea mit Austritt des Oberarmkopfes über den vorderen Pfannenrand erscheinen die Schulterkonturen eckig. Die Armbewegungen sind im Schultergelenk aufgehoben (federnde Fixation). Bei der Luxatio intraspinata kann der Kopf dorsal getastet werden; die Pfanne ist leer.

Spontanschmerzen werden durch passive Bewegungsversuche verstärkt. Das Röntgenbild bestätigt die Diagnose und läßt begleitende Knochenverletzungen erkennen.

Differentialdiagnostisch sind von der Schulterluxation Knochenverletzungen im Bereich des Schultergelenkes ohne Luxation abzugrenzen. Sie verursachen ähnliche Symptome, doch besteht nicht die federnde Fixation.

Therapie: Die Behandlung der Schulterluxation besteht in möglichst rascher Reposition in Narkose. Die einfachste Methode stammt von Hippokrates. Unter Zug am Arm in leichter Abduktion wird die Ferse des Behandelnden als Hypomochlion in die Axilla gesetzt; über eine gepolsterte Stuhllehne kann nach Arlt verfahren werden. Bei Verbindung mit einer subkapitalen Fraktur kann konservativ unter Bildwandlerkontrolle vorgegangen werden. Droht die Fragmentseparation, so ist die offene Reposition erforderlich. Auch bei veralteter Schulterverrenkung muß häufig operativ vorgegangen werden. Einer kurzfristigen Ruhigstellung im Desault-Verband (3–4 Tage) schließt sich die aktive krankengymnastische Übungsbehandlung an.

Komplikationen: Drohende Zirkulationsstörungen im Humeruskopf sind zu beobachten, vor allem aber auch begleitende Nervenschädigungen. Im Zuge einer Fraktur oder Luxation, aber auch einer schweren Distorsion, der grundsätzlich ähnliche Vorgänge zugrunde liegen wie der Luxation, kann es zu Plexuszerrungen, zu Teilrissen von Nervenwurzeln oder Plexusanteilen kommen. Häufig ist die Schädigung des N. axillaris. Somit können vielfältige Ausfälle bis hin zur vollständigen Lähmung des Armplexus resultieren.

Krankengymnastische Behandlung

Traumatische Schulterluxation

Konservative Versorgung bei jüngeren Patienten:

Befund

- Desault-Verband (bis zu 4 Tagen);
- evtl. Hämatom, Schwellung im Schulterbereich;
- manchmal Schwellneigung des gesamten Armes;
- eingeschränkte Beweglichkeit des Schultergelenkes;
- Schmerzen.

Gesichtspunkte und Maßnahmen

1. Entstauung:
   - Lagerung auf Abduktionskeil,
   - Kompression,
   - statischer und dynamischer Muskeleinsatz,
   - Bewegungsbad.
2. Durchblutungsförderung:
   - Lagerung,
   - Diadynamik,
   - Armwechselbäder, Bewegungsbad,
   - statische und dynamische Muskelarbeit,
   - Eisanwendung.
3. Kräftigung:
   - statische Muskelarbeit,
   - dynamische Muskelarbeit gegen Widerstand, mit Geräten,
   - Schwellstromgymnastik,
   - Bewegungsbad, Schwimmen.
4. Mobilisation:
   - Lagerung,
   - Entspannungstechnik mit Eis,
   - aktives Bewegen ohne und mit Geräten,
   - Bewegungsbad, Schwimmen.
5. Schulen von Gebrauchsbewegungen:
   - Einüben von Alltagsaktivitäten.

Verlauf

Während der ersten 4 Tage trainiert der Patient seinen gesunden Arm (Hanteln, Gewichtszüge usw. oder mit dem Krankengymnasten über

PNF); zudem wird er zu Fingerübungen auf der verletzten Seite angeregt.

Ab dem 5. Tag: In der gezielten Behandlung rangiert die Kräftigung (muskuläre Sicherung des Schultergelenks) vor der Mobilisation (Bewegungserweiterung). Der Patient übt den Arm in Rückenlage, später auch im Sitzen vor dem Spiegel im Sinne statischer und dynamischer Muskelarbeit. Dabei muß immer der eigentliche Luxationsweg vermieden werden. Außerdem sollte für ungefähr 3 Wochen ein Erarbeiten von Flexion und Abduktion über 90 Grad im Schultergelenk unterbleiben: Beim Erarbeiten der Flexion über 90 Grad käme es zu Dehnwirkung auf die Kapsel; mit der Abduktionserarbeitung über 90 Grad wäre eine Außenrotationsbewegung im Schultergelenk kombiniert. Die Rotation jedoch sowie eine Extension jenseits der Nullstellung sind während der ersten Wochen nicht erlaubt.

Liegt ein starkes Hämatom vor, trägt eine Diadynamikserie zur Resorption bei.

Wenn der M. deltoideus spannungsarm und sehr geschwächt ist, sollte man die Therapie durch Schwellstrom unterstützen.

Spätestens von der 3. Woche nach dem Unfall an darf der Patient auch im Bewegungsbad üben.

Zur Kräftigung und Mobilisation kommt nun auch die vorsichtige Schulung von Alltags- und Gebrauchsbewegungen hinzu.

Etwa nach Ablauf von 7 Wochen werden die Übungen im Bewegungsbad durch Schwimmen abgelöst; mit Beschäftigungstherapie wird begonnen.

Behandlungsverlauf bei älteren Patienten:
Die Behandlung älterer Patienten mit traumatischer Schulterluxation entspricht weitgehend der von jungen. Nur beginnen sie, da bei ihnen die Gefahr der posttraumatischen Schultersteife zu groß ist, bereits am 1. Tag nach dem Unfall mit den Übungen, die junge Patienten erst am 5. Tag aufnehmen.

Übungsbeispiele

Frühe bis mittlere Phase der Kräftigung und Mobilisation

1. Rückenlage, Arm in leichter Flexion/Abduktion auf Abduktionskeil oder ähnlichem Polster:
   – statische Muskelkontraktionen der gesamten Armmuskulatur;
   – den Arm minimal abheben und frei halten.

2. Sitz, Arm auf Pezzi-Ball, Schulterposition dabei etwa 40–50 Grad Flexion und 30–40 Grad Abduktion:

- diese Position gegen vorsichtig aufbauenden Widerstand verteidigen;
- den Ball vom Arm aus in kleinen Etappen nach vorn und wieder
zurück rollen (nicht über die Mitte hinaus in Zirkumduktion nach
hinten kommen!);
- Krankengymnast hält den Ball, Patient versucht den Arm in der
als Ausgangsstellung beschriebenen Position vom Ball abzuhe-
ben und kurz frei zu halten.

3. An der Sprossenwand, im Sitzen auf einer Fußbank o. ä., Gymnastikball oder Schaumstoffkugel mit beiden Händen innerhalb der
90-Grad-Grenze für Flexion und Abduktion der Schulter über die
Sprossen auf und ab, zu den Seiten, auf gezeigte Punkte hin
bewegen; am Zielpunkt den Ball/die Kugel kurz von der Sprosse
wegheben und frei halten.

4. Aus Rückenlage oder im Sitzen auf Hocker eine Nackenrolle
innerhalb der 90-Grad-Begrenzung auf verschiedene Zielpunkte
hin bewegen.

5. Wie 3. Übung, Übungsgerät Schaumstoffbällchen oder Tennisball:
nicht bilateral, nur mit verletztem Arm üben.

Parese des Plexus brachialis oder des N. axillaris

Besteht neben dem traumatologischen Befund eine neurologische
Schädigung in Form einer Parese des Plexus brachialis oder des N.
axillaris, muß der übliche traumatologisch ausgerichtete Behandlungsplan erweitert werden. Soweit es die Grundverletzung erlaubt, folgen
die Ergänzungen dem nachstehenden Schema:

- Druckstellenprophylaxe (s. Dekubitusprophylaxe plus visuelle Kon-
trolle);
- Entlastung durch Abduktionslagerung im Bett oder Tragen einer
Abduktionsschiene außerhalb des Bettes;
- Durchblutungsförderung durch Medizinalbäder und Teilnahme am
Bewegungsbadprogramm;
- Reizstromtherapie, vorausgesetzt, es liegt kein Material wie AO-
Platten, Schrauben usw. im Stromfluß;
- kurzes schnelles Bestreichen mit Eis in Kombination mit innerva-
tionsfördernden Übungen.
- Weitere stimulierend-kräftigende Übungen:
im Wasser unter Ausnutzung der Auftriebskraft und mit Hilfe von
Auftriebskörpern, in Schlingenaufhängung unter Abnahme der
Eigenschwere und sobald seitens der Grundverletzung erlaubt,
Bewegungsmuster und Techniken des PNF sowie Gebrauchsschu-
lung.

Außerdem sollte ein Patient mit Plexus-brachialis- oder Nervus-axillaris-Schaden an der Beschäftigungstherapie und wenn möglich auch am klinischen Sport teilnehmen.

(Siehe auch Kapitel „Neurologie" in Band 9.)

Habituelle Luxation des Schultergelenkes

Ursache: Als Folge einer vorausgegangenen schweren Distorsion und traumatischen Luxation, bei der der zerrissene Kapselbandapparat nicht ausreichend verheilt ist, entwickelt sich die habituelle Schulterluxation. Sie kann bei entsprechender Anlage auch ohne äußere Einwirkung auftreten. Für die habituelle Schulterluxation sind Verrenkungen bei Gelegenheitsbewegungen und leichte Reponierbarkeit typisch.

Formen: Wie bei der Erstluxation.

Therapie: Die Behandlung erfolgt etwa nach der 3. Luxation operativ. Zwei Verfahren haben sich bewährt. Die Luxationsneigung wird entweder durch eine Drehosteotomie nach außen subkapital (Weber) oder durch eine Anhebung des Pfannenrandes mit Spaneinpflanzung, verbunden mit einer Verkürzung der Subskapularissehne und Raffung der Kapsel (Eden-Hybinett), behandelt. Nach Osteotomie kann bei stabiler Osteosynthese frühzeitig krankengymnastisch behandelt werden. Die operative Pfannenrandanhebung und Weichteilverkürzung wird 6 Wochen im Thoraxabduktionsgips ruhiggestellt, anschließend wird aktiv geübt.

Komplikationen: Reluxation.

Humerusfrakturen

Oberarmbrüche werden unterteilt in proximale (Frakturen des Oberarmkopfes und -halses sowie Oberarmhöckerfrakturen), in Schaftbrüche und in Brüche des distalen Humerus. Die proximalen Frakturen finden sich häufig als Begleitverletzungen des Schultergelenkes (S. 186), die distalen in Zusammenhang mit Ellenbogengelenksverletzungen (S. 220 ff).

Frakturen des Humeruskopfes und -halses

Ursache: Oberarmkopf- und -halsbrüche werden durch direkte Gewalt, aber auch indirekt durch Sturz auf Schulter, Ellenbogen und Hand verursacht.

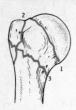

Abb. **48**   Formen der Brüche des Oberarmkopfes. 1 Bruch im Collum anatomicum, 2 Abriß des Tuberculum majus, 3 Bruch im Collum chirurgicum (nach *Schlosser* u. *Kuner* 1980).

Formen (Abb. **48**): Es werden pertuberkuläre (subkapitale) Oberarmbrüche, Abrißfrakturen des Tuberculum majus und Luxationsfrakturen unterscheiden.

Klinisches Bild und Diagnose: Die Symptome dieser Brüche ähneln häufig denen der Schulterluxation; statt federnder Fixation finden sich jedoch schmerzhafte Einschränkung der Armbeweglichkeit und Krepitation. Bei der Luxationsfraktur ist die Schulterpfanne leer. Der Röntgenbefund sichert die Diagnose.

Therapie: Die Behandlung der proximalen Oberarmbrüche erfolgt überwiegend funktionell. Grundsätzlich ist ein gutes funktionelles Ergebnis wichtiger als die röntgenologisch nachgewiesene gute Stellung der Fraktur. Dies hängt damit zusammen, daß die obere Extremität als Greiforgan Achsenbelastungen weniger ausgesetzt ist als das Bein, Fehlstellungen also nicht zu statischen Fehlbelastungen der Gelenke führen. Dies läßt frühe Mobilisierung zu Gunsten einer guten Funktion zu. Bei eingekeilten Brüchen des anatomischen Halses (Adduktionsbruch) erübrigt sich oft die Ruhigstellung. Bei geringer Dislokation der Fragmente wird ohne Reposition kurzfristig im Desault-Verband fixiert. Vor allem bei älteren Menschen soll, auch nach Reposition, die Übungsbehandlung nicht später als nach 5–6 Tagen einsetzen. Verbände, die den Oberarm am Brustkorb fixieren, dürfen nur vorübergehend angelegt werden; Vorbeugung gegen Adduktionskontraktur ist vorrangig und vor allem beim älteren Menschen unerläßlich.

Die häufigeren Brüche am chirurgischen Hals mit mäßiger Adduktions-, Abduktions- und/oder sagittaler Abknickung werden im Pendelgips (z. B. nach Poelchen) behandelt. Er läßt Frakturheilungen in befriedigender Stellung erzielen, ohne den Verletzten in der Bewegungsfreiheit stärker einzuengen.

Bei stark dislozierten Brüchen, Mehrfragmentbrüchen, verschobenen Ausrißbrüchen des Tuberculum majus und bei irreponiblen Luxationsfrakturen ist operatives Vorgehen angezeigt. Die Fixation der Fragmente erfolgt mit Schrauben bzw. Abstützplatte.

Postoperativ erfolgt nach kurzfristiger Ruhigstellung Übungsbehandlung von der Abduktionsschiene oder aus dem geschalten Thoraxabduktionsgips aus.

Krankengymnastische Behandlung

Subkapitale Humerusfraktur
(konservativ-frühfunktionell, modifiziert nach Poelchen)

Befund

Sowohl reponierte als auch nichtreponierte Frakturen findet der Krankengymnast in der Regel wie folgt (versorgt und gelagert) vor:

- Über einen dorsovolaren Klebestreifen, der von der Schulter bis über die Hand hinaus reicht und an dessen unterem Ende eine Vorrichtung zur Befestigung des Gewichts angebracht ist (Brettchen mit Mullschlaufe), ist ein dorsaler Schulter-Arm-Hand-Gips modelliert.
- Der so versorgte Arm des Patienten ruht auf einem Spezialbänkchen in mindestens 30 Grad Abduktion. Entsprechend dem Röntgenbild ist ein Gewichtszug von 200 bis höchstens 400 Gramm angebracht (Abb. **49**).

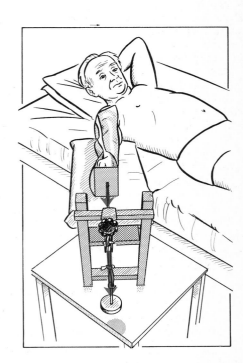

Abb. **49** Armlagerung auf Abduktionsbank.

- Nach der Gipsabnahme findet sich ein großes Hämatom im Schulter-Oberarm-Bereich, manchmal auch am Rumpf; mit zunehmendem Aufstehen des Patienten zeigt es Senkungstendenz.
- Schwellneigung der distalen Bereiche, insbesondere der Hand und Finger;
- Schmerzen in Ruhe und verstärkt bei Positionswechseln, beim Bewegen;
- Schonneigung aufgrund der Schmerzen und Verunsicherung und Ängstlichkeit;
- manchmal eingeschränkte Funktion der Atmung und des Kreislaufs.

Gesichtspunkte und Maßnahmen

1. Pneumonieprophylaxe und Kreislaufanregung:
   - Atemtherapie,
   - aktives Bewegen,
   - Erarbeiten von Lagewechseln, Aufstehen, Fortbewegung.
2. Entstauung:
   - Knetübungen mit Schaumstoffball,
   - Lagerung,
   - Kompression,
   - Eisapplikation,
   - statische und dynamische Muskelarbeit.
3. Durchblutungsförderung:
   - Lagerung und Kompression,
   - Schaumstoffballübungen,
   - Diadynamik,
   - Eisapplikation,
   - statische und dynamische Muskelarbeit,
   - Bewegungsbad.
4. Mobilisation:
   - Lagerung, ggf. Abduktionsschiene,
   - aktives Bewegen (Pendelübungen),
   - aktives Bewegen ohne und mit Gerät,
   - Entspannungstechnik mit Eis,
   - Bewegungsbad, Schwimmen.
5. Kräftigung:
   - aktives Bewegen,
   - Widerstandsübungen, auch PNF,
   - Bewegen mit Geräten,
   - Schwellstromgymnastik,
   - Bewegungsbad, Schwimmen,
   - klinischer Sport.

6. Schulen von Gebrauchsbewegungen:
   – zu Anfang Erarbeiten von Positionswechseln,
   – später Erarbeiten von Alltagsaktivitäten.

Verlauf

a) Allgemein:

Am Tag nach dem Unfall wird der Gips aufgeschnitten und von da an für die Dauer von weiteren 2 Wochen nur noch zur Nacht angewickelt.

Liegt der Patient im Bett, sollte der Richtungsgewichtszug angelegt werden; steht und geht er, ersetzt die Eigenschwere des Arms die Extension. Man ist davon abgekommen, die Patienten in der Belastung Gewichte tragen und bewegen zu lassen, um die Überdehnung des Weichteilapparates und eine Subluxation im Schultergelenk zu vermeiden. Der Patient wird stattdessen angeregt, möglichst ständig einen Schaumstoffball zu pressen und zu kneten. Dadurch entsteht eine zusätzliche aktive, periphere Muskelanspannung, die durchblutungsfördernde und tonisierende Wirkung hat.

Sitzt der Patient auf einem Stuhl, sollte er seinen verletzten Arm auf dem eigenen Oberschenkel, auf der Stuhllehne oder auf dem Tisch ruhen lassen.

Etwa 2 Wochen nach dem Unfall wird das Spezialbänkchen durch einen Abduktionskeil ersetzt.

b) Krankengymnastischer Behandlungsverlauf:

1. Tag: Der Krankengymnast versucht, durch anschauliche Information Angst und Verunsicherung des Patienten zu mindern und ihn zur Mitarbeit zu stimulieren. Mitunter wird es notwendig sein, Atemtherapie (Giebel-Rohr, manuell) und Kreislauftraining durchzuführen.

Die gezielte Behandlung setzt mit Übungen der Finger und Arbeit mit dem Schaumstoffball ein. Die Lagerung auf dem Spezialbänkchen bleibt dabei unverändert.

2. Tag: Die Gipsschale wird tagsüber entfernt. Bei aufrechterhaltener Ruhigstellung des Schultergelenks bewegt der Patient jetzt Finger, Hand und Ellbogen aktiv (ggf. unter Abnahme der Unterarmschwere). Die Schultermuskulatur, vor allem der M. deltoideus, sollte zu intensiven statischen Kontraktionen angeregt werden.

Vom 3. Tag an: Ist die Spannung im M. deltoideus zufriedenstellend, steht der Patient auf. Die ersten Male braucht er dabei Anleitung und Unterstützung.

Besteht ein starkes Hämatom, erweist sich Diadynamik resorptionsfördernd und analgetisch.

In Rumpfvorbeugehaltung führt der Patient Pendelübungen in der Sagittalebene aus (Abb. **50**). Dabei drückt er das Schaumstoffbällchen fest zusammen. Hat der Patient jedoch Mühe, in den Pendelschwung zu kommen und führt stattdessen den Arm, gibt man ihm vorübergehend ein kleines Gewicht in die Hand, das ihm das Gefühl für das Pendeln erleichtert. Der Patient sollte häufig selbständig üben.

Spätestens am 5. Tag kommt die Pendelbewegung in der Frontalebene hinzu.

Ab dem 7. Tag: Jetzt kann auch in beiden Richtungen kreisförmig geschwungen werden. Immer wieder muß der Krankengymnast den Patienten zur Eigenarbeit ermuntern. Noch in Rumpfvorbeuge werden zwischen das Pendeln zunehmend geführte Bewegungen und Halteübungen am Bewegungsende geschaltet. Bei sehr schwachem M. deltoideus empfiehlt es sich, zusätzlich Schwellstrom zu verabreichen.

Ab der 2. Woche: Mobilisation und Kräftigung dürfen jetzt aus dem aufrechten Stand, auch an der Sprossenwand, aus Sitz und Rückenlage durchgeführt werden. Mit dem Üben der Rotationen sollte man noch sehr vorsichtig sein, sie nur soweit verlangen, wie sie im Rahmen des Wiedererarbeitens von Alltags- und Gebrauchsbewegungen nötig

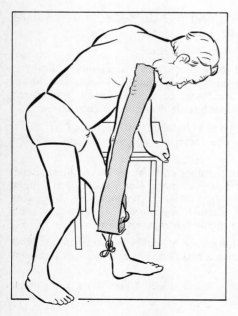

Abb. **50**   Ausgangsstellung zum Pendeln.

sind. Die Schmerzgrenze des Patienten darf dabei auf keinen Fall überschritten werden.

Ab der 3. Woche: Die Übungsanforderungen werden zeitlich und schwierigkeitsgradmäßig gesteigert. Auch die Rotationen, sowohl in komplexen Bewegungsabläufen als auch bei der Gebrauchsschulung, können intensiviert werden.

Bei kreislaufstabilen Patienten ist es günstig, in Bauchlage an der Hochmattenkante mit Ball, Keule und Pezzi-Ball bewegungserweiternd zu arbeiten. Auch in allen anderen Übungspositionen sollten zunehmend leichte Geräte benutzt werden. Der Patient wird es einfacher haben, ein gutes Bewegungsgefühl zu entwickeln und Fehler zu korrigieren, wenn er häufig vor dem Spiegel übt. Übungen im Bewegungsbad, vor allem solche, bei denen die Auftriebskraft das Erarbeiten der noch eingeschränkten Richtungen unterstützt, fördern die Aktivierung und bereiten obendrein den meisten Patienten Freude.

Ab der 4. Woche: Schwimmen und Beschäftigungstherapie kommen nun als ergänzende Verordnungen hinzu. Mit schweren Geräten und Widerständen darf – wie grundsätzlich in der Traumatologie – nicht vor Abschluß der Frakturheilung gearbeitet werden.

Übungsbeispiele

Mittlere Phase der Mobilisation und Kräftigung im Bewegungsbad (s. Abb. 18, S. 48)

1. Im Sitzen/Stehen:
   - einen Ball mit beiden Händen zum Körper heranbeugen und nach vorn wegstrecken;
   - den gestreckten Arm aus Extension neben dem Körper in Schulterflexion/Außenrotation (zur Wasseroberfläche) bringen und mit Innenrotation zurückführen;
   - das gleiche in Schulterabduktion/Außenrotation und mit Innenrotation zurück;
   - die Hand des verletzten Arms wird von der gegenseitigen Schulter dicht unterhalb der Wasseroberfläche bei sich streckendem Ellbogen (plus Supination) in Schulterabduktion/Außenrotation gebracht und wieder zurückgeführt;
   - PNF: Arm aus Extension/Abduktion/Innenrotation in der Tiefe in Flexion/Adduktion/Außenrotation (zum gebeugten und bei gestrecktem Ellbogen) führen;
   - entsprechend auch die andere Diagonale.
2. In Vorbeuge stehend, gesunder Arm stützt auf Hebebühne ab:
   - Arm aus der Tiefe bei gestrecktem Ellbogen in Schulterflexion/Außenrotation bis zur Wasseroberfläche bringen;
   - das gleiche in Schulterabduktion/Außenrotation.

3. Bauchlage auf der Hebebühne, der verletzte Arm hängt über die Kante senkrecht in die Tiefe:
   - den gestreckten Arm in Schulterflexion/Außenrotation führen, erst bis zur Wasseroberfläche, dann auch aus dem Wasser heraus;
   - s. Klavikulafraktur, 2. Übung (aus Unterarmstütz, S. 176).
4. Siehe Klavikulafraktur, 2. Übung (aus Rückenlage, S. 176).

Humerusschaftfrakturen

Ursache: Humerusschaftfrakturen werden durch direkte Gewalteinwirkung auf den Oberarm oder häufiger durch indirekte Gewalt (Sturz auf Ellenbogen oder Hand) hervorgerufen.

Formen (Abb. **51**): Die direkten Traumen führen meist zu glatten Querbrüchen oder Trümmerbrüchen. Indirekte Traumen haben Biegungsbrüche mit Keil oder Torsionsfrakturen zur Folge. Muskelzug führt zur Dislokation.

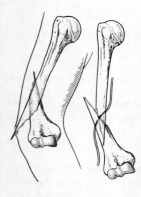

Abb. **51**   Schräg- und Drehbrüche im Oberarm führen zu starker Dislokation (nach *Schlosser* u. *Kuner* 1980).

Klinisches Bild und Diagnose: Die typischen Frakturzeichen mit abnormer Beweglichkeit, Fehlstellung, Funktionsstörung und Krepitation sind beim Oberarmschaftbruch besonders deutlich. Röntgenbild. Mitschädigung des N. radialis und der A. brachialis sind auszuschließen.

Therapie: Die Schaftbrüche werden, wenn sie nicht wesentlich disloziert sind, überwiegend konservativ behandelt. Neben dem Hängegips (hanging cast, Abb. **52**) (Distraktion vermeiden!) oder der frühfunk-

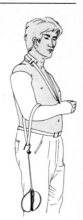

Abb. **52** Hängegipsbehandlung (hanging cast) der Oberarmfraktur beim alten Menschen. Kreisende Bewegungen können frühzeitig durchgeführt werden (nach *Schlosser* u. *Kuner* 1980).

tionellen Behandlung nach Specht kommt bei stärkerer Dislokation die Narkosereposition und Ruhigstellung im Thoraxabduktionsgips in Betracht. Die knöcherne Heilung nimmt etwa 8 Wochen in Anspruch.

Operativ wird bei großer Dislokation, ungenügender Retention konservativ anbehandelter Brüche, bei Polytraumatisierung und bei Begleitverletzungen an Nerven und Gefäßen vorgegangen. Plattenosteosynthese und ggf. Bunnell-Nagelung werden angewandt. Sie erlauben als stabile Osteosynthese frühe Mobilisation.

Komplikationen und Spätschäden: Am häufigsten tritt die Radialisverletzung auf. Neben der frischen Mitverletzung kann sie auch später durch Kallusbildung auftreten. Sie erfordert die Neurolyse. Pseudarthrosen treten zu etwa 8% auf und werden operativ behandelt.

Krankengymnastische Behandlung

Primär funktionelle Behandlung der Humerusschaftfraktur nach Specht

Befund

Der Krankengymnast findet den Patienten folgendermaßen versorgt vor:

– Der frakturierte Arm ist 2–4 Tage lang in einem Desault-Verband (bis zum Handgelenk reichend, Extraschlaufe für die Hand selbst) ruhiggestellt. Ab etwa dem 5. Tag, nach Abnahme des Desault-

Verbandes, hängt der Arm tagsüber in einer großen Mitella, die den Oberarm nicht stauchen darf. Nachts wird er dann bis zur beginnenden Festigkeit mit elastischen Binden am Rumpf fixiert.

– Meist starke Hämatombildung und Schwellung im Oberarm-/Ellbogenbereich;
– indurierte Gewebsbereiche, manchmal lokale Temperaturerhöhung;
– Krepitation im Frakturgebiet;
– Bewegungseinschränkung;
– ggf. Schmerzen;
– Verunsicherung und Ängstlichkeit des Patienten.

Gesichtspunkte und Maßnahmen

1. Entstauung und Durchblutungsförderung:
   – Mitellaversorgung,
   – Knetübungen mit Schaumstoffball,
   – aktives Bewegen,
   – ggf. Diadynamik,
   – später Bewegungsbad, Schwimmen.

2. Mobilisation:
   – aktives Bewegen (Übungen bei „schienendem Griff", „Armschlenkerbewegungen"),
   – aktives Bewegen mit Hilfe von Geräten (Hantel, Sprossenwand, Stab usw.) oder in Form von Partnerübungen,
   – später ggf. Entspannungstechnik mit Eis,
   – später ggf. Bewegungsbad, Schwimmen.

3. Kräftigung:
   – aktives Bewegen,
   – aktives Bewegen gegen Widerstand, mit Geräten,
   – später ggf. PNF, klinischer Sport, Bewegungsbad, Schwimmen.

4. Schulen von Gebrauchsbewegungen:
   – Einüben von Alltagsaktivitäten.

Verlauf

a) Allgemein:

Während der meisten Übungen in den ersten 3 Wochen ist es notwendig, einen speziellen „schienenden Griff" (SPECHT: „Repositionsgriff") anzuwenden, dessen genaue Beschreibung bei der nachfolgenden Darstellung der krankengymnastischen Behandlung erfolgt. Er hat das Ziel, der bei Humerusschaftfrakturen vorherrschenden Dislokationsneigung im Sinne der Verkürzung/Antekurvation/Adduktion entgegenzuwirken.

Außerdem ist zu beachten, daß bei noch bestehender Instabilität der Fraktur auf sie wirkende Rotationsmechanismen *unbedingt* vermieden werden. Werden Rotationen zugelassen, provoziert man Verzögerungen des Heilprozesses und Pseudarthrosebildung.

Der Krankengymnast wird anfangs durch das Krepitieren der Fraktur irritiert sein. Es ist normal und läßt erst mit dem Festwerden der Fraktur nach.

Hinzuzufügen ist an dieser Stelle noch, daß es, um eine periphere Spannung zu gewährleisten, ratsam ist, dem Patienten während und auch außerhalb der Behandlung ein Schaumstoffbällchen zu geben, das er kneten und pressen kann.

b) Krankengymnastischer Behandlungsverlauf:

Ab 1. Tag: Der Patient führt mit der Hand, die in der mit dem Desault-Verband kombinierten zusätzlichen Schlinge ruht, alle in diesem Bereich möglichen aktiven Bewegungen aus und knetet und preßt außerdem das Schaumstoffbällchen.

Er wird auf den weiteren Behandlungsverlauf durch Erklärungen und günstigstenfalls durch Zusehen beim Üben anderer Patienten vorbereitet.

Ungefähr ab 3.–5. Tag:

1. Pronation und Supination:
   – *Übungsposition:* Aufrechter Sitz.
   – *Griff:* Der distale Unterarm des Patienten (Ellbogenflexion 90 Grad) liegt auf der Hohlhand des Krankengymnasten.

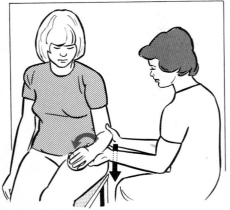
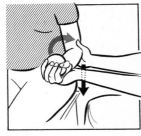

a   b

Abb. **53 a**   Pronation und **b** Supination (nach *Specht*).

Die andere Hand des Behandelnden übt am distalen Humerusende (Griff an den Kondylen) einen Zug in der Oberarmachse aus.

– *Weg:* Der Patient proniert und supiniert den Unterarm (Abb. **53a** u. **b**).

2. Ellbogenflexion und -extension:
   – *Übungsposition:* Aufrechter Sitz.
   – *Griff:* Der Krankengymnast „schient" den Oberarm des Patienten entgegen der Dislokationsneigung (Verkürzung, Antekurvation, Adduktion) durch Druck von vorne-außen nach hinten-innen mit der einen („Druck"-)Hand und entgegengesetzt durch Druck von hinten-innen nach vorne-außen mit der anderen („Extensions"-)Hand, die obendrein gleichzeitig Zug in der Oberarmachse ausführt.

   Bei Frakturen des linken Humerus wäre die linke Hand des Krankengymnasten „Druck"-, die rechte „Extensions"-Hand (Abb. **54**). Der Patient sollte seinen Sitz während dieser Übungen durch Festhalten am Stuhl, an Sprossenwand oder Stange „stabilisieren".

   – *Weg:* Beugen und strecken des Armes im Ellbogengelenk; anfangs vom Oberschenkel des Patienten ausgehend, später – die volle Bewegung anstrebend – auch von seitlich neben dem Körper aus.

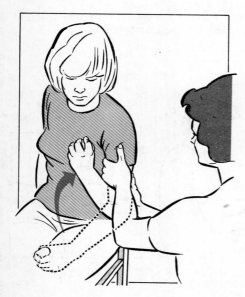

Abb. **54**   (Teil-)Extension und Flexion (nach *Specht*).

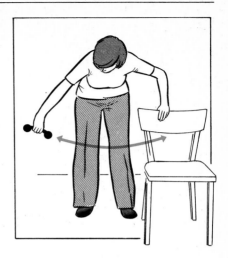

Abb.55 Pendeln mit Hantel (nach *Specht*).

3. Pendelübungen:
   – *Übungsgerät:* In der Regel eine ca. 1 kg schwere Hantel.
   – *Weg:* Im aufrechten Stand sagittal neben dem Körper pendeln; unter Abstützen des leicht nach vorn geneigten Oberkörpers mit der gesunden Hand z. B. auf einer Stuhllehne quer vor dem Körper pendeln (Abb. **55**).
   Wichtig: Auf jeden Fall abrupte und kreiselnde Bewegungen vermeiden!

Ungefähr ab 7. Tag:

Abduktion im Schultergelenk (bei mittlerer Flexion im Ellbogen):
– *Übungsposition:* Aufrechter Sitz.
– *Griff:* s. 3.–5. Tag, 2. Übung, nur ruht der Unterarm des Patienten auf dem Unterarm der „Druckhand"-Seite des Krankengymnasten.
– *Weg:* Der Patient hebt seinen Arm weitestmöglich in die Abduktion und senkt ihn wieder körperwärts.
  Wegen der Extension durch den Krankengymnasten muß der Patient sich mit dem gesunden Arm in der Gegenrichtung gut festhalten (Abb. **56**).

Ab 10.–12. Tag:

„Armschlenkerbewegungen":
– *Übungsposition:* Rumpfvorbeuge.
– *Weg:* Beide Arme pendeln ohne Gewicht in sagittaler („Holzhacker-übung") und in horizontaler („Aufwischübung") Richtung (Abb. **57a** u. **b**).

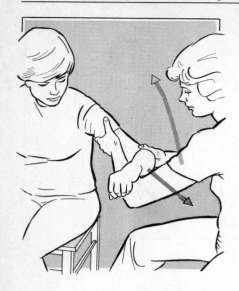

Abb. 56 Abduktion (nach *Specht*).

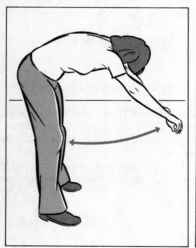
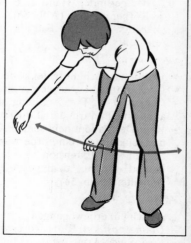

a   b

Abb. **57 a** „Holzhackerübung", **b** „Aufwischübung" (nach *Specht*).

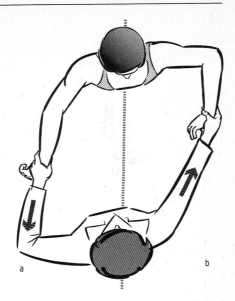

Abb. **58 a** Zug- und **b** Druckübung im Sitzen (nach *Specht*).

Beim Aufhören der Krepitation (nach ca. 2–3 Wochen):

1. Zug- und Druckübungen:
   a) Zug:
   – *Übungsposition:* Patient und Krankengymnast sitzen sich auf
     Hockern gegenüber;
     der Krankengymnast umfaßt bilateral (von der Streckseite) die
     Handgelenke des Patienten, die Oberkörper sind zurückgelehnt.
   – *Weg:* Der Patient zieht rechts und links im Wechsel.
   b) Umkehr – Druck:
     Nach wenigen Tagen wird unter Vorneigen des Oberkörpers die
     Druckübung . ausgeführt, wobei der Krankengymnast genau
     spürt, wieviel Widerstand er schon geben kann.
   – *Griff:* Der Krankengymnast umfaßt die Handgelenke des Patien-
     ten von der Beugeseite her (Abb. **58**).

2. Übungen an der Sprossenwand:
   entsprechend den unter 1 beschriebenen Übungen Wechsel zwischen Druck und Zug (Abb. **59**).

3. Übungen mit dem Stab:
   Im Sitzen oder Stehen hebt der Patient mit beiden Armen (und bei
   gestreckten Ellbogen) den Stab so weit wie möglich vor-hoch.

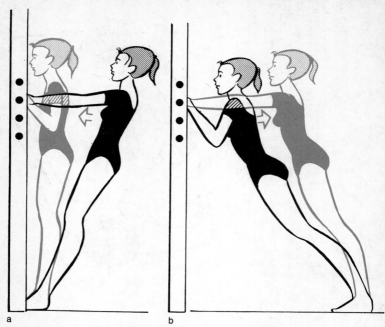

a b
Abb. 59 a Zug- und **b** Druckübung an der Sprossenwand.

Sobald die Fraktur klinisch fest ist, werden Bewegungen mit Rotations-
komponente in das Übungsprogramm aufgenommen, und zwar besonders in Form von Alltagsaktivitäten wie Griff zur Nase, zum Ohr,
Kämmen, Hosenträger-, Schürzengriff usw.

Als Ergänzung können später auch Bewegungsbad, Schwimmen,
Beschäftigungstherapie und klinischer Sport verordnet werden.

Konservativ teilfunktionelle Behandlung der Humerusschaftfraktur bei „hanging cast"

Befund

- Während der ersten 4 Wochen befindet sich der frakturierte Arm im
  Hängegipsverband (hanging cast); meist ist die Funktion der Finger
  ungestört, während bei den Schulterbewegungen Ängstlichkeit und
  Einschränkungen bestehen.
- Nach der Gipsabnahme findet der Krankengymnast in der Regel
  vor:

- Haut schuppig, schilferig;
- Neigung des Arms zu Verfärbung (blau-rot) und Schwellung, insbesondere in den distalen Bereichen;
- ggf. Hämatomreste,
- teigiger Turgor,
- Bewegungseinschränkungen im Hand- und Ellbogengelenk,
- Atrophie und Schwäche der Muskulatur an Unter- und Oberarm,
- Einschränkung in den Alltags- und Gebrauchsbewegungen,
- Schmerzen und Schonneigung.

Gesichtspunkte und Maßnahmen

Während der Gipsphase:
1. Durchblutungsförderung:
   – aktives Bewegen.
2. Mobilisation:
   – aktives Bewegen.
3. Kräftigung:
   – aktives Bewegen.

Nach der Gipsabnahme:
1. Entstauung:
   – Lagerung,
   – Kompression,
   – statischer und dynamischer Muskeleinsatz,
   – Bewegungsbad.

2. Durchblutungsförderung:
   – statische und dynamische Muskelarbeit,
   – Eisanwendung,
   – Armwechselbäder,
   – Bewegungsbad.

3. Mobilisation:
   – aktives Bewegen ohne und mit Geräten,
   – Entspannungstechnik mit Eis,
   – Bewegungsbad, Schwimmen.

4. Kräftigung:
   – dynamische Muskelarbeit gegen Widerstand und mit Geräten,
   – PNF,
   – Bewegungsbad, Schwimmen,
   – klinischer Sport.

5. Schulen von Gebrauchsbewegungen, Einüben von Alltagsaktivitäten.

Verlauf

1.–4. Woche: Der Patient wird dazu angeleitet, Fingerübungen und Schulterbewegungen im Sinne von Poelchen auszuführen. Besonders

die Schulterübungen sind wichtig, um die freie Beweglichkeit des
Schultergelenks zu erhalten oder anzustreben.

Ungefähr ab der 5. Woche: Der Gips wird entfernt. Bestehen Störungen der Durchblutung in Form von ödematösen Stauungen, muß für
zwischenzeitliches Hochlagern des Arms und elastisches Wickeln zur
Kompression gesorgt werden.

Die Mobilisation von Hand- und Ellbogengelenk wird am günstigsten
durch Armwechselbäder und Übungen im Bewegungsbad vorbereitet.
Die eigentliche mobilisierende Arbeit besteht dann insbesondere in
der Durchführung der Entspannungstechnik unter Zuhilfenahme von
Eis sowie im aktiven Bewegen des Arms, gern auch mit Geräten wie
Stab, Ball usw.

Intensive kräftigende Maßnahmen im Sinne von Übungen gegen
Widerstand, PNF, Arbeit mit Geräten und das Schulen von Alltagsaktivitäten sind angezeigt, sobald die Fraktur fest ist. Schwimmen,
klinischer Sport und Beschäftigungstherapie runden das Rehabilitationsprogramm ab.

Übungsbeispiele

*Frühe Phase der Mobilisation (und Kräftigung) mit Hängegipsverband
(hanging cast).*

1. Stand in Rumpfvorbeuge (häufig muß der Krankengymnast in den
   ersten Tagen den Arm des Patienten unterstützen):
   – Pendelbewegung vor und zurück (Sagittalebene),
   – Pendelbewegung seitwärts (Frontalebene),
   – soweit möglich: kreisende Bewegung bei Beibehaltung mittlerer
     Rotation.
2. Ausgangsstellung wie oben mit leichter Unterstützung durch Krankengymnast oder gesunde Hand:
   – den Arm vor-hoch in Schulterflexion und seitwärts in Schulterab-
     duktion führen,
   – geführte Kreise in beide Richtungen beschreiben.

Bei allen unter 1. und 2. beschriebenen Übungen sollte die Bewegung
durch das Pressen eines Schaumstoffballs oder das Schließen der
Finger zu einer festen Faust eingeleitet werden, um die Spannung von
distal aufzubauen. Es darf nicht gekreiselt oder geschlenkert werden.

Operativ versorgte Humerusschaftfraktur

Befund

– Der Arm befindet sich entweder elastisch gewickelt oder in einer
  Oberarmgipsschiene hochgelagert auf einem Keilkissen;

- bei Verband- bzw. Gipsabnahme zeigen sich postoperatives Hämatom und Schwellungen;
- evtl. lokale Überwärmung;
- mit der Unterlage „verbackene" Narbe;
- der Patient hat Schmerzen im Frakturbereich und Angst vor dem Bewegen des Arms;
- (bestehen motorische oder sensible Störungen, insbesondere im Versorgungsbereich des N. radialis?)

Gesichtspunkte und Maßnahmen

1. Entstauung:
   - Hochlagerung,
   - Kompression,
   - Umlagerungsübungen,
   - statische und dynamische Muskelkontraktionen.

2. Durchblutungsförderung:
   - ggf. Narbenbehandlung,
   - Umlagerungen,
   - Armwechsel- und Bewegungsbad,
   - Kryotherapie,
   - statische und dynamische Muskelarbeit.

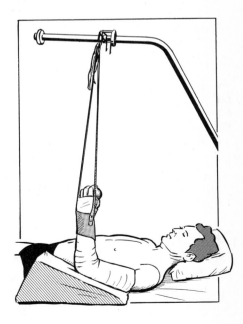

Abb. **60**
Armlagerungsmöglichkeit.

3. Mobilisation:
   - aktives Bewegen,
   - ggf. Entspannungstechnik mit Eis,
   - Bewegungsbad.
4. Kräftigung:
   - aktives Bewegen gegen Widerstand (auch PNF) und mit Geräten,
   - Bewegungsbad, Schwimmen,
   - klinischer Sport.
5. Schulen von Gebrauchsbewegungen:
   - Einüben von Alltagsaktivitäten.

Verlauf

Um ödematöse Stauungen zu vermeiden, ist es ratsam, während der ersten postoperativen Tage den Arm elastisch zu wickeln und zwischenzeitlich hochzulagern.

Bereits am 2. Tag setzt die krankengymnastische Behandlung mit dynamischer Muskelarbeit für den ganzen Arm ein. Dabei wird es mitunter nötig sein, daß der Krankengymnast zu Anfang die Schwere des Arms abnimmt. Übungen (auch mit leichten Geräten wie Stab, Tennisball usw.) lassen sich günstig in Rückenlage und Sitz als Ausgangsposition ausführen.

Nach komplikationsloser Wundheilung werden *am 10. Tag* die Fäden gezogen. Danach ist es dem Patienten möglich, auch Armwechselbäder zu nehmen und im Bewegungsbad zu üben.

Sollte es trotz des frühen Einsetzens der Aktivierung zu hartnäckigeren Kontrakturen gekommen sein, können diese nach Absprache mit dem behandelnden Arzt durch Entspannungstechnik mit Eis beseitigt werden.

Arbeit gegen Widerstände und mit schwereren Geräten, Schwimmen sowie Beschäftigungstherapie kommen hinzu, sobald die Fraktur fest ist.

Wegen der frühen Übungsstabilität wird der Patient zumeist sehr schnell seine volle Beweglichkeit wiedererreicht haben.

Übungsbeispiele

Frühphase der Mobilisation (und Kräftigung)

1. Im Liegen oder im Sitzen, Oberarm ruht von Achsel bis Ellbogen auf flachem Schaumstoffkissen bzw. auf Armbehandlungsbänkchen, Unterarm ragt senkrecht in die Luft:

– alle Finger- und Handgelenksbewegungsmöglichkeiten;

– mit Faustschluß in Ellbogenflexion und mit Finger- und Handstreckung in Ellbogenextension;

– das gleiche (sofern freigegeben) mit Supinations- und Pronationskomponente: Ellbogenflexion mit Supination, Ellbogenextension mit Pronation kombinieren.
Die 2. und 3. Übung sind auch mit Schaumstoffball, Fingerhantel aus Holz oder ähnlichem „gewicht-freien" Gerät zum Erreichen intensiver distaler Spannung möglich.

2. Seitlage (operierter Arm oben) auf (Hoch-)Matte, Übungsgerät Gymnastikball:
– Die Hand liegt auf dem Ball, rollt ihn aus der weitestmöglichen Ellbogenflexion von vor dem Körper/Kopf gerade nach vorn – nach oben – nach unten – auf beliebige weitere Punkte der gedachten Halbkreisperipherie hin, dabei streckt sich jeweils der Ellbogen so gut es geht; zurück zum Körper/Kopf zum gebeugten Ellbogen;

– Ausgangsposition wie oben,
mit dem Ball große Kreise in beide Richtungen vor dem Körper beschreiben, dabei körpernah bestmögliche Ellbogenflexion, körperfern bestmögliche Ellbogenextension zu erreichen versuchen.

Parese des N. radialis

Liegt eine Parese des N. radialis vor, müssen folgende Punkte das Behandlungsprogramm ergänzen:

– Druckstellenprophylaxe (s. Dekubitusprophylaxe plus visuelle Kontrolle);

– Entlastung und Kontrakturverhütung durch Radialisschiene (Korrektur der Fallhand) (Abb. **61**);

– Durchblutungsanregung durch Armwechselbäder und Schwimmen;

– Reizstromtherapie: Dabei muß beachtet werden, daß kein Metall (Platten, Schrauben usw.) innerhalb des Stromfeldes liegt;

– schnelle, kurze Eisabreibungen in Verbindung mit innervationsschulenden Bewegungstechniken;

– Schulen von Gebrauchsbewegungen in Krankengymnastik und Beschäftigungstherapie.

(Siehe auch Kapitel „Neurologie" in Band 9.)

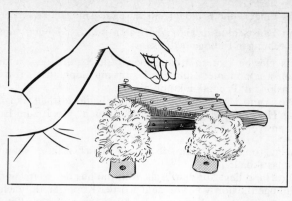

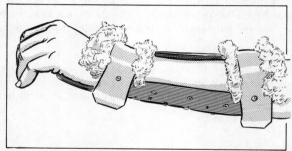

Abb. **61 a** u. **b**   Schiene bei Radialisparese.

Distale Humerusfrakturen

Ursache: Direktes Trauma, besonders durch Sturz auf den Ellenbogen, ist beim Erwachsenen häufig, beim Kind dominiert das indirekte Trauma mit Sturz auf die Hand.

Formen: Das Bild der Knochenbrüche am distalen Oberarm ist vielgestaltig: (Abb. **62**): quere Brüche des distalen Schaftes, in das Gelenk reichende T- und Y-Brüche, isolierte Abbrüche der Kondylen und Abrisse von Kondylen, bei Kindern vor allem suprakondyläre Querfrakturen in Flexions- oder Extensionssinn und Abbruch des Capitulum humeri radialis.

Klinisches Bild und Diagnose: Die Diagnose wird aufgrund von Schmerzen, Schwellung, Stufenbildung, falscher Beweglichkeit und dem Röntgenbild gestellt. Auf Gefäß- und Nervenmitverletzungen ist zu achten.

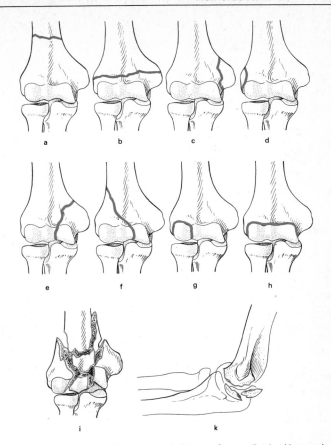

Abb. 62 a–k   Formen der distalen Humerusbrüche. **a** Querer distaler Humerusbruch, **b** querer transkondylärer Bruch, **c** epikondylärer Ausriß ulnar, **d** epikondylärer Ausriß radial, **e** kondylärer Bruch ulnar, **f** kondylärer Bruch radial, **g** Kondylenabscherung radial, **h** Trochleaabscherung, **i** distaler Trümmerbruch des Oberarmes, **k** Abscherbrüche im seitlichen Strahlengang (nach *Schlosser* u. *Kuner* 1980).

Therapie: Beim Erwachsenen eignen sich gering dislozierte perkondyläre und nichtdislozierte intraartikuläre Frakturen zur konservativen Behandlung im gespaltenen Oberarmgips (4 Wochen) und 90-Grad-Stellung im Ellenbogengelenk. Danach erfolgt krankengymnastische Übungsbehandlung, zunächst aus der Gipsschale. Konservativ verfährt man auch bei schwereren intraartikulären Frakturen des älteren

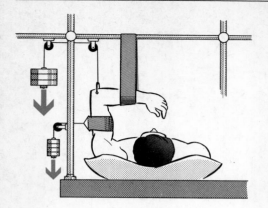

Abb. **63** Extension durch das Olekranon nach Baumann zum vertikalen Zug (nach *Schlosser* u. *Kuner* 1980).

Patienten. In der Olekranondrahtextension (Abb. **63**) erfolgt die Reposition. Anschließend wird im Gipsverband ruhiggestellt. Operativ werden offene Frakturen, Frakturen mit Gefäß- und Nervenbeteiligung und deutlicher Stufenbildung im Gelenk behandelt. Schrauben und ¼-Rohrplatten dienen zur Fixation. Die stabile Osteosynthese erlaubt aktive Übungsbehandlung.

Kindliche Brüche werden entweder durch Extension oder Narkosereposition und Fixation behandelt. Die Reposition hat exakt zu erfolgen, da sonst Fehlstellungen im weiteren Wachstum resultieren. Das ist besonders bei Mitverletzung der Wachstumsfuge der Fall (Abb. **64**). Läßt sich ein Repositionsergebnis nicht retinieren, sind gekreuzte Spickdrähte einzubringen. Die Durchblutung ist genauestens zu kontrollieren.

Abrißbrüche und Frakturen unter Mitbeteiligung der Wachstumsfuge werden operativ versorgt. Die wasserdichte Reposition und Fixation mit Spickdrähten ist notwendig.

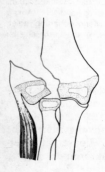

Abb. **64** Radialer Abrißbruch des distalen Oberarmes beim Kind. Mitbeteiligung der Wachstumsfuge (nach *Schlosser* u. *Kuner* 1980).

Besondere Aufmerksamkeit muß bei Verbandbehandlung der ungestörten Zirkulation gewidmet werden. Jede Einengung ist mit Rücksicht auf drohende Ischämie (Volkmann-Kontraktur, s. S. 228) zu vermeiden. Auf die Gefahr der Myositis ossificans (S. 229) durch passive Übungen und Massagen im Gelenkbereich muß hingewiesen werden.

Komplikationen und Spätschäden: Verletzung von N. ulnaris und A. cubitalis. Bewegungseinschränkung durch Arthrose, Spätlähmung des N. ulnaris durch Kallusbildung.

Krankengymnastische Behandlung

Konservativ versorgte suprakondyläre Humerusfraktur

Befund

Nach der Entfernung des Oberarmflexionsgipses findet der Krankengymnast in der Regel folgendes vor:
– trockene, schuppige Haut,
– Hämatomreste und insgesamt Verfärbungstendenz (blau-rötlich) des Armes beim „Herunterhängen",
– indurierte Gewebsbereiche,
– Schwellneigung des Armes, insbesondere in den Bereichen distal der Frakturhöhe,
– Einschränkung der Gelenkbeweglichkeit in Hand und Ellbogen,
– Atrophie und Schwäche der Muskulatur,
– Unvermögen bei der Durchführung von Gebrauchsbewegungen,
– Schmerzen,
– Schonneigung.

Gesichtspunkte und Maßnahmen

1. Entstauung:
   – Lagerung, Umlagerungsübungen,
   – Kompression,
   – statischer und dynamischer Muskeleinsatz.

2. Durchblutungsförderung:
   – statische und dynamische Muskelkontraktionen,
   – Eisanwendung,
   – Armwechselbäder,
   – Bewegungsbad.

3. Mobilisation:
   – aktives Bewegen ohne und mit Geräten,
   – Entspannungstechnik mit Eis,
   – Bewegungsbad, Schwimmen.

4. Kräftigung:
   – Widerstandsübungen, Übungen mit Geräten,
   – PNF,
   – Bewegungsbad, Schwimmen,
   – klinischer Sport.
5. Schulen von Gebrauchsbewegungen:
   – Einüben von Alltagsaktivitäten.

Verlauf

1.–3. Woche: Während der Phase der Ruhigstellung im Oberarmflexionsgips arbeitet der Patient nach den auf S. 40 beschriebenen „prophylaktischen Aufgaben bei armverletzten Patienten". So wird gewährleistet, daß es nicht zur sekundären Schultersteife kommt.

Nachdem in der 4. Woche der Gips geschalt worden ist, setzt die gezielte Übungsbehandlung ein. Neigt der Arm zu ödematösen Stauungen, empfehlen sich Hochlagerung (Abb. **65**), Eisapplikation, Umlagerungsübungen, elastisches Wickeln des Arms und Armwechselbäder. Mit der intensiven Mobilisation von Hand und Ellbogen kann begonnen werden. Dabei wird die Zuhilfenahme von Eis die Bewegungserweiterung erleichtern und beschleunigen.

Ist die Fraktur fest, können zunehmend Übungen gegen Widerstände, Übungen mit Geräten und Gebrauchsbewegungen trainiert werden.

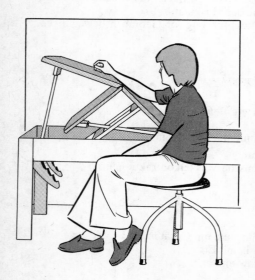

Abb. **65**   Entstauungsbank.

Schwimmen und Beschäftigungstherapie, manchmal auch klinischer Sport, runden das Rehabilitationsprogramm ab.

Übungsbeispiele

Spätphase der Mobilisation und Kräftigung (Flexionserweiterung)
(Eis war zuvor oder ist noch während des Übens auf der kontrakten Muskulatur)

1. Rückenlage:
   - den Unterarm aus Extension/Pronation in Flexion/Supination bewegen, an der Bewegungsgrenze Entspannungstechnik ausführen, die gewonnene Flexion/Supination durch „wiederholte Kontraktion" sichern.

2. PNF:
   - beide Diagonalen, jeweils aus der Extension zum gebeugten Ellbogen arbeiten, Entspannungstechnik an der Ellbogenflexionsgrenze:
     - „langsame Umkehr – halten – entspannen" oder
     - „anspannen – entspannen";
       das Erarbeitete durch „wiederholte Kontraktion", „langsame Umkehr" und „langsame Umkehr – halten" sichern.

3. Rückenlage, Übungsgerät Ball/Stab:
   - Einen Ball oder Stab mit beiden Händen so weit wie möglich zum Kopf hin anbeugen, an der Bewegungsgrenze nach den Prinzipien der Entspannungstechnik flexionserweiternd arbeiten, dann im Sinne von „wiederholter Kontraktion" kräftigen.

4. Rückenlage, Oberarm des Patienten ruht auf Keil oder Polster, Unterarm ragt senkrecht in die Luft, so daß zwischen Unterarm und Oberarm ein Winkel von 90 Grad besteht, Übungsgerät Hantel:
   - Die Hand faßt fest eine Hantel (Gewicht je nach Einschränkung und Kraft des Patienten) und bewegt diese über 90 Grad hinaus schulterwärts;
     am Bewegungsende entspannen – statische Kontraktionen der gesamten Armmuskulatur, dann Kombination von aktivem Weiterbewegen und passivem Gezogenwerden durch das Hantelgewicht;
   - das gleiche ist auch im Sitzen am Armbehandlungsbänkchen möglich.

Operativ versorgte suprakondyläre Humerusfraktur

Befund

– Der Arm ruht (in Oberarmflexionsgipsschale) auf einem Abduktionskeil.

Nach Entfernen der Gipsschale finden sich zumeist

– Hämatomreste und postoperatives Ödem,
– Schwellneigung auch in den Abschnitten distal der Operationsgegend,
– mit der Unterlage „verbackene" Narbe,
– induriertes Gewebe, besonders im Operationsbereich,
– eingeschränkte Gelenkbeweglichkeit in Hand und Ellbogen,
– Schmerzen,
– Schonneigung aufgrund von Schmerzen und Angst.

Gesichtspunkte und Maßnahmen

Siehe konservativ versorgte suprakondyläre Humerusfraktur (S. 215f.), ggf. zusätzlich Narbenbehandlung unter 2 (Durchblutungsförderung).

Verlauf

1.–10. Tag: Der operierte Arm ruht (gewöhnlich im gespaltenen Oberarmflexionsgips) hochgelagert auf einem Abduktionskeil. Es wird intensiv nach den auf S. 40 dargestellten „prophylaktischen Aufgaben bei armverletzten Patienten" gearbeitet.

Ungefähr ab dem 11. Tag (bei voller Übungsstabilität und vorbildlichen Weichteilverhältnissen auch schon früher) setzt die gezielte krankengymnastische Behandlung ein. Wenn notwendig, wird gegen Stauungen und Durchblutungsstörungen mit Hochlagerung (plus Eisabtupfungen), Kompression und Umlagerungsübungen gearbeitet. Nach Abschluß der Wundheilung kommen das aktive „Gefäßtraining" im Armwechselbad sowie die entstauende Wirkung des hydrostatischen Drucks und die aktive Muskeltätigkeit im Bewegungsbad als zusätzlich unterstützende Faktoren unter diesem Punkt hinzu.

Spätestens vom 11. Tag an wird auch intensiv bewegungserweiternd (mit Eis) für das Hand- und Ellbogengelenk gearbeitet und parallel dazu die Muskulatur gekräftigt. Es sei daran erinnert, daß, da noch keine Belastungsstabilität besteht, die Kräftigung vor allem über rein dynamisches Bewegen und Übungen mit leichten Geräten ohne hebelnde oder belastende Wirkung geschieht. Dabei können die Gelenke selektiv (einzeln und nacheinander) oder in komplexen Abläufen bewegt werden.

Im Laufe der folgenden Wochen (sobald die Fraktur durchgebaut ist) schließen sich Übungen gegen Widerstand, Schwimmen, Beschäftigungstherapie und klinischer Sport an.

Übungsbeispiele

1. Mobilisation und Kräftigung der Hand (Frühphase):
   - selektives aktives Bewegen in alle möglichen Richtungen (Flexion, Extension, Radialabduktion, Ulnarabduktion, Kreisen in beiden Richtungen);
   - mit Ellbogenbewegungen kombiniert:
     mit Faustschluß, Handgelenksflexion plus Supination in Ellbogenflexion bewegen,
     mit gestreckten Fingern, Handgelenksextension plus Pronation zurück in Ellbogenextension;
   - Hände liegen auf einer Nackenrolle:
     vom Körper weg in Ellbogenextension/Handgelenksflexion und zum Körper heran in Ellbogenflexion/Handgelenksextension rollen;
   - Hand liegt auf einem Gymnastikball:
     vor- und zurück, zu beiden Seiten, in die diagonalen Richtungen und im Kreis herum rollen,
   - das gleiche bilateral auf Pezzi-Ball.

2. Mobilisation und Kräftigung des Ellbogens (Extensionserarbeitung):

   a) Frühphase:
   - rein dynamische Streckübungen in Rückenlage oder Sitz mit untergelagertem Oberarm (s. 1. Übung bei „operativ versorgte Humerusschaftfraktur", S. 210f.) kombiniert mit Finger-/Handextension plus Pronation oder Bewegungen in Ellbogenextension plus Pronation unter Pressen eines Schaumstoff- oder Tennisballs;
   - Rückenlage, beide Hände umgreifen Stab (mal in Pronation, mal in Supination) in Schulterbreite, beugen ihn gesichtswärts heran, strecken ihn beinwärts wieder weg;
   - das gleiche ist mit Extension nach oben zur Decke möglich;
   - gleiche Ausgangssituation, mit dem Stab einen weiten Kreis über dem liegenden Körper beschreiben (beide Richtungen)

   b) Spätphase:
   - entsprechend der 1. Übung bei „konservativ versorgter suprakondylärer Humerusfraktur" (S. 217) die Ellbogenextension/Pronation über Entspannungstechnik erweitern und über „wiederholte Kontraktion" kräftigen;

- PNF: beide Diagonalen, jeweils vom gebeugten Ellbogen zum gestreckten Ellbogen,
  Arbeitsaufbau s. 2. Übung bei „konservativ versorgte suprakondyläre Humerusfraktur" (S. 217);
- PNF: bilateral-symmetrisch bei gestrecktem Ellbogen in Schulterflexion/Abduktion/Außenrotation arbeiten, den kräftigen Arm feststellen, verletzten Arm über „Stretch" und „Approximation" in die Endstellung der Diagonale bewegen lassen, wobei die maximale Ellbogenextension gehalten werden soll oder durch das Approximieren stimuliert wird;
- Stand; Übungsgerät Hantel:
  aus mittlerer Ellbogenflexion in Extension/Supination und in Extension/Pronation bewegen, das Gewicht der Hantel wirken lassen, am Bewegungsende:
  statische Kontraktionen der gesamten Armmuskulatur – lösen – aktiv weiterstrecken und Wirkenlassen des Hantelgewichts.

Ellbogengelenksverletzungen und proximale Unterarmfrakturen

Distorsion und Luxation

Das Ellbogengelenk besteht aus drei Kompartimenten (Humeroulnargelenk, Humeroradialgelenk und Radioulnargelenk). Es erlaubt Scharnierbewegungen zwischen Ober- und Unterarm sowie Drehbewegungen des Unterarmes um die Längsachse.

Ursache: Durch diesen komplizierten Mechanismus werden auch die Verletzungsmöglichkeiten vielfältig. Verletzungsursachen sind in erster Linie Sturz auf den Arm bzw. auf die Hand oder Verdrehung im Ellbogengelenk.

Formen: Neben Prellungen, Verstauchungen und Zerrungen kommt es zu Distorsionen mit Bandeinrissen. Ist die Gewalteinwirkung sehr groß und reißen die Bänder, kommt es zur Luxation im Gelenk zwischen Oberarm und Elle oder zur Speichenköpfchenluxation. Die Kombination der Speichenköpfchenluxation mit einer Ellenfraktur wird als Monteggia-Fraktur bezeichnet.

Klinisches Bild und Diagnose: Schmerzen, Schwellung und eingeschränkte Beweglichkeit kennzeichnen die weniger schwerwiegenden Verletzungen. Instabilität und Subluxation finden sich bei Bandrissen, Deformität und federnde Fixation bei der Luxation.

Therapie: Leichtere Verletzungen werden konservativ und funktionell behandelt. Bandteilrisse und Rupturen einzelner Bänder erfordern

Ruhigstellung oder gar operatives Vorgehen (Wiederherstellung der Kollateralbänder oder des Lig. anulare). Die Behandlung der Ellenluxation ist in der Regel konservativ. Sie besteht in Reposition und anschließender Gipsfixation für 4 Wochen. Liegen gleichzeitig Brüche von Olekranon oder Processus coronoideus vor, empfiehlt sich die operative Versorgung und Schraubenfixation. Bei deutlichen Bandinstabilitäten werden diese genäht. Veraltete Luxationen müssen offen reponiert und mit Bandplastik versorgt werden. Auch Mitverletzungen von Nerven und Gefäßen sowie Luxationsfrakturen machen operatives Vorgehen erforderlich.

Komplikationen und Spätschäden: Verletzungen von Nerven und Gefäßen, übersehene Luxationen.

Krankengymnastische Behandlung

Operativ versorgte Ellbogenluxation

Befund

– Patient ist mit gespaltenem Oberarmflexionsgips versorgt, welcher auf Abduktionskeil leicht hochgelagert ist.
– Nach Gipsentfernung kann der Krankengymnast in der Regel die im Befund nach operativ versorgter suprakondylärer Humerusfraktur (S. 218) aufgezählten Beobachtungen machen.
– Die Schwellneigung im Ellbogenbereich und in den distalen Anteilen ist zumeist noch stärker,
– deutliche Atrophie und Schwäche der Muskulatur.

Gesichtspunkte und Maßnahmen

Sie gleichen weitgehend denen unter „konservativ versorgte suprakondyläre Humerusfraktur" (S. 215f.); ggf. zusätzlich Narbenbehandlung unter 2. (Durchblutungsförderung).

Verlauf

Der Patient sollte während der etwa 3wöchigen Ruhigstellungszeit Übungen im Sinne der auf S. 40 beschriebenen „prophylaktischen Aufgaben bei armverletzten Patienten" selbständig und regelmäßig ausführen. Statische Muskelkontraktionen im Gips – soweit der Gips das zuläßt – sind erlaubt.

Nach der Gipsabnahme kommen entstauende, durchblutungsfördernde, mobilisierende, kräftigende und gebrauchsschulende Maßnahmen zur Anwendung. Da das Ellbogengelenk zu den außerordentlich reizempfindlichen Gelenken zählt, sollte die Behandlung sehr vorsichtig aufgebaut und dosiert werden. Arbeiten mit Eis erleichtert einerseits die Bewegungserweiterung und beugt andererseits Reizerscheinungen vor.

Spätphase von Mobilisation und Kräftigung

1. Rückenlage:
   - Stab liegt diagonal (von rechts unten nach links oben) in beiden Händen, verletzte Hand (= obere Hand) greift in Supination, die andere in Pronation: den Stab gegen Widerstand des Krankengymnasten nach links oben schieben, bis der Ellbogen weitestmöglich extendiert (plus supiniert) ist – am Bewegungsende statische Kontraktionen im Sinne der Entspannungstechnik oder der „rhythmischen Stabilisation" – dann weiter in Richtung der endgradigen Bewegung schieben;
     anschließend das Ganze über „langsame Umkehr – halten" kräftigen;
   - das gleiche mit verletzter Hand als unterer Hand.

2. Im Stehen vor der Sprossenwand, Körper bleibt während des Übens gestreckt:
   - mit Flexion/Supination Kopf und Körper „en bloc" an die Sprossenwand heranziehen;
   - umgreifen (mit Pronation fassen) und den Körper „en bloc" von der Sprossenwand wegdrücken, so daß die Arme in Ellbogenextension/Pronation kommen.

3. Schulen von Gebrauchsbewegungen:
   Zähneputzen, Nase schneuzen, am Ohr und im Nacken kratzen, kämmen, Schlips umbinden, Schürze binden, Pullover in Rock/Hose stecken (besonders hinten) usw.

Olekranonbruch

Ursache: Die Olekranonfraktur wird durch Sturz auf den gebeugten Ellenbogen, durch direkten Schlag oder Stoß verursacht. Der starke Muskelzug des M. triceps bewirkt Dislokation des proximalen Fragmentes.

Formen (Abb. **66**): Es werden intraartikuläre Quer-, Schräg- und Trümmerbrüche unterschieden. Oft ist der Processus coronoideus (Kronenfortsatz der Elle) mit verletzt.

Klinisches Bild und Diagnose: Der Arm kann nicht gegen Widerstand gestreckt werden; Umrisse und tastbare Delle entsprechen der Dislokation.

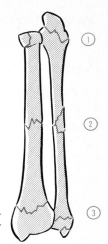

Abb. 66 Brüche des Unterarmes. 1 Olekranonabriß und Radiusköpfchen-Meißelbruch, 2 Radius-, Ulna-Quer- und Biegungsbruch, 3 distaler Radius- und Ulnaköpfchenbruch.

Therapie: Dislozierte Olekranonfrakturen verlangen operatives Vorgehen, wobei sich die Zuggurtung besonders bewährt hat. Bei konservativer Behandlung erfolgt etwa 4wöchige Ruhigstellung im Gipsverband unter statischen Muskelübungen. Gleichzeitig werden Bewegungsübungen für das Schultergelenk durchgeführt.

Komplikationen: Bei Ulnarisschädigung ist die Revision und Vorverlagerung erforderlich.

Spätschäden: Pseudarthrose, Diastase und Streckinsuffizienz bei konservativer Behandlung.

Krankengymnastische Behandlung

Mit Zuggurtung versorgte Olekranonfraktur

Befund

– Der Krankengymnast findet den Arm des Patienten entweder elastisch gewickelt oder in gespaltenem Oberarmflexionsgips, auf einem Keil hochgelagert vor;
– Hämatomreste, postoperatives Ödem;
– evtl. gespannte Haut, stellenweise induriertes Gewebe;
– verklebte, „feste" Narbe;
– Einschränkung der Ellbogenbewegung, manchmal auch des Handgelenks;
– Schmerzen und Schonneigung.

Gesichtspunkte und Maßnahmen

Sie entsprechen denen unter „konservativ versorgte suprakondyläre Humerusfraktur" (S. 215f.); ggf. zusätzlich Narbenbehandlung unter 2. (Durchblutungsförderung).

Verlauf

1.–3. postoperativer Tag: Von Anfang an bewegt der Patient Finger, Hand- und Schultergelenk intensiv aktiv.

Für den M. triceps brachii dürfen statische Kontraktionsübungen ausgeführt werden.

Ab dem 4. Tag: Parallel zu den eventuell notwendigen, schon unter den vorigen Behandlungsbeschreibungen näher ausgeführten entstauenden und durchblutungsfördernden Maßnahmen verläuft das Erarbeiten von Ellbogenflexion und -extension sowie der Supination und Pronation.

Ab dem 11. Tag: Nach Abschluß der Wundheilung kann zur Mobilisation des Ellbogens Eis hinzugenommen werden. Außerdem sind auch Armwechselbäder, Bewegungsbad und Schwimmen möglich.

Ungefähr von der 3. Woche an nimmt der Patient an der Beschäftigungstherapie teil. In der Krankengymnastik bereichern zunehmend komplexe Bewegungsabläufe und Gebrauchsschulung das Programm. Übungen gegen Widerstand und mit Geräten sowie klinischer Sport werden nach Abschluß der Knochenheilung freigegeben.

Übungsbeispiele

Frühphase der Mobilisation und Kräftigung

1.–3. Tag:
Die eventuell vorhandene Gipsschale wird abgewickelt, der Arm in der mittleren Flexion belassen und vom Krankengymnasten gehalten. (Griff: eine Hand in Handgelenkshöhe, die andere Hand oberhalb des Olekranon):
- aktives Bewegen der Finger, des Handgelenks, Pressen eines Schaumstoffballs oder Kneten von Knetmasse;
- unter Beibehalten der Ellbogenposition und unter Abnahme der Schwere: alle Schulterbewegungen;
- statische Kontraktionen der Ellbogenstrecker;

Ab dem 4. Tag:
Ausgangsposition wie oben:
- Ellbogenflexion – Ellbogenextension;
- das gleiche mit entsprechender Supinations- bzw. Pronationskomponente;

– mit Faustschluß zum Kinn, zur Nase, zum Haar und jeweils wieder
zurück nach unten neben den Körper.
(Später im Sinne der PNF-Diagonale ausbauen und auch die andere
Diagonale mit Ellbogenbeteiligung erarbeiten.)

Ab dem 11. Tag:
Ellbogenflexion – Ellbogenextension im Bewegungsbad (s. Abb. **18**):
– bilateral, Ball in den Händen: Ball an den Körper heran in Flexion,
vom Körper weg in Extension bewegen;
– verletzter Arm ist in Zirkumduktion dicht unter der Wasseroberfläche, zur Seite (in Abduktion) ausstrecken, zurück in die Zirkumduktion, so daß die Finger die gegenüberliegende Schulter berühren;
– verletzter Arm ist neben dem Körper in der Tiefe, weitestmögliche
Ellbogenextension: mit Faustschluß und Supination in Ellbogenflexion kommen, zurück in die Extension/Pronation;
– PNF: beide Diagonalen mit entsprechender Ellbogenbeteiligung.

Radiusköpfchenfrakturen

Ursache: Sie werden überwiegend durch Stauchung verursacht.

Formen: Sie werden als Meißelfraktur, Querbruch, Mehrfragment-
und Trümmerbruch beobachtet. Bei der typischen Meißelfraktur liegt
eine Abscherung durch das laterale Capitulum humeri vor.

Klinisches Bild und Diagnose: Es finden sich Schwellung, Schmerz und
Bewegungshemmung, vor allem bei Pro- und Supination. Röntgenologisch ist vereinzelt ein Tomogramm von Nutzen.

Therapie: Der Speichenköpfchenbruch ohne oder mit geringer Dislokation verlangt kürzerdauernde Ruhigstellung (bis zu 2–3 Wochen),
anschließend Übungsbehandlung, vor allem aktive Bewegungstherapie. Bei starker Dislokation wird operative Reposition mit Schraubenfixation durchgeführt. Bei kleinen Fragmenten kann auch Fragment-
entfernung erfolgen, bei Zertrümmerung des Speichenköpfchens dessen Resektion. Sie soll jedoch bei noch nicht abgeschlossenem Wachstum möglichst vermieden werden.

Komplikationen: Verletzung des R. profundus n. radialis (Extensoren-
lähmung). Einschränkung der Umwendbewegungen.

Krankengymnastische Behandlung

Konservativ versorgte Radiusköpfchen-(Meißel-)Fraktur

Befund

- Der verletzte Arm wird mit Oberarmgipsschiene ruhiggestellt oder, wenn keine Dislokation besteht, elastisch gewickelt; Hochlagerung auf Abduktionskeil;
- evtl. Resthämatom;
- ödematöse Stauungen;
- induriertes Gewebe;
- Bewegungseinschränkung, insbesondere der Supinations- und Pronationsbewegungen;
- Schmerzen und dadurch bedingte Schonung des verletzten Arms.

Gesichtspunkte und Maßnahmen

Sie entsprechen weitgehend denen bei konservativ versorgter suprakondylärer Humerusfraktur (S. 215f.).

Verlauf

Ab dem 1. Tag: Der Patient arbeitet nach den auf S. 40 gegebenen „prophylaktischen Aufgaben bei armverletzten Patienten".

Frühestens vom 3. Tag an setzt die gezielte krankengymnastische Behandlung ein:

Bei Schwellneigung wird hochgelagert und mit Eiskompressen betupft oder bestrichen und im Sinne von Umlagerungsübungen geübt. Bestehen ausgeprägte Hämatome, regt Diadynamik deren Resorption an.

Die Mobilisation aller Gelenke beginnt. Dabei werden alle Bewegungen aktiv, ggf. unter Eisapplikation, ausgeführt. Es wird erst selektiv vorgearbeitet und dann in komplexen Abläufen geübt. Parallel dazu laufen Armwechselbäder und Übungen im Bewegungsbad.

Ist die Fraktur durchgebaut, runden Widerstands- und Gebrauchsübungen, Schwimmen, Beschäftigungstherapie und klinischer Sport das Programm ab.

Übungsbeispiele

Mittlere bis späte Phase der Mobilisation und Kräftigung; Schulen von Gebrauchsbewegungen

1. Rückenlage, Ellbogen in ca. 90 Grad Flexion:
   - selektives Erarbeiten von Supination und Pronation, distale Spannung durch Faustschluß oder Pressen von Schaumstoffball;

– Rückenlage, aus weitestmöglicher Extension/Pronation in Flexion/Supination, distale Spannung s. 1. Übung. Beide Übungen sind auch im Sitzen möglich.
– Im Sitzen, mit Klanghölzern verschiedene Rhythmen schlagen, wechselnde Handhaltung, auf verschiedene Punkte hin bewegen, verschiedene Formen (0, 8, Z usw.) beschreiben.

2. Sitz am Handbehandlungstisch, ca. 80–90 Grad Ellbogenflexion, Unterarm liegt auf, Hand (über die Kante hinausragend) hält Tennisball, Staffettenstab, Keule oder Stab:
   – so Supination und Pronation üben;
   – aus Extension/Pronation in Flexion/Supination bewegen (Krankengymnast gibt Widerstand an Keule bzw. Stab);
   – das gleiche mit Hantel.

3. Schulen von Gebrauchsbewegungen:
   – Türklinke drücken,
   – Schlüssel im Schloß drehen,
   – Wasser aus Topf/Kanne in Tasse gießen und wieder zurück,
   – Garn oder Kordel auf Knäuel wickeln.

Operativ versorgte Radiusköpfchenfraktur (Resektion des Radiusköpfchens)

Befund

– Der versorgte Arm befindet sich in einer Oberarmflexionsgipsschiene, auf einem Keil hochgelagert.
– Hämatomreste,
– postoperative Schwellung und distale Schwellneigung,
– festes, teigiges Gewebe,
– schlecht verschiebliche Narbe,
– Bewegungseinschränkung,
– Schmerzen,
– Neigung, den verletzten Arm zu schonen.

Gesichtspunkte und Maßnahmen

Sie entsprechen in allem denen bei konservativ versorgter suprakondylärer Humerusfraktur (S. 215f.), ggf. zusätzlich Narbenbehandlung unter 2. (Durchblutungsförderung).

Verlauf

Vom ersten postoperativen Tag an wird der Patient unterwiesen, wie er im Sinne der auf S. 40 beschriebenen „prophylaktischen Aufgaben bei armverletzten Patienten" arbeiten kann.

Nach abgeschlossener Wundheilung verläuft die weitere Behandlung in Inhalt und Aufbau wie die im konservativen Fall ab dem 3. Tag.

Übungsbeispiele

Je nach Phase
– s. operativ versorgte Humerusschaftfraktur (S. 210f.),
– s. suprakondyläre Humerusfraktur (S. 217, 219f.),
– s. Ellenbogenluxation (S. 222),
– s. „Konservativ versorgte Radiusköpfchenfraktur" (S. 226f.).

Komplikationen der Ellbogengelenksverletzungen

Mit Verletzungen im Ellbogenbereich und besonders der Ellenbogengelenksluxation gehen oft ausgedehnte Weichteilschäden einher. Sie bergen die Gefahr einer Myositis ossificans in sich und – vor allem bei Kombination mit Frakturen des distalen Oberarmes – einer ischämischen Muskelkontraktur durch Gefäßstrangulation. Der N. ulnaris ist durch seinen gelenknahen Verlauf bei Fehlstellungen durch ellenbogengelenknahe Frakturen, überschießende Kallusbildung oder durch Ellenbogenluxation gefährdet.

Ischämische Kontraktur

Ursache: Die ischämische Kontraktur (Volkmann-Kontraktur) wird durch anhaltende Druckwirkung in der Ellenbeuge hervorgerufen. Neben Blutungen in das Gewebe, Gewebsschwellung und dadurch bedingte Kompression der Gefäße kann auch eine Schädigung der A. brachialis durch Fragmente sowie Strangulation im zirkulären Gipsverband zugrunde liegen. Die allgemeine Druckerhöhung führt zu mangelhafter Blutversorgung und hinterläßt bei Mißverhältnis der Blutzufuhr zum Bedarf Gewebsnekrosen. Überschreitet der Gewebsuntergang die Reparationsfähigkeit des Gewebes, entstehen schwerwiegende Dauerfolgen.

Klinisches Bild: Der akute, bedrohliche Zustand äußert sich in ödematöser Schwellung, Beeinträchtigung der Blutzirkulation, Gefäßpermeabilitätsstörungen und Bewegungsverlust.

Symptome: Schmerzen, Weiß- oder Blauverfärbung des Unterarmes einschließlich der Hand, der Puls ist nicht fühlbar. Sechs Stunden Sauerstoffmangel genügen, um den Muskel zum Zerfall zu bringen. Im

Spätstadium ist die Hand in Flexion im Handgelenk kontrakt. Finger-extension ist unmöglich. Die Beugemuskulatur ist zu einer derben Narbenplatte geschrumpft. N. ulnaris und N. medianus können infolge Narbenkompression Ausfälle zeigen.

Therapie: Die Behandlung besteht in sofortiger Behebung der Ursa-chen. Nur bei frühzeitiger Erkennung kann die Therapie erfolgreich sein.

Hochlagerung des gestreckten Armes unterstützt die Behandlungs-maßnahmen, Wärmeanwendungen sind kontraindiziert.

Die ausgeprägte Kontraktur erfordert intensive Behandlungsmaßnah-men. Sie bestehen in Dehnlagerung, Krankengymnastik, Beschäfti-gungstherapie. Bei unzureichendem konservativem Ergebnis kommen ausgedehnte operative Eingriffe zur Entfernung des narbigen Gewe-bes und Beugesehnenverlängerungen in Betracht.

Myositis ossificans

Die Myositis ossificans tritt sehr häufig nach Frakturen und Luxatio-nen im Bereich des Ellbogengelenkes (M. brachialis) auf und wird deshalb an dieser Stelle besprochen. Kinder und Jugendliche, bei denen noch eine große Aktivität der Knochenzellen vorliegt, sind bevorzugt von dieser Komplikation betroffen.

Ursache: Ursache sind Verletzung von Muskeln, Bändern und ande-ren Geweben durch extreme Dehnung und Abhebung des Periosts vom Knochen. Es kommen aber auch Behandlungsfehler als Ursache in Betracht, vor allem Massagen im Gelenkbereich sowie unsachge-mäße Manipulationen wie mehrfache Repositionsmanöver und passive Bewegungstherapie.

Formen: Es gibt alle Abstufungen, bis hin zur völligen Gelenkeinstei-fung.

Klinisches Bild und Diagnose: Die Symptome sind Schmerz, Bewe-gungshemmung, örtliche Temperaturerhöhung, lokale Schwellung und Deformierung. Es findet sich Hypertonus im Bereich der Oberarm-beuger (beim Versuch, den M. biceps brachii anzuspannen, u. U. Spasmen).

Röntgenologisch stellen sich periartikuläre Verkalkungen dar.

Therapie: Die Behandlung beginnt bei der Prophylaxe. Häufige derbe Manipulationen sind zu vermeiden. Medikamentös können Diphos-phonate angewendet werden. Bei radiologisch „ausgereiften" Kno-chenstrukturen muß die Arthrolyse durchgeführt werden. Rezidive sind häufig. Sie können durch die prä- und postoperative Gabe von Diphosphonaten reduziert werden.

Verletzung des N. ulnaris

Die Verletzungen des N. ulnaris sind wegen seiner oberflächlichen Lage am Epicondylus humeri medialis die häufigsten aller Nervenverletzungen.

Ursache: Der Ellennerv wird vorwiegend bei Brüchen des Condylus medialis humeri betroffen. Es kommt akut zu Druckschäden durch Gewebsschwellung, Hämatom oder auch direkten Druck des Fragmentes.

Eine Ulnarisspätlähmung tritt erst Jahre nach einer Ellenbogenverletzung auf infolge übermäßiger Kallusbildung, Fehlstellung oder durch Narbenstränge. Sie beginnt schleichend und äußert sich in diskreten Sensibilitätsstörungen sowie in Atrophie der kleinen Handmuskulatur (Daumenballen).

Klinisches Bild und Diagnose: Die Ulnarislähmung zeigt sich durch entsprechende sensible und motorische Ausfälle. Testfunktion: EMG und klinisch Festhalten eines Stückes Papier zwischen Daumen und Fingern (Froment-Zeichen).

Therapie: Die Behandlung der akuten Parese besteht in sofortiger Druckentlastung, in Reposition der Fragmente – soweit noch nicht erfolgt – und ggf., wie im späteren Stadium, in Verlagerung des Ellennervs auf die Beugeseite.

Es kann mit Wiederkehr der Funktion innerhalb einiger Wochen oder Monate gerechnet werden, soweit nicht irreparable Schäden durch Druck oder durch Kontinuitätsdurchtrennung (Aufspießung durch Fragment) eingetreten waren. Bei anhaltenden Ausfällen ist die Fertigung einer Lagerungsschiene zur Entlastung und Kontrakturverhütung vordringlich.

Das typische Spätbild ist die Krallenhand.

Differentialdiagnostisch muß an eine Armplexuslähmung gedacht werden.

Krankengymnastische Behandlung

Parese des N. ulnaris

Liegt eine Parese des N. ulnaris vor, muß der traumatologische Behandlungsplan durch neurologische Gesichtspunkte und Maßnahmen erweitert werden.

In der Regel bieten sich folgende Möglichkeiten an:
– Druckstellenprophylaxe (s. Dekubitusprophylaxe plus visuelle Kontrolle);

– Entlastung und Kontrakturverhütung durch Schiene (Abb. **67**);
– Durchblutungsförderung durch Paraffinkneten, Armwechselbäder, Schwimmen;
– Elektrotherapie in Fällen, wo kein Material (AO-Platten, Schrauben usw.) im Stromfeld liegt;
– kurzes, schnelles Bestreichen mit Eis in Verbindung mit Bewegungsübungen für die paretische Muskulatur; sobald es die Grundverletzung erlaubt Techniken zur propriozeptiven neuromuskulären Bewegungsbahnung;
– Gebrauchs- und Geschicklichkeitstraining, wobei Krankengymnastik und Beschäftigungstherapie Hand in Hand arbeiten sollten.

(Siehe auch Kapitel „Neurologie" in Band 9.)

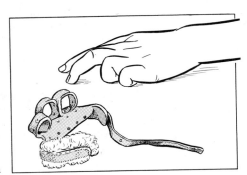

a

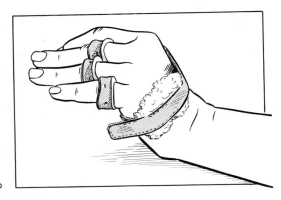

b

Abb. **67 a** u. **b** Schiene bei Ulnarisparese.

Unterarmfrakturen

Unterarmschaftfrakturen

Die Unterarmschaftfrakturen entstehen durch direkte Gewalteinwirkung – Schlag (Parierfraktur) oder Sturz mit Aufprall auf Kanten –, aber auch indirekt durch Hebelwirkung.

Formen: Die Brüche der Vorderarmknochen zeigen sehr unterschiedliche Formen. Es kann nur die Speiche oder nur die Elle betroffen sein, es können beide Unterarmknochen Frakturen aufweisen. Eine besondere Form stellt die Schaftfraktur der Speiche, verbunden mit einer Luxation der Elle im Handgelenk, dar (Galeazzi-Fraktur).

Klinisches Bild und Diagnose: Schmerzen, besonders bei Umwendbewegungen, und falsche Beweglichkeit sind führende klinische Symptome. Bei Verletzung nur eines Unterarmknochens und fehlender Dislokation sowie Krepitation ist die Diagnose nur röntgenologisch zu sichern.

Therapie: Die Behandlung ist bei unvollständigen und nichtdislozierten Frakturen sowie bei kindlichen Brüchen (ggf. nach Reposition) konservativ. Bei diesen Brüchen genügt in der Regel mehrwöchige Fixation im Gipsverband. Bei konservativem Vorgehen verlangt die exakte Ruhigstellung aus mechanisch-anatomischen Gründen den Einschluß von Oberarm und Hand bis zu den Fingergelenken.

Unterarmbrüche im Schaftbereich bei Kindern und Jugendlichen mit erhaltenem Periostschlauch (Grünholzfrakturen) lassen sich gut reponieren und bedürfen der Fixation im Oberarmgipsverband für etwa 4 Wochen.

Die übrigen Brüche werden durch Plattenosteosynthese stabilisiert. Dies ist vor allem bei Brüchen nur eines Knochens angebracht, um die Sperrwirkung des nichtfrakturierten Knochens aufzuheben, die zu verzögerter Knochenheilung oder Pseudarthrose führt. Die Osteosynthese vermeidet zugleich die Folgen längerer Ruhigstellung, die in Einschränkung vor allem der Umwendbewegungen des Unterarmes bestehen.

Komplikationen: Pseudarthrosen, Einschränkung der Umwendbewegungen.

Krankengymnastische Behandlung

Operativ versorgte Unterarmschaftfrakturen
a) Operativ versorgte Monteggia-Fraktur

Befund

Er entspricht dem nach operativ versorgter suprakondylärer Humerusfraktur (S. 218).

Gesichtspunkte und Maßnahmen

Sie entsprechen denen nach konservativ versorgter suprakondylärer Humerusfraktur (S. 215f.); ggf. zusätzliche Narbenbehandlung unter 2. (Durchblutungsförderung).

Verlauf

1.–10. Tag: Unter Anleitung und selbständig übt der Patient regelmäßig entsprechend der auf S. 40 angegebenen „prophylaktischen Aufgaben bei armverletzten Patienten".

Ungefähr ab dem 11. Tag: Für die gezielte Übungsbehandlung des Hand- und Ellbogengelenks wird die Gipsschiene abgewickelt: Außer Pro- und Supination dürfen alle anderen Bewegungen im Sinne dynamischer Muskelarbeit erarbeitet werden. Man läßt sie entweder in Rückenlage oder im Sitzen am Handbehandlungstisch ausführen. Eventuell wird es zu Anfang notwendig sein, bei Flexion und Extension die Schwere des Unterarms abzunehmen. In den meisten Fällen erleichtert Eis die Bewegungserweiterung.

Ab der 4. Woche: Sollte der Arm zu Stauungen neigen, sind parallel zu den bisher beschriebenen Übungen Hochlagerung und Umlagerungsübungen angebracht. Der Patient trägt die Gipsschiene nur noch nachts. Ins tägliche Übungsprogramm werden nun auch Pro- und Supination und somit komplexe Bewegungsabläufe aufgenommen. Dazu kommen Armwechselbäder, Übungen im Bewegungsbad und Schwimmen.

Nach Abschluß des Heilungsprozesses (frühestens nach 7 Wochen) können Übungen gegen Widerstände und mit Geräten sowie PNF durchgeführt werden.

Die Gebrauchsschulung findet sowohl in der Krankengymnastik als auch in der Beschäftigungstherapie statt.

Die Teilnahme am klinischen Sport ist möglich.

Übungsbeispiele

Je nach Phase

- s. die ersten beiden Übungen unter 1. bei operativ versorgter Humerusschaftfraktur (S. 210f.);
- s. konservativ versorgte suprakondyläre Humerusfraktur (S. 217);

b) Galeazzi-Fraktur

Befund, Gesichtspunkte und Maßnahmen

Der Befund entspricht dem nach operativ versorgter suprakondylärer Humerusfraktur (S. 218), Gesichtspunkte und Maßnahmen gleichen denen nach konservativ versorgter suprakondylärer Humerusfraktur (S. 215f.).

Verlauf

1. Tag: Der Krankengymnast leitet den Patienten zur Arbeit im Sinne der auf S. 40 angegebenen „prophylaktischen Aufgaben bei armverletzten Patienten" an, wobei bei den Schulterübungen der gesunde den operierten Arm unterstützen sollte.

Ab dem 2. Tag: Der Patient darf aufstehen. In sein Übungsprogramm wird neben entstauenden und umlagernden Übungen die dynamische Arbeit für die Muskulatur des Hand- und Ellbogengelenks aufgenommen. Pro- und Supination sind noch nicht erlaubt.

Nach abgeschlossener Wundheilung wirken Armwechselbäder durchblutungsanregend, und Üben im Bewegungsbad unterstützt die mobilisierende und kräftigende Bewegungstherapie.

Von der 4. Woche an sind Pro- und Supination erlaubt. Schwimmen.

Nach Konsolidierung der Fraktur (ungefähr *ab der 7. Woche*), führt der Patient Widerstands- und Stützübungen aus und nimmt zusätzlich an Beschäftigungstherapie und klinischem Sport teil.

Übungsbeispiele

Je nach Phase

- s. die ersten beiden Übungen unter 1. bei operativ versorgter Humerusschaftfraktur (S. 210f.);
- s. konservativ versorgte suprakondyläre Humerusfraktur (S. 217);

Distale Unterarmfrakturen

Die Speichenbrüche im handgelenknahen Anteil (loco classico) gehören zu den häufigsten Frakturen.

Ursache: Hauptursache der distalen Unterarmfraktur ist der Sturz auf die dorsalflektierte Hand (Colles' fracture) (Abb. **68**); Stauchungs- und Biegungskräfte werden hier wirksam. Bei volarflektierter Hand entsteht der umgekehrte Typ (Smith's fracture).

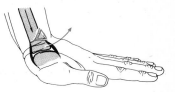

Abb. **68** Distaler Unterarmbruch bei dorsal extendierter Hand (nach *Schlosser* u. *Kuner* 1980).

Formen: In der Regel sind die Brüche eingestaucht, mit einem Abbruch des Processus styloideus ulnae verbunden und disloziert. Typisch ist die sog. Bajonettstellung (Abwinkelung nach radial und dorsal). Mit dem Speichenbruch an typischer Stelle kann eine Verrenkung im Radioulnargelenk verbunden sein – isoliert wird sie selten beobachtet.

Klinisches Bild und Diagnose: Fehlstellung, Schwellung, Druck und Bewegungsschmerz sowie Bewegungseinschränkung lassen die Diagnose stellen; das Röntgenbild sichert die Form.

Therapie: Die Behandlung des frischen distalen Unterarmbruches besteht in exakter Reposition unter Zug; sie kann in örtlicher Betäubung erfolgen. Anschließend wird zur Ruhigstellung für 4–6 Wochen eine dorsale Gipsschiene angelegt. Instabile Fragmente können mit gekreuzten Kirschnerdrähten fixiert werden. Röntgenkontrollen zur Stellungsüberprüfung nach 1, 4 und 8 Tagen sowie nach 4 Wochen. Offene Reposition und Osteosynthese bleiben Ausnahmefällen vorbehalten. Die mit distaler Radiusfraktur häufig einhergehende distale Fraktur der Ulna bedarf keiner besonderen Maßnahmen; sie wird bei der Reposition des Speichenbruches mitreponiert.

Komplikationen und Spätschäden: Es ist die Schädigung des N. medianus bei starker Dislokation zu erwähnen. Sekundär kann es bei Heilung in Fehlstellung zum Karpaltunnelsyndrom und – auch infolge überschüssiger Kallusbildung – zur Ruptur der Daumenstrecksehne kommen.

Wenn eine Längendifferenz im Sinne des Ellenvorschubs resultiert und vor allem bei dadurch entstandener posttraumatischer Arthrose, ist bei älteren Patienten die Entfernung des gelenknahen Ellenteiles gebräuchlich. Bei jungen Menschen ist die Verkürzungsosteotomie der Elle oder Aufrichtungsosteotomie des Radius angezeigt. Häufiges Nachkorrigieren und lange Ruhigstellung können beim psychisch labilen Patienten zum Morbus Sudeck führen.

Vergleichbar der typischen Radiusfraktur und mit denselben klinischen Erscheinungen kann beim Kind und Jugendlichen eine entsprechende Verletzung unter Beteiligung der Wachstumsfuge eintreten. Die traumatische Lösung der Radiusepiphyse geht gelegentlich mit Absprengung eines metaphysären Knochenstückes (Aitkens III) einher.

Krankengymnastische Behandlung

Befund

– Nach konservativer wie auch nach operativer Versorgung wird die Fraktur in einer dorsalen Unterarmgipsschiene ruhiggestellt und auf einem Keilkissen hochgelagert.

Nach der Gipsentfernung fällt in der Regel auf:
– trocken-schuppige Haut;
– Hämatomreste,
– Schwellung im Handgelenks-, manchmal auch Hand-/Fingerbereich;
– manchmal Fehlstellung, z. B. Stufenbildung, schlimmstenfalls sog. Bajonettstellung;
– festes, teigiges Gewebe;
– eingeschränkte Bewegungen im Handgelenk;
– atrophische und geschwächte Muskulatur;
– Schmerzen und Unsicherheit, Schonneigung.

Gesichtspunkte und Maßnahmen

Sie entsprechen weitgehend denen bei konservativ versorgter supra-kondylärer Humerusfraktur (S. 215f.). Nach Operation kommt Narbenpflege hinzu.

Verlauf

1. bis etwa 6. Woche: Immer, wenn die operative Versorgung der distalen Radiusfraktur keine Übungsstabilität erreicht (was häufig vorkommt), gleicht die krankengymnastische Behandlung der im konservativen Fall: Der Patient, dessen Unterarm mit einer dorsalen Gipsschiene ruhiggestellt ist, wird angeregt, nach den auf S. 40

beschriebenen „prophylaktischen Aufgaben bei armverletzten Patienten" zu arbeiten.

Man sollte auf den korrekten Sitz der Schiene sowie auf evtl. eintretende Schwellungen und Verfärbungen achten (Gefahr des dystrophischen Syndroms).

Ungefähr ab der 7. Woche: Die dorsale Gipsschiene wird nur noch zur Nacht angelegt.

Sollten Schwellungen vorhanden sein, empfiehlt es sich, Hand und Unterarm mit einer elastischen Binde zu wickeln. Hochlagerungen und Ratschow-Umlagerungen werden dann der Mobilisations- und Kräftigungsbehandlung vorausgeschickt.

Der Krankengymnast erarbeitet mit dem Patienten die freie Beweglichkeit des Handgelenks, wobei nur in außergewöhnlichen Fällen Pro- und Supination erst zu einem späteren Zeitpunkt erlaubt werden. Dies geschieht einerseits über gezielte aktive Bewegungen, andererseits intensiviert über die Arbeit im Sinne der Entspannungstechnik an der jeweiligen Bewegungsgrenze.

Die Kräftigung der lokalen Muskulatur sowie der gesamten betroffenen Extremität erreicht man über Übungen gegen Widersand, Übungen im Sinne von PNF und Übungen mit Geräten, wie z. B. Ball, Hantel, Keule usw.

Zum Wiedererlernen von Alltagsbewegungen und Training der Geschicklichkeit innerhalb der Gebrauchsschulung ist das Arbeiten an der Übungswand (Abb. **69**) außerordentlich günstig.

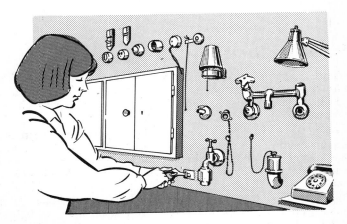

Abb. **69**   Übungswand.

Neben der Krankengymnastik werden gewöhnlich Armwechselbäder, Schwimmen, Paraffinkneten und Beschäftigungstherapie verordnet.

Nach dem Röntgenbefund richtet es sich, ab wann der Patient voll belasten und stützen darf. Dann kommt auch der klinische Sport hinzu.

Übungsbeispiele

1. Frühphase der Mobilisation und Kräftigung:
   – Im Sitzen am Handbehandlungstisch Erarbeiten sämtlicher Finger- und Handgelenkbewegungen (einschließlich, wenn erlaubt, Supination und Pronation).
2. Spätphase der Mobilisation und Kräftigung:
   – PNF: alle Diagonalen, jeweils mit Feststellen der proximalen Gelenke und Erarbeiten der Handgelenk- und Fingerfunktion mit Stretch;
   – bei Schwäche der Dorsalextension z. B. auch „retreat" aus Rückenlage und Bauchlage.
3. Spätphase der Mobilisation und Kräftigung:
   – Stütz- und Verlagerungsübungen auf Luftkissen (z. B. „Dumo-Körpertrainer", s. Abb. **38**, S. 150), Matte, harter Unterlage;
   – Kniestand vor Pezzi-Ball: bilateral aufstützen, den Ball rollen, an verschiedenen Stellen vor- (Palmarflexion) und rück- (Dorsalextension) gerollt stabilisieren, im Sinne von „wiederholte Kontraktion" arbeiten.
4. Schulen von Gebrauchsbewegungen:
   – Übungswand (s. Abb. **69**, S. 237).

Parese des N. medianus

Ursache: Lähmungen der vom N. medianus innervierten Muskeln und Sensibilitätsausfälle entstehen entweder bei distalen Humerusfrakturen oder Ellenbogenluxationen oder bei handgelenksnahen Verletzungen.

Formen: Häufig wird der N. medianus durch Druck bei Frakturen und Luxationen sowie direkten äußeren Druck am Oberarm komprimiert. Gleiches gilt für die Verrenkungsbrüche der Handwurzelknochen. Bei Schnittverletzungen am Handgelenk kommt es zu Kontiniutätsdurchtrennung.

Klinisches Bild: Bei der oberen Medianuslähmung (proximal der Ellenbeuge) findet man die klassische Schwurhand. Die mittlere Medianuslähmung (Unterarmmitte) geht wie die untere (Handgelenk) mit Atrophie der Daumenballenmuskulatur einher. Sensibilitätsstörungen treten variabel infolge Innervationsanomalien auf zwischen N. medianus und ulnaris. Typisch ist Hypästhesie der Mittel- und Endglieder auf dem Dorsum des 2. und 3. Fingers, volar am Daumen, 2. und 3. Finger und radialen Anteil des 4. Fingers sowie dem proximal davon gelegenen Hohlhandanteil.

Eine Sonderform ist das Karpaltunnelsyndrom. Der N. medianus wird unter dem Retinaculum flexorum und dem Lig. transversium carpi komprimiert. Symptomatisch wird es nach alter Handgelenksfraktur oder Arthrose der Handwurzelknochen, häufiger aber durch Sehnengleitgewebsverdickungen, auch rheumatisch, hervorgerufen. Nächtliche Hand- und Fingerschmerzen, Paresen und Atrophien des Daumenballens sind die klinischen Symptome. Es kann ein Klopfschmerz des N. medianus ausgelöst werden.

Therapie: Nervenfreilegung am Ort der Schädigung, Druckentlastung und bei Kontinuitätsdurchtrennung Naht. Bei Dauerschädigung der Daumenballenmuskulatur Arthrodese des Karpometakarpalgelenkes.

Beim Karpaltunnelsyndrom wird das Lig. transversum carpi gespalten und exzidiert. Kombinierte Medianus-Ulnaris-Schädigungen sind nicht selten wegen der engen Nachbarschaft der Nerven an der Innenseite des Oberarmes, am Unterarm und am Handgelenk.

Krankengymnastische Behandlung

Liegt eine Parese des N. medianus vor, sollte die Behandlung nach folgendem Prinzip gestaltet werden:
– Druckstellenprophylaxe (s. Dekubitusprophylaxe plus visuelle Kontrolle);
– Entlastung und Kontrakturverhütung durch Schiene (Abb. **70**);
– Durchblutungsförderung durch Paraffinkneten, Armwechselbäder, Schwimmen;
– Reizstrombehandlung, sofern kein Material (Schrauben usw.) im Stromfeld liegt;
– Stimulation durch Bestreichen mit Eis;
– innervationsanregende und kräftigende Bewegungsübungen, soweit wie möglich im Sinne von PNF;
– Gebrauchs- und Geschicklichkeitstraining, das parallel zur Krankengymnastik auch in der Beschäftigungstherapie betrieben werden sollte.

(Siehe auch Kapitel „Neurologie" in Band 9.)

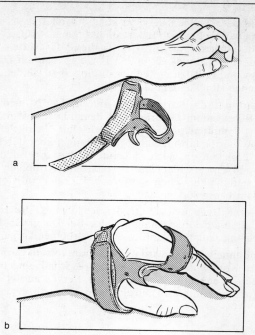

Abb. **70** Kombinierte Medianus-Ulnaris-Schiene.

Handgelenks- und Handverletzungen

Den Verletzungen der Hand und ihrer Behandlung kommt eine besondere Bedeutung zu. Die unversehrte Hand ist als Tast- und Greiforgan für alle wichtigen menschlichen Tätigkeiten Voraussetzung. Die Behandlung von Handverletzungen muß daher möglichst vollständige Funktionserhaltung zum Ziel haben. Dem wird Rechnung getragen durch besonders ausgebildete ärztliche und krankengymnastische Behandlungstechniken.

Zum detaillierten Studium des immer umfangreicher werdenden Gebietes der „Handchirurgie" ist spezielle Literatur heranzuziehen.

Zu den Grundsätzen der Versorgung von Handverletzungen gehört schonendes Vorgehen; sie stellt auch an die Physiotherapie besonders hohe Anforderungen.

Bei offenen Verletzungen oder bei operativer Versorgung geschlossener Verletzungen ist eine gute Anästhesie und Blutsperre oder Blutleere sowie atraumatische Operationstechnik bei sparsamer Wundrandexzision mit entsprechendem Instrumentarium unerläßlich. Bei der Wiederherstellung der Handfunktion haben bestimmte Gesichtspunkte Vorrang: Vermeidung der Kürzung von Daumenresten, Erhaltung bzw. Wiederherstellung des Tastsinnes und der Greiffunktion u. a. Für die Erzielung der Gebrauchsfähigkeit verletzter Hände ist die postoperative Krankengymnastik von gleichrangiger Bedeutung. Die Übungsbehandlung muß möglichst frühzeitig einsetzen und wohldosiert sein.

Die Verletzungen der Hand sind häufig kombinierte, vielgestaltige Verletzungen. Bei ausgedehnten frischen Weichteilschäden, insbesondere wenn Amputationen oder Teilabsetzungen diskutiert werden, ist Zurückhaltung geboten. Hier hat sich die aufgeschobene Erstversorgung oder – vor allem bei Quetschungen und Zertrümmerungen – das Verfahren der aufgeschobenen Dringlichkeit als zweckmäßig erwiesen. Es beinhaltet das Säubern der Wunde (Débridement) und Anlegen eines antiseptischen Verbandes. Es kann dann abgewartet werden, welche Gewebsteile vital bleiben und welche sich als avital demarkieren. In der Regel hat jedoch spannungsloser Hautverschluß über einem stabilen Skelett Vorrang. Alle anderen Gebilde der Hand können sekundär wiederhergestellt werden.

Häufig ist bei Kombinationsverletzungen zweizeitiges Vorgehen vorzuziehen. Hautwunden und Strecksehnenverletzungen werden sofort versorgt und Knochenbrüche stabilisiert. Später erfolgt die Versorgung von Beugesehnen- und Nervenverletzungen.

Verletzungen der Haut

Ursache und Formen: Scharfe und stumpfe Gegenstände verursachen Schnitt- bzw. Quetschwunden, Darunterliegende Strukturen können mit betroffen werden (Sehnen, Gefäße, Nerven, Knochen und Gelenke).

Therapie: Der Wundverschluß soll bei frischen glatten Wunden locker sein und nicht abschnüren. Biß- (Tier, Mensch) und Schußwunden werden offen behandelt. Bei größeren Hautdefekten wird von Transplantationen (Reverdin- und Thiersch-Läppchen an der Streckseite, Vollhauttransplantate und gestielte Hautlappen an der Beugeseite) Gebrauch gemacht. Zurückhaltung ist bei der Amputation von Fingern angebracht, um „Fingerspitzengefühl" und belastungsfähige Fingerkuppe zu erhalten. Beim Daumen spielt darüber hinaus die Erhaltung der Kreiselungsfähigkeit eine besondere Rolle, so daß jeder Erhaltungsversuch (auch die Replantation des abgetrennten Gliedes) angebracht ist.

Sehnenverletzungen

Das Sehnengewebe ist ein bradytrophes Gewebe; es heilt langsam und neigt zu Verklebungen und Entzündungen.

Die Versorgung der Beugesehnen unterscheidet sich von der Strecksehnennaht grundsätzlich. Offene Durchtrennung der Strecksehne wird bei sauberer Wunde primär, sonst verzögert primär durch End-zu-End-Naht versorgt. Geschlossene Durchtrennung bzw. knöcherne Ausrisse der Strecksehne an der Basis des Endgliedes werden für 4–6 Wochen in Streck- bis Überstreckstellung fixiert. Aufgrund der besonderen anatomischen Verhältnisse werden die Beugesehnen im Bereich der Sehnenscheiden („Niemandsland", nach Bunell) häufig nicht bei der Primärversorgung der Verletzung mitgenäht. Außerhalb dieses Bereiches wird die primäre Sehnennaht vorgenommen. Bei Verletzung von oberflächlicher und tiefer Sehne wird in der Regel nur die tiefe genäht. Bei sekundärer Versorgung nach abgeschlossener Wundheilung ist Sehnentransplantation mit der Palmaris-longus-Sehne notwendig. Nach 3- bis 4wöchiger Ruhigstellung ist eine aktive Bewegungstherapie notwendig.

Nervenverletzungen

Bei sauberen Wundverhältnissen wird eine Nervendurchtrennung primär genäht, wenn sie glatt durchtrennt ist und die Haut spannungsfrei verschlossen werden kann. Bei unsauberen Wundverhältnissen wird nach abgeschlossener Wundheilung die Nervennaht angeschlossen. Bei Defekten ist eine Interposition angezeigt.

Luxationen

Luxationen im Bereich von Handwurzel-, Mittelhand- und Fingergelenken werden umgehend – überwiegend durch Längszug – reponiert. Falls dies nicht gelingt und insbesondere bei Interposition von Kapselanteilen oder Beugesehnen (Fingergrundgelenke), wird die offene Reposition durchgeführt. Sie wird mit Band- und Kapselnaht verbunden. Dies ist auch bei der Subluxation der Fingermittelgelenke (Zerreißung der volaren Kapsel und Luxation zur Beugeseite) erforderlich.

Im folgenden werden häufige Luxationen und Frakturen sowie ausgewählte Sehnenverletzungen von besonderer Bedeutung besprochen.

Luxationen der Handwurzel

Ursache: Zu Luxationen im Bereich der Handwurzel kommt es durch Sturz auf die Hand. Sie sind aufgrund des kräftigen Bandapparates jedoch weit seltener als die durch den gleichen Mechanismus hervorgerufene distale Radiusfraktur.

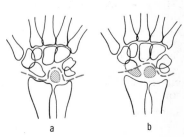

Abb. **71 a** u. **b** Formen der Handgelenksluxation. **a** Perilunäre Luxation, **b** de-Quervain-Fraktur (nach *Schlosser* u. *Kuner* 1980).

Formen: Die häufigste Form ist die *perilunäre Luxation* (Abb. **71**). Es verbleibt das Mondbein an seinem Ort und die Handwurzel luxiert nach dorsal. Dies kann mit einer Luxationsfraktur des Os naviculare einhergehen (transnavikuläre perilunäre Luxation). Bei der isolierten Mondbeinverrenkung nach volar dreht sich dieses um 90 Grad. Diese Luxationen werden nicht selten zunächst übersehen. Die Symptome der perilunären Luxation bestehen in Schwellung, Schmerzhaftigkeit sowie Bewegungseinschränkung und Fehlstellungen mit sicht- oder fühlbaren Vorsprüngen. Oft kommt es auch zur Druckschädigung des N. medianus.

Die Reposition gelingt nach frischen Verrenkungen durch Muskelentspannung und Extension. Später ist die offene Reposition oder Exstirpation des Mondbeins angezeigt. Anschließend folgt die Retention im Gipsverband für 6–8 Wochen.

Ist gleichzeitig das Os naviculare frakturiert, so ist seine Verschraubung angezeigt. Ruhigstellung im Gipsverband bei gleichzeitiger Fraktur des Kahnbeins (de-Quervain-Fraktur) für mindestens 10–12 Wochen schließt sich an. Es folgt krankengymnastische Behandlung und Gebrauchsschulung der Hand durch Beschäftigungstherapie.

Frakturen im Bereich der Handwurzel

Der Bruch des Kahnbeins (Os scaphoideum) ist die häufigste Handwurzelfraktur.

Ursache: Der Kahnbeinbruch entsteht durch Sturz auf die ausgestreckte, ellenwärts abduzierte Hand, aber auch durch direkte Einwirkung von Gewalt auf den radialen Handgelenksabschnitt (Kurbelrückschlag).

Formen: Es handelt sich um Querbrüche im radialen, medianen und ulnaren Anteil.

Klinisches Bild und Diagnose: Die Symptome sind – oft nur leichte – Schwellung im Bereich des Handgelenkes (Anfüllung der Tabatiere) und lokaler Druckschmerz sowie Druck-, Zug- und Stauchungsempfindlichkeit des Daumens. Die Diagnose wird röntgenologisch durch Spezialaufnahmen (Navikularequartett) gesichert oder ausgeschlossen. Da dies bei frühen Fissuren nicht immer gelingt, empfiehlt sich eine Röntgenkontrolle nach 10 Tagen; bis dahin ist durch Knochenresorption der Fissurspalt deutlicher.

Therapie: Die Behandlung besteht in exakter Ruhigstellung für 3 Monate im Gipsverband, der Daumen und die Grundglieder des 2.

und 3. Fingers sowie in den ersten 4 Wochen auch den Oberarm einschließt.

Bei Fragmentdislokation ist auch die operative Versorgung (Verschraubung) gebräuchlich, die die Ruhigstellungsphase verkürzen kann.

Frakturen anderer Handwurzelknochen sind, mit Ausnahme von Abrißbrüchen des Dreieckbeins, sehr selten. Frakturen und Infraktionen des Mondbeins wurden für die Mondbeinnekrose verantwortlich gemacht. Sie ist jedoch mehr auf Anlage und Mikrotraumen zurückzuführen, die bei der Arbeit mit Preßluftwerkzeugen auftreten.

Bei den übrigen knöchernen Verletzungen im Bereich der Handwurzel handelt es sich überwiegend um Mitverletzungen bei ausgedehnten Handtraumata. Die Behandlung richtet sich deshalb jeweils nach den Erfordernissen der Hauptverletzung.

Komplikationen und Spätschäden: Bei verzögerter Knochenbruchheilung und bei Pseudarthrose – sie ist wegen der von radial erfolgenden Blutversorgung bei proximalen Frakturen besonders häufig – wird operativ vorgegangen. Spongiosaverblockung, Fremdknochenbolzung, Verschraubung, evtl. mit Elektrostimulation (Zichner 1979), sind gebräuchliche Eingriffe. Es schließt sich für mehrere Monate Gipsruhigstellung an. Anschließend ist eine intensive Krankengymnastik notwendig.

Mittelhandbrüche

Bennett-Luxationsfraktur

Als Bennett-Fraktur wird ein Verrenkungsbruch an der Basis des 1. Mittelhandknochens bezeichnet. Er nimmt unter den Mittelhandbrüchen deshalb eine Sonderstellung ein, weil im Gelenk zwischen dem 1. Mittelhandknochen und dem Os trapezium die wichtigsten Daumenbewegungen durchgeführt werden. Das Daumengrundgelenk läßt als Scharniergelenk nur Bewegungen in einer Ebene zu.

Ursache: Ursache der Bennett-Fraktur ist überwiegend eine Stauchung des (adduzierten) Daumens in der Längsachse.

Formen: Es handelt sich bei der Bennett-Fraktur um einen in das Sattelgelenk reichenden Schrägbruch der Basis des Metakarpale I: Das kleine ulnare Fragment bleibt in Gelenkbeziehung, während sich der 1. Mittelhandknochen nach dorsal, radial und proximal verschiebt. Es kommen neben dieser typischen Form auch extraartikuläre Schrägfrakturen an der Basis des Metakarpale I sowie Y- oder T-Brüche (Rolando-Fraktur) vor.

Klinisches Bild und Diagnose: Die Symptome bestehen in Schmerzen, Schwellung und Fehlstellung. Röntgenologisch wird das Ausmaß der Verletzung festgestellt.

Therapie: Reposition durch Zug am abduzierten Daumen, Fixation des Daumens im Gips. Osteosynthese mit Kirschner-Drähten und Gips unter Abduktion oder Fragmentverschraubung kann notwendig sein.

Frakturen der Metakarpalknochen

Ursache: Frakturen der Metakarpalknochen werden durch Stauchung oder Biegung beim Sturz auf die Hand hervorgerufen; sie entstehen auch durch direkte Einwirkung starker Gewalt.

Formen: Sie finden sich an der Basis, im Schaft oder nahe dem Köpfchen des Metakarpale. Sie variieren von Fissuren über Quer-, Schräg- und Torsionsbrüche bis zu offenen Trümmerbrüchen ohne und mit Dislokation. Sie sind auch mit Luxationen im karpalen oder karpometakarpalen Bereich und dementsprechenden Band- und Kapselverletzungen verbunden. Trümmerbrüche gehen auch mit ausgedehnten Weichteilverletzungen, besonders am Sehnen- und Sehnenscheidengewebe sowie an Nerven einher, deren Versorgung steht dann im Vordergrund.

Klinisches Bild und Diagnose: Die Symptome der Mittelhandfrakturen sind Schmerz, Schwellung, Buckelbildung auf dem Handrücken, tastbare Stufen, falsche Beweglichkeit. Das Röntgenbild gibt das Ausmaß der Verletzung am Knochen wieder.

Therapie: Die Behandlung erfolgt überwiegend konservativ. Nach Einrichtung der Fraktur wird die Hand in Funktionsstellung für 1–2 Monate ruhiggestellt. Bei Serienbrüchen ist die Stabilisierung durch Osteosynthese des 2. und 5. Mittelhandknochens vorzuziehen. Bei ungenügender Reposition bzw. starker Abknickung von Schaftbrüchen und köpfchennahen Mittelhandfrakturen erfolgt die operative Reposition und Fixation. Übungsstabile Osteosynthese läßt frühzeitige Übungsmaßnahmen zu. Als Osteosynthesematerial werden perkutan eingebrachte Kirschner-Drähte verwandt oder Platten und Schrauben offen implantiert. Bei ausgedehnten Weichteilschäden beschränkt man sich auf Fixierung durch Kirschner-Drähte und mehrwöchige Ruhigstellung (3–4 Wochen) im Gips. Vorrangiges Behandlungsziel ist die Wiederherstellung des größtmöglichen funktionellen Wertes der Hand.

Komplikationen: Die gefährlichste Komplikation stellt die Infektion dar. Bei unzureichender Reposition kann Ausheilung in Verkürzung und Drehfehlstellung eintreten. Sie behindern stark die Funktion der Hand. Gegebenenfalls sind korrigierende Eingriffe erforderlich.

Frakturen der Phalangen

Ursache: Frakturen der Phalangen werden durch Stauchung, Drehung oder direkte Gewalteinwirkung hervorgerufen.

Formen: Sie finden sich vor allem an der Basis und nahe dem Köpfchen, gelegentlich auch intraartikulär. Am häufigsten sind die proximalen Phalangen betroffen.

Klinisches Bild und Diagnose: Die Symptome bestehen in Fehlstellung, Stufenbildung und falscher Beweglichkeit. Die Diagnose wird durch Röntgenaufnahme gesichert.

Therapie: Die Behandlung beschränkt sich bei reinem Knochenschaden auf konservative Einrichtung unter Zug und Ruhigstellung der Fraktur unter rechtwinkliger Beugung des Fingergrundgelenkes und mittlerer Beugung der übrigen Fingergelenke (wenn nötig unter Einschluß des Nachbarfingers) für 4 Wochen. Bei ungenügendem Ergebnis der konservativen Maßnahmen wird operativ vorgegangen (Fixation mit Kirschner-Drähten) und anschließend ebenfalls 4 Wochen ruhiggestellt. Brüche des Nagelkranzes bedürfen keiner besonderen Behandlung. Bei knöchernen Bandausrissen und Stufenbildung im Gelenk hat offene Reposition und Fixation mit Schrauben oder Drähten zu erfolgen.

Strecksehnenverletzungen

Ursache: Verletzungen der Strecksehnen sind häufig bei kombinierten Verletzungen, bei Stich- und Schnittwunden sowie als geschlossene Risse am Endgelenk bei „alltäglichen" Traumen.

Klinisches Bild: Als Symptom findet sich eine Aufhebung der aktiven Streckung.

Therapie: Die Behandlung richtet sich nach den Erfordernissen der vorgegebenen Kombinationsverletzung. Isolierte Strecksehnendurchtrennungen werden durch Naht versorgt. Die frische Ruptur am Fingerendgelenk läßt sich konservativ mit Ruhigstellung unter Streckung bis Überstreckung des Gelenkes für 6 Wochen behandeln, sonst (und bei veralteter Ruptur) erfolgt die Raffnaht. Bei knöchernem Strecksehnenausriß wird operativ reponiert und fixiert (Luxationsfraktur!). Operatives Vorgehen ist auch beim sog. „Knopflochriß" (Riß des längs- oder querverlaufenden Mittelzügels) der Streckaponeurose über dem Mittelgelenk erforderlich. Rupturen der langen Daumenstrecksehne aufgrund degenerativer Veränderungen, Knochenvorsprünge usw. lassen die Sehnenverlagerung empfehlen.

Beugesehnenverletzungen

Ursache: Zu Beugesehnenverletzungen kommt es bei vielen Kombinationsverletzungen sowie durch offene Wunden (Schnitt- und Stichwunden).

Klinisches Bild: Das Symptom bei Beugesehnenverletzung ist die Aufhebung der aktiven Beugung der betroffenen Finger.

Therapie: Die Versorgung muß die begleitenden Knochen-, Gefäß- oder Nervenverletzungen berücksichtigen. Die Sehnenscheiden, in denen die Beugesehnen laufen, neigen zu narbigen Verwachsungen. Dies vereitelt häufig den Erfolg der primären Beugesehnennaht. Im Zweifelsfall erfolgt die Versorgung deshalb im Niemandsland nach Bunnell sekundär, ggf. mit einem Transplantat. Die Primärnaht beschränkt sich auf glatte Wundverhältnisse.

Krankengymnastik bei Verletzungen im Bereich der Hand

Einführung

Die Zunahme der Handverletzungen einerseits und die Eigenschaft der Hand als hochdifferenziertes Greiforgan des Menschen mit besonderer Komplikationsanfälligkeit bei unsachgemäßer Behandlung andererseits haben bedingt, daß spezielle handchirurgische Abteilungen entstanden sind. Für die ärztliche Tätigkeit in diesem Teilbereich der Chirurgie ist Spezialisierung unerläßlich, und derselbe Anspruch sollte – besonders in der Frühphase der Behandlung – auch an den Krankengymnasten gestellt werden.

Es ist nicht möglich oder beabsichtigt, im Rahmen des vorliegenden Taschenbuchs umfassend und detailliert über die krankengymnastischen Behandlungsmöglichkeiten bei der Vielfalt der Verletzungs- und Versorgungsformen der Hand zu berichten.

Der folgende Abschnitt beschränkt sich darauf, Grundsätzliches und an den Themenkreis Heranführendes zusammenzutragen.

Ausführlichere Informationen müssen in der einschlägigen Fachliteratur (s. Literatur, S. 270/271) eingeholt werden.

Grundsätzliches zur krankengymnastischen Behandlung der Hand

Voraussetzungen für eine sinnvolle und optimale krankengymnastische Behandlung

– Kenntnis der Anatomie der Hand und der funktionellen Zusammenhänge und Abläufe;
– Kenntnis der ärztlichen Versorgung und der sich daraus ergebenden Folgerungen für die weitere Therapie;
– präzise Angaben des behandelnden Arztes/Operateurs zur verordneten Behandlung;
– Fähigkeit zur gründlichen und differenzierten Befundaufnahme;
– Fähigkeit, aus dem Spektrum aller möglichen Anwendungen einen auf den jeweiligen Befund „zugeschnittenen" Behandlungsplan zu erstellen;
– Beherrschen der notwendigen Behandlungstechniken;
– wechselseitige Information zwischen Arzt und Krankengymnast während des Behandlungsverlaufs;
– Kommunikation und Kooperation mit parallellaufenden Therapiezweigen (insbesondere mit der Beschäftigungstherapie);
– Motivation und Kooperation des Patienten.

Auswahlkriterien für die zur Anwendung kommenden krankengymnastischen Maßnahmen

Welche Maßnahmen in der krankengymnastischen Behandlung zur Anwendung kommen und in welcher Form sie gesteigert werden können, hängt von folgenden Faktoren ab:
– Art der Verletzung,
– Art der Versorgung (Form des konservativen und operativen Vorgehens),
– Ergebnis der Versorgung,
– Aussagen des krankengymnastischen Befundes,
– jeweilige individuelle Reaktion auf die einzelnen Maßnahmen.

Behandlungsprinzipien

Bedingt durch die außerordentlich differenzierte Struktur der Hand besteht auch schon bei geringfügigen Schädigungen eine besondere Komplikationsanfälligkeit. Zudem neigt die Hand mehr als alle anderen Körperregionen bei unsachgemäßer, zu hoch dosierter oder gar grober Behandlung zu heftigen Irritationserscheinungen. Nicht zuletzt aufgrund dieser Gegebenheiten haben sich für die Arbeit mit Handverletzten folgende Prinzipien herauskristallisiert:
– (Mit-)Verantwortlichkeit des Krankengymnasten dafür, daß der korrekt ruhiggestellte Arm vorschriftsmäßig hochgelagert ist und

daß der Patient von Anfang an entsprechend der auf S. 40 angegebenen „prophylaktischen Aufgaben bei armverletzten Patienten" übt;

– fühestmögliches aktives Bewegen der verletzten Hand;
– schmerzfreie Lagerung, schonende Grifftechnik, angemessene Pausen und Respektieren der Schmerzgrenze während der Behandlung;
– in der Frühphase der Behandlung in der Regel weder passive Maßnahmen noch direkte Wärmeanwendungen;
– in der Spätphase größte Zurückhaltung und Vorsicht bei passiven Maßnahmen und Wärmeanwendungen;
– Motivieren des Patienten zum selbständigen Üben, sobald dies risikolos möglich ist;
  (motivieren – kontrollieren – korrigieren – motivieren).

Detaillierte Übersicht über die erforderlichen Inhalte des zu erstellenden krankengymnastischen Befundes

Persönliche Daten	– Name – Alter – Beruf – Unfalldatum – Diagnose – Operation (Maßnahme und Ruhigstellung, Datum)
Basisinformation	– Kurve – Krankengeschichte – Operationsbericht – Röntgenbilder
Optische Beobachtung	– Verletzungs-/Operationsnarbe – Verfärbung – Schwellung, Fältelung der Haut – Auftreibung – Achsenabweichung – Stellung der Knochen im Gelenk zueinander – „Benutzung", Funktion
Taktile Beobachtung	– Empfindlichkeit – Sensibilität – Temperatur – Schweißsekretion – Narbenverschieblichkeit – Turgor, Tonus
Messungen	– Bewegungsausmaß der Gelenke (nach der Neutral-Null-Methode) – Umfangmaße (im Seiten- und Tagesvergleich)

Beurteilung der Gesamtfunktion	– Muskelstatus – Greifformen (Spitz-, Schlüssel-, Grob-, Hakengriff usw.) – Gebrauchsbewegungen
Äußerungen des Patienten	– Schmerzen, Klagen – Auswirkung der Verletzung im privaten und beruflichen Bereich
Ergänzende Beobachtungen	– Mitarbeitsbereitschaft – soziales Umfeld

Behandlungsziel

Das Ziel jeder Behandlung ist die Wiederherstellung der bestmöglichen Funktion der Hand.

Detaillierte Übersicht über die Gesichtspunkte und Maßnahmen des krankengymnastischen Behandlungsplans

Gesichtspunkte	Maßnahmen
Entspannung	– Schmerzfreie Lagerung – Eisapplikation – generelle und lokalisierte Entspannungsübungen
Entstauung	– (Hoch-)Lagerung – statische und dynamische Muskelarbeit – weiche Ausstreichungen
Durchblutungsförderung	– statische und dynamische Muskelkontraktionen – Eisanwendungen – Wechselbäder, absteigende Bäder – Paraffinkneten (zu Beginn immer 38°, bei guter Verträglichkeit 40°)
Mobilisation	– (Nacht-)Lagerungsschienen – Narbenbehandlung in Form von Massage mit Fibrolan, Contractubex o. ä. – aktives Bewegen (auch in indifferentem Wasser oder bei Eisapplikation) – Entspannungstechnik – manuelle Therapie – in Ausnahmefällen oder im Spätstadium: vorsichtiges passives Bewegen und Nachdehnen, Faustwickel
Ggf. Kontraktionshilfe	– Kryotherapie – stimulierende Bewegungstechniken – Elektrotherapie

Funktions- und Gebrauchsschulung	– Abhärtung – aktives Bewegen ohne und mit Gerät – Erarbeiten der möglichen Greifformen: Spitz-, Schlüssel-, Grob-, Hakengriff, Faustschluß usw. – Übungswand (s. Abb. **69**) – Geschicklichkeitstraining
Kräftigung	– Üben gegen Widerstand – Üben mit Geräten – Übungswand

Parallellaufende therapeutische Möglichkeiten

Parallel zur Krankengymnastik sollte möglichst immer Beschäftigungstherapie verordnet werden.

In der Spätphase der Rehabilitation sind Maßnahmen des klinischen Sports häufig sehr hilfreich.

Ein Behandlungsmodell: Kahnbeinbruch

Im folgenden wird dargestellt, in welcher Weise der Krankengymnast bei der Behandlung einer Verletzung im Bereich der Hand vorgehen kann.

Dieses Beispiel hat Modellcharakter und ist auf die im ärztlichen Abschnitt besprochenen Verletzungsbilder knöcherner Strukturen übertragbar.

Dabei wird es natürlich unerläßlich sein, aufgrund der spezifischen Gegebenheiten der Diagnose, des individuellen Befundes und Behandlungsverlaufs Einschränkungen und Erweiterungen im Behandlungsplan vorzunehmen.

Zugrundeliegende ärztliche Behandlung

a) Konservativ:
– für ungefähr 3 Tage dorsale Oberarmgipsschiene;
– nach dem Abschwellen: Zirkulärer Oberarmgips (er schließt den 1. Mittelhandknochen ein, läßt die Finger von den Grundgelenken an frei);
– Dauer der Ruhigstellung: mindestens 6 Wochen, häufig sogar 12–14 Wochen; nach der 6. Woche wird anstelle des Oberarmgipses in der Regel ein Unterarmgips angelegt.

b) Operativ:
– Osteosynthese mit Kompressionsschraube;
– für ca. 10 Tage: Dorsale Oberarmgipsschiene;

– nach abgeschlossener Wundheilung: Zirkulärer Oberarmgips;
– Dauer der Ruhigstellung: ca. 6 Wochen.

Lagerung bei a) und b):
während der ersten 3–5 Tage auf Abduktionskeil, mit Schlaufenaufhängung (s. Abb. **60**, S. 209).

Krankengymnastische Behandlung

In diesem Fall entsprechen sich die Behandlungen nach konservativer und operativer Versorgung.

Befund

Optische Beobachtung:
– Schwellung von Hand und Fingern, evtl. verstrichene Hautfalten;
– evtl. Verfärbung (rötlich, rotblau);
– meist Inaktivitätsatrophie der Handmuskulatur, evtl. auch der Armmuskulatur.

Taktile Beobachtung:
– Evtl. lokal leichte Temperaturerhöhung;
– nach Operation meist schwer verschiebliche Narbe;
– meist herabgesetzter Tonus der Muskulatur bei erhöhter Abwehrspannung;
– ruhigstellungsbedingte Empfindlichkeit bei Berühren und Berührtwerden;
– Schmerzen bei Funktionsversuchen.

Gesamtfunktion:
– Einschränkung der Beweglichkeit besonders im Handgelenk, mitunter auch in Ellbogengelenk, Fingern und Daumen;
– Einschränkung bei den Greifformen;
– Schonneigung.

Behandlungsziel

Wiederherstellung der völligen und möglichst schmerzfreien Funktion der Hand (Extremität).

Behandlungsplan

1. Entspannung:
   – schmerzfreie Lagerung,
   – generelle und lokalisierte Entspannungsübungen,
   – Kryotherapie.

2. Entstauung:
   – Lagerung,
   – statische und dynamische Muskelarbeit.

3. Durchblutungsförderung:
   – statische und dynamische Muskelarbeit,
   – Eisanwendung,
   – Wechselbäder,
   – Paraffinkneten.

4. Mobilisation
   – Narbenpflege (Eincremen und sanfte Zirkelungen zur Lösung, evtl. abhärtendes Bestreichen),
   – aktives Bewegen des ganzen Armes,
   – aktives Bewegen der Hand (auch in indifferentem Wasser oder unter Eisapplikation),
   – aktives Bewegen mit kleinen Geräten,
   – Übungswand,
   – Entspannungstechnik.

5. Funktions- und Gebrauchsschulung:
   – evtl. Abhärtung,
   – Erarbeiten der eingeschränkten Greifformen,
   – aktives Bewegen ohne und mit Geräten,
   – Simulieren von Alltagsbewegungen (Übungswand),
   – Geschicklichkeitstraining.

6. Kräftigung:
   – Übungen gegen Widerstand (PNF, selektiv),
   – Übungen mit Geräten.

Behandlungsverlauf

Während der Zeit der Ruhigstellung im Gips:
Neben allen anderen an der Therapie Beteiligten muß auch der Krankengymnast darauf achten, daß der Sitz des Gipses (noch) korrekt ist.

Außerdem wird er den Patienten in den auf S. 40 empfohlenen „prophylaktischen Aufgaben bei Armverletzten" anleiten und ihn zum selbständigen Üben anregen.

Nach der Entfernung des Gipses:
Nach der Gipsabnahme (und nach erfolgter Haut- und Narbenpflege) bereiten entspannende und entstauende Maßnahmen die eigentliche Behandlung vor. Ist der Patient insgesamt sehr verkrampft, ängstlich, auf seine Hand fixiert, bieten sich Übungen aus der Lösungs- und

Atemtherapie von Schaarschuch-Haase als gute Einstiegsmöglichkeit an. Zudem kann das bewußte Anspannen – Entspannen auch über die Entspannungstechniken der PNF-Methode geübt werden. In dieser frühen Phase der Behandlung sollte sich der Krankengymnast dabei auf die Arbeit mit den Muskelgruppen proximal der Fraktur beschränken.

Häufig neigen Hand und Finger nach der Gipsentfernung zu lästigen, bewegungserschwerenden ödematösen Stauungen. Diese lassen sich durch Hochlagerung plus Eisapplikation (in Form von Betupfen und Streichen von distal nach proximal) und durch Umlagerungsübungen nach Ratschow günstig beeinflussen.

Wechselbäder sowie intensives aktives Bewegen verbessern die Durchblutungssituation weiterhin.

Knetübungen im Paraffinbad (38°) haben neben einem milden durchblutungsanregenden Effekt gleichzeitig mobilisierenden und kräftigenden Charakter und werden von den meisten Patienten obendrein als sehr angenehm empfunden. Die mobilisierende Arbeit für Ellbogen und ggf. Schulter verläuft parallel zur mobilisierenden Arbeit für Finger und Hand. Bei der letzteren geht man – wie immer bei frischen Handverletzungen – ausschließlich aktiv vor: Es kann sowohl innerhalb der Muskelkette als auch selektiv im Sinne der Entspannungstechnik geübt werden. Durch „wiederholte Kontraktion" wird die neuerarbeitete Bewegung gesichert und gekräftigt.

Wichtig ist das Erarbeiten und Kräftigen der verschiedenen Greifformen (s. vorstehend unter „Befund" oder „Gesichtspunkte und Maßnahmen" bei Verletzungen im Bereich der Hand), wobei die Schwerpunkte je nach dem Aufgabengebiet oder Beruf des betreffenden Patienten gesetzt werden.

Das Üben an der Übungswand und mit kleinen Geräten vermittelt dem Patienten Bewegungsgefühl, Geschicklichkeit und Kraft auf mehr spielerischem Wege und lockert die Behandlung auf. Parallel zur Krankengymnastik sollte dem Patienten immer auch Beschäftigungstherapie verordnet werden.

Übungsbeispiele

Mittlere bis späte Phase der Mobilisation, Funktions- und Gebrauchsschulung, Kräftigung

1. PNF:
   - bilateral-symmetrische Armmuster in Rückenlage;
   - Kombination Schulter–Arm in allen Variationen;
   - beide Diagonalen, alle Möglichkeiten der Ellbogenbeteiligung und Richtungen.

Jeweils durch Feststellen der stärkeren Abschnitte den „Overflow" auf die Aktion von Hand und Fingern ausnutzen.

2. Übungen in Rückenlage oder im Sitzen, mit Unterarm auf Handbehandlungstisch:
   - Erarbeiten von Finger-/Handbeugung in Verbindung mit Flexion/Supination des Ellbogens;
   - Erarbeiten von Finger-/Handstreckung in Verbindung mit Extension/Pronation des Ellbogens.
   Erst mit Führungskontakt, dann „wiederholte Kontraktion", „langsame Umkehr", „langsame Umkehr – halten" usw.)

3. Übungen im Sitzen am Handbehandlungstisch:
   - selektives Erarbeiten aller Handgelenks- und Fingerbewegungen: erst rein aktiv, dann mit Führungs- und Haltewiderständen;
   - Erarbeiten der Greifformen: rein aktiv, mit Führungs- und Haltewiderständen.

4. Üben mit diversen Geräten:
   - in Topf mit Bohnen, Linsen, Reis „wühlen";
   - Knetmasse kneten, rollen, zerrupfen, formen;
   - Dosen verschiedener Größe auf- und zudrehen;
   - mit Kuchenrolle rollen;
   - mit Tintenlöscher löschen;
   - stempeln;
   - Papier zerknüllen, zerschneiden;
   - mit Quirl umrühren, z. B. Eiskristallmasse in Topf oder Eimer;
   - Nadel einfädeln;
   - „Kleinkram" aufsammeln;
   - Schleife binden, auf- und zuknöpfen;
   - Kinderspiel: „Abheben".

5. Üben des Ab-/Aufstützens und Gewichtverlagerns auf die Hand:
   - auf Luftkissen (z. B. „Dumo-Körpertrainer", s. Abb. **38**, S. 150),
   - auf Pezzi-Ball,
   - auf dicker Matte,
   - auf harter Unterlage.

6. Aktivitäten an der Übungswand (s. Abb. **69**, S. 237).

Strecksehnenverletzung der Finger

Während der postoperativen Ruhigstellung, deren Dauer sich jeweils nach Durchtrennungshöhe und -form (reine Durchtrennung, Abrisse usw.) und nach der gewählten operativen Versorgung richtet, wird der Patient zu den auf S. 40 beschriebenen „prophylaktischen Aufgaben bei armverletzten Patienten" angeleitet.

Nach Abschluß der Ruhigstellung gestaltet sich die Behandlung wie folgt:

1. Entstauung und Durchblutungsförderung:
   - ggf. Hochlagerung,
   - statische und dynamische Muskeltätigkeit, ggf. unter Eisapplikation,
   - aktives Bewegen in indifferentem Wasser,
   - Paraffinkneten.

2. Mobilisation:
   - Narbenbehandlung,
   - aktives Bewegen (Prinzip: selektives Erarbeiten der Extension, insbesondere im Metakarpophalangialgelenk; zunehmendes Erarbeiten der Flexion; Erarbeiten des Bewegungsweges aus der Flexion in die Extension);
   - aktives Bewegen in indifferentem Wasser,
   - Paraffinkneten.

3. Funktions- und Gebrauchsschulung:
   - aktives Bewegen,
   - Erarbeiten der Greifformen,
   - aktives Bewegen mit diversen Klein- und Alltagsgeräten,
   - Übungswand.

4. Kräftigung:
   - aktives Bewegen gegen Widerstand und mit diversen Geräten.

Parallel zur Krankengymnastik sollte der Patient in der Beschäftigungstherapie üben, am klinischen Sport und Schwimmen teilnehmen.

Mit Kleinert-Naht versorgte Beugesehnenverletzung der Finger

Nach erfolgter Kleinert-Naht wird dem Patienten die sogenannte dynamische Schiene (Abb. **72**) angelegt.

Üblicherweise setzt die krankengymnastische Behandlung am Tag nach der Operation ein.

Ausgangsstellung:
Der betroffene Finger wird durch das Gummi passiv in Flexionsstellung (= Entlastung der Sehnennaht) gehalten.

Grundübung:
Der Krankengymnast erarbeitet mit dem Patienten die aktive Extension des Fingers bis gegen die Gipsschiene. Wichtig ist dabei, daß der Patient die volle Streckung im Mittelgelenk erreicht. Bei diesem besteht eine besonders große Neigung zur Kontraktur. Der Finger wird durch das elastische Gummiband *passiv* in die Flexionsstellung zurückgeführt (keine aktive Bewegung!).

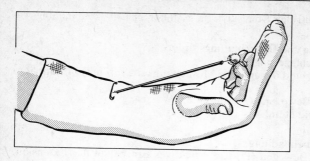

Abb. **72**
Dynamische
Schiene nach
Kleinert-Naht.

Der Patient wird aufgefordert, diese Übung stündlich 5- bis 10mal selbständig auszuführen und zusätzlich Ellenbogen- und Schultergelenk beweglich zu halten (s. „prophylaktische Aufgaben bei armverletzten Patienten").

Verlauf:

Nach etwa 3 Wochen wird die dynamische Schiene durch einen elastischen Verband um das Handgelenk, an dem man den Gummizug befestigt, ersetzt. Diese Maßnahme soll verhindern, daß der Patient Finger und Hand so stark einsetzt, daß es zu Überforderung und Reruptur der Sehne kommt.

Der Krankengymnast bringt das Handgelenk über einem Sandsack in Flexion (entlastende Position) und erarbeitet selektiv die aktive Flexion und Extension (diese noch vorsichtiger als die Flexion) im Metakarpophalangialgelenk, im proximalen und distalen Interphalangialgelenk.

Nach etwa 5 Wochen können Verband und Gummizug entfernt und die selektiven Übungen intensiviert werden. Hinzu kommt jetzt außerdem die Narbenbehandlung (feine Zirkelungen mit bestimmten Salben), von deren Erfolg das funktionelle Ergebnis stark mitbestimmt wird.

Nach etwa 6–7 Wochen beginnt der Krankengymnast seine Behandlung durch das vorsichtig dosierte und aufbauende Erarbeiten komplexer Abläufe, durch das Schulen von Alltagsaktivitäten und das Training der Geschicklichkeit zu erweitern.

Parallel dazu führt der Patient Paraffinkneten aus, nimmt am Schwimmen, klinischen Sport und an der Beschäftigungstherapie teil. Sollte es zu Beugekontrakturen gekommen sein, kommt zum krankengymnastischen Übungsprogramm sanftes passives Dehnen in die Extension hinzu; in der Beschäftigungstherapie wird der Patient mit einer Quengel-Schiene versorgt.

Differenziertere Angaben sind in der handchirurgischen Fachliteratur nachzulesen.

Störungen im Heilverlauf

Dystrophisches Syndrom (Sudeck-Erkrankung)

Die von SUDECK beschriebene Gewebsdystrophie stellt zunächst eine pathologische Steigerung der „Heilentzündung" dar, die im Zusammenhang mit dem Trauma entsteht.

Ursache: Als auslösende Faktoren sind das Trauma selbst, ungenügende Gewebeschonung unter der Behandlung, wiederholte Nachrepositionen, einengende Verbände usw. anzuschuldigen. Es werden auch partielle Nervenschädigungen, die zu Durchblutungsstörungen bei erhöhter Durchlässigkeit der Zelle und Zellmembran führen, verantwortlich gemacht.

Formen: Die Sudeck-Dystrophie tritt häufiger an den oberen als an den unteren Extremitäten auf. Es werden 3 Stadien – akut, subakut und chronisch – unterschieden.

Klinisches Bild und Diagnose: Da das dystrophische Syndrom bevorzugt bei Patienten mit vegetativer Labilität auftritt, wird von „Sudeck-Persönlichkeit" gesprochen. Auch degenerative Halswirbelsäulenveränderungen wirken sich als mitverursachende Faktoren aus. Bei der Annahme psychischer Komponenten muß berücksichtigt werden, daß – je nach Krankheitserfahrung des Patienten – eine Überängstlichkeit vorliegen kann. Berücksichtigung aller Faktoren läßt im Frühstadium der Sudeck-Dystrophie volle Wiederherstellung der Funktion erzielen.

Stadien und Therapie: Das *Frühstadium* der Dystrophie tritt frühestens 4 Wochen nach der Verletzung ein. Frühzeichen ist ein hartnäckiger brennender Spontanschmerz in Gelenken und Muskulatur, weniger im Knochen. Darüber hinaus finden sich Hyperämie, Exsudation und Proliferation.

Im 1. Stadium zeigen sich Erwärmung und dunkelrote Verfärbung der Haut; die Hautfältelung verschwindet, die Haut glänzt. Spontane Schmerzen treten auf, die jedoch unter Bewegung zunehmen.

Da der Röntgenbefund einige Wochen „nachhinkt", finden sich in diesem Stadium noch keine sicheren röntgenologischen Veränderunge.

Therapie des Stadium I: Zur Ausschaltung störender Reize erfolgt exakte Ruhigstellung, soweit diese bis dahin nicht durchgeführt wurde, in Funktionsstellung der Gliedmaße. Es ist streng darauf zu achten, daß Verbände die Zirkulation nicht beeinträchtigen. Alle Irritationen sind zu vermeiden. Zur Entspannung führende und die Zirkulation fördernde, ausschließlich aktive Bewegungsübungen und Eisapplikationen werden einschließlich richtiger Lagerung angewandt. Medikamentös werden Cortison, Calcitonin, Sedativa (Valium), Hydergin und Antiphlogistika (Tanderil) verordnet.

Das *2. Stadium* (nach etwa 2–4 Monaten) entspricht einer chronischen Entzündung mit Dystrophie: Herabsetzung von Durchblutung und Stoffwechsel, Glanzhaut, Nagelveränderungen und Zyanose. Anstelle des Spontanschmerzes tritt Bewegungs- und Belastungsschmerz der stark bis völlig eingeschränkten Gliedmaße in den Vordergrund. Schließlich wird die betroffene Extremität blau bis grau, die Haut fühlt sich kühl an, Schweiß und Talgsekretion werden vermindert.

Röntgenologisch zeigt sich jetzt ein Knochenabbau, vor allem der Spongiosa, in Form fleckiger, gelenknah gelegener Entkalkungen; schleißlich wird auch die Kompakta verdünnt, und die Kortikalis erscheint wie mit einem Bleistiftstrich nachgezogen. Die Muskulatur ist atonisch, die Abwehrspannung nimmt zu, es stellen sich ausgeprägte Bewegungseinschränkungen der Gelenke ein.

Therapie des Stadium II: Auch zu diesem Zeitpunkt ist eine weitgehende Wiederherstellung noch möglich. Die Therapie muß sich auf die Verlaufsbeobachtung des klinischen Befundes stützen. Dieser bessert sich häufig noch, während der Röntgenbefund sich verstärkt. Die nachstehend aufgeführten krankengymnastischen Maßnahmen sind vorsichtig zu dosieren. Erforderlichenfalls sind die Anforderungen zu reduzieren, um den Übergang in das Endstadium zu vermeiden. Eisanwendungen, Bewegungs- und Hydrotherapie, Beschäftigungstherapie mit passiven Dehnungen stehen im Vordergrund. Medikamente sind kaum noch hilfreich.

Das *3. Stadium* (Endstadium) der Sudeck-Dystrophie läßt eine völlige Wiederherstellung der Funktion nicht mehr erwarten. Die Haut ist jetzt blaß und zyanotisch (bei Normalisierung des Haar- und Nagelwachstums sowie der Schweißsekretion), die Gelenke weisen infolge Kapselschrumpfung Kontrakturen auf (fibröse Gelenksteife), die Muskulatur ist atrophisch. Die Schmerzen gehen zurück.

Die Röntgenaufnahme zeigt grobmaschige Struktur der Spongiosa mit verschmälertem Kompaktasaum (Glasknochen).

Therapie des Stadium III: Die Behandlung besteht neben Schienenlagerung und Quengel-Verbänden vor allem in funktionellen Maßnahmen: Übungsbehandlung einschließlich passiver Bewegungsübungen und Beschäftigungstherapie. Eine Umschulung muß häufig eingeleitet werden.

Prophylaxe: Durch Vermeidung der Schädigung, also durch schonendes therapeutisches Vorgehen, frühzeitige Bewegungstherapie der nicht ruhiggestellten Gelenke – auch der kontralateralen Seite! –, Vermeidung einengender Verbände und durch Calcitoningaben, aber auch sedierende Medikamente bei vegetativ labilen Verletzten erfolgt die Vorbeugung.

Krankengymnastische Behandlung

Die Herausbildung dystrophischer Syndrome ist sowohl an der unteren als auch an der oberen Extremität möglich. Da diese schwere Störung im Heilverlauf häufiger an der oberen Extremität beobachtet wird, soll in der folgenden Beschreibung ausschließlich auf deren Behandlung eingegangen werden. Die Behandlungsvorschläge sind jedoch auch auf die untere Extremität übertragbar. Dabei müssen lediglich geringfügige, dieser Körperregion entsprechende Abänderungen vorgenommen werden.

Prophylaxe

Der Krankengymnast erklärt dem Patienten die Wichtigkeit der im Allg. Teil geschilderten prophylaktischen krankengymnastischen Maßnahmen, arbeitet mit ihm danach und leitet ihn an, auch allein möglichst regelmäßig und gewissenhaft zu üben.

Außerdem sollte der Krankengymnast immer mit darauf achten, ob/ daß die Lagerung, der Gips oder Verband des Patienten (noch) korrekt sind.

Grundsätzliches zur Krankengymnastik während aller drei Stadien

In jeder Phase der krankengymnastischen Behandlung von Patienten mit dystrophischem Syndrom muß der Krankengymnast seine Maßnahmen mit großer Vorsicht dosieren und genau beobachten, ob Zeichen von Unverträglichkeit oder Überlastung (z. B. Zunahme oder Rezidiv der Schwellung, der Hyperthermie, der Schmerzen) auftreten. Tritt dergleichen ein, muß der auslösende Faktor herausgefunden und der Behandlungsplan unter Berücksichtigung dieser Information neu überdacht und abgeändert werden.

Vorzuziehen sind immer aktive Maßnahmen; wird aber – wie es mitunter im 3. Stadium unumgänglich ist – passiv gearbeitet, muß der Krankengymnast noch vorsichtiger dosieren und steigern, als es ohnehin schon bei diesem Krankheitsbild üblich ist.

Übersicht über den jeweiligen Befund und die krankengymnastischen Behandlungsmöglichkeiten in den verschiedenen Stadien

1. Stadium:

Befund

– Rötung,
– Schwellung,
– erhöhte lokale Temperatur,
– vermehrte Schweißbildung,
– Einschränkung der Beweglichkeit, Funktionsminderung oder -verlust,
– (Dauer-)Schmerz, oft in Verbindung mit Schmerzen im Schulter-, Nackenbereich,
– hohe Abwehrspannung.

Gesichtspunkte und Maßnahmen

1. Entspannung:
    – schmerzarme/-freie Lagerung,
    – Atem- und Lösungstherapie (nach Schaarschuch-Haase).
2. Entstauung und Durchblutungsverbesserung:
    – (Hoch-)Lagerung,
    – ggf. vorsichtigste statische und dynamische Muskelarbeit,
    – Kryotherapie (Abtupfen, Bestreichen mit Eis),
    – absteigende Bäder (von 36° auf 18°).
3. Mobilisation und Kräftigung:
    – aktives Bewegen (auch PNF) des gesunden Armes und des Schulter-Nacken-Bereichs.

2. Stadium:

Befund

– Rotblaufärbung,
– Glanzhaut,
– Schwellung,
– erhöhte lokale Temperatur,
– Weichteilatrophie,
– Einschränkung der Beweglichkeit, Funktionsminderung oder -verlust,
– Schmerzen,
– Schmerz- und Abwehrspannung.

1. Entspannung:
   - schmerzarme/-freie Lagerung,
   - Atem- und Lösungstherapie,
   - PNF (proximale Bereiche).

2. Entstauung und Durchblutungsförderung:
   - (Hoch-)Lagerung,
   - vorsichtigste statische und dynamische Muskelarbeit,
   - Kryotheraphie (neben Abtupfen und Bestreichen auch Üben unter Eispackung oder in Eiswasser),
   - Bewegen in indifferentem Wasser,
   - Bindegewebsmassage (Rücken).

3. Mobilisation und Kräftigung:
   - aktives Bewegen in indifferentem Wasser, in Verbindung mit Kryotherapie, ohne und mit Geräten;
   - aktives Bewegen (auch PNF) des gesunden Armes und des Schulter-Nacken-Bereichs.

4. Schulen von Gebrauchsbewegungen:
   - Wiedereinüben verlorener Funktionen und Alltagsaktivitäten in Krankengymnastik und Beschäftigungstherapie.

3. Stadium:

- Graublasse, kühl-trockene Haut,
- Kälteempfindlichkeit,
- Atrophie der Weichteile,
- Kontrakturen,
- erhebliche Funktionsminderung,
- Schmerzen.

1. Ggf. Entstauung:
   - Hochlagerung, Umlagerungsübungen,
   - statische und dynamische Muskelarbeit.

2. Durchblutungsanregung:
   - indifferente Bäder, Wechselbäder;
   - den dystrophischen Bereich weitläufig aussparende Unterwassermassage;
   - Bewegungsbad, Schwimmen;
   - Bindegewebsmassage (lokal);
   - Paraffinkneten (38°);
   - statische und dynamische Muskeltätigkeit.

3. Mobilisation:
   - aktives Bewegen ohne und mit Gerät;
   - Entspannungstechnik, jetzt auch mit leichtem passiven Nachdehnen an der Bewegungsgrenze;
   - evtl. manuelle Therapie;
   - (halbstundenweise) Faustwickel.
4. Kräftigung und Schulen von Gebrauchsbewegungen:
   - aktives Bewegen gegen Widerstand, mit Geräten;
   - Wiedereinüben verlorener Funktionen und Alltagsaktivitäten in Krankengymnastik und Beschäftigungstherapie.

Verzögerte Frakturheilung, Pseudarthrose

Ursache: Ursache der verzögerten Knochenbruchheilung und der Falschgelenkbildung sind unzureichender Kontakt, mangelnde Ruhigstellung der Knochenbruchstücke und Störung der Blutversorgung. Es kann sich dabei um unmittelbare Frakturfolgen, Wirksamwerden scherender und seitlich ansetzender Kräfte, aber auch um Folgen der operativen Frakturbehandlung handeln (sperrendes Fremdmaterial, ungenügende Schonung des Gewebes mit Beeinträchtigung der Blutversorgung, Infekte).

Formen: Zunächst wird bei Überschreitung der für die Frakturheilung üblichen Zeit (nach 6–9 Monaten) von verzögerter Knochenbruchheilung gesprochen. Nach 9–12 Monaten bezeichnet man das Ausbleiben der knöchernen Vereinigung jedoch als Pseudarthrose (non-union = ausbleibende Knochenbruchheilung). Es werden sog. hypertrophe, hypervitale Pseudarthrosen (Elefantenfußpseudarthrosen) mit überschießender Kallusbildung (infolge Instabilität) von sog. avitalen Formen unterschieden, die areaktiv durch Fragmentenresorption und Defektbildung infolge Mangelversorgung oder Infekt entstehen.

Klinisches Bild und Diagnose: Das typische Bild einer ausgebildeten Pseudarthrose ist durch gegeneinander bewegliche Fragmente gekennzeichnet, deren Markraum röntgenologisch abgedeckelt ist und die histologisch von Knorpel überzogen sind. Es kann sich sogar eine Art Gelenkkapsel mit Gelenkflüssigkeit bilden. Die Symptome der knöchern nicht gefestigten Fraktur bzw. Pseudarthrose sind federnde bzw. abnorme Beweglichkeit, Verformung sowie Schmerzen, vor allem bei Belastung.

Röntgenologisch lassen sich die einzelnen Formen und der Zustand der Fragmente darstellen.

Therapie: Für die Behandlung der Falschgelenke ist wichtig, ob eine vitale Pseudarthrose mit guter, teils sogar vermehrter Blutversorgung vorliegt. Ihre Reaktionsfähigkeit ist gut und äußert sich sogar in überschießendem Kallus. Eine avitale Pseudarthrose mit Minderdurchblutung weist schlechte mechanische Voraussetzungen für die Bruchheilung, nekrotische Fragmente oder ossäre Defekte auf. Hier fehlt wie bei der Infektpseudarthrose die biologische Regenerationsfähigkeit.

Die Therapie richtet sich nach den jeweiligen Voraussetzungen. Sie besteht fast immer in stabiler Fixation durch Osteosynthese. Diese führt bei den vitalen Pseudarthrosen durch die Stabilität zur Heilung. Bei den avitalen Pseudarthrosen ist zusätzlich eine Knochentransplantation angezeigt. Die beste knochenbildende Potenz hat autologe Spongiosa, die zum Ersatz nekrotischer Fragmente oder zur Überbrückung von Defekten verwendet wird. Uns hat sich, gerade zur Erzielung und Gewährleistung der Fragmentstabilität, die Kombination von Plattenosteosynthese und Fremdknochenspananlagerung bewährt. Es kommen – je nach Situation – zusätzlich Elektrostimulation und ruhigstellende Verbände und auch zeitlich begrenzt Orthesen in Betracht. Da die Stauchung in der Längsachse die Pseudarthroseheilung fördert, kann bei entsprechender Versorgung von Pseudarthrosen in Schaftmitte mit dem Marknagel belastet werden.

Krankengymnastische Behandlung

Die operative Versorgung ist gegenüber der konservativen Behandlung in den Vordergrund getreten; bei erreichter Übungsstabilität kann mit der krankengymnastischen Behandlung begonnen werden. Die Befunderhebung, das Erstellen des Behandlungsplans, das darauf aufbauende Übungsprogramm gleichen in Inhalt und Vorgehen zumeist dem bei entsprechender Fraktur ohne Heilungsverzögerung; d. h., Maßnahmen zur Entstauung, Durchblutungsförderung, Mobilisation, Kräftigung und zuletzt zur Schulung von Gebrauchsbewegungen werden das Gerüst der Behandlung bilden.

Dabei sind alle Übungen nicht erlaubt, bei denen seitlich ansetzende und abscherende Kräfte wirksam werden.

Auch wird grundsätzlich in der Behandlung verzögerter Frakturheilungen (wie in der Behandlung aller normalheilenden Brüche) vor Abschluß der Konsolidierung nur ohne Belastung, d. h. ohne manuelle Widerstände gearbeitet. Es hat sich jedoch als günstig (konsolidationsfördernd) erwiesen, bei Pseudarthrosen im Bereich der unteren Extremität eine frühzeitige axiale Teilbelastung zuzulassen. Das genaue Maß des Drucks in der Längsachse wird von Fall zu Fall vom Arzt bestimmt. In der Regel wird damit im Bewegungsbad bei schulter- oder brusthohem Wasserstand und bei teilbelastendem Gang an Unterarmstützen mit mindestens „Bodenkontakt" begonnen.

Es ist wichtig, daß der Patient die Anordnungen versteht und befolgt, so daß unnötige weitere Komplikationen vermieden werden können.

Osteitis/Osteomyelitis

Ursache: Die traumatische Osteitis bzw. Osteomyelitis ist eine entzündliche Kombination des Traumas und/oder seiner Behandlung. Sie ist für Therapie und Ausgang der Knochenverletzungen sehr bedeutungsvoll. Verursacht wird sie durch Eitererreger, die bei offenen Frakturen oder bei operativer Versorgung in das Gewebe gelangen. Eine exakte Wundbehandlung bei offenen Frakturen und/oder Stabilität der Fragmente bei operativer Versorgung stellen die beste Vorbeugung gegen Osteomyelitis dar. Selten kann eine Knocheninfektion bei reinen Weichteilverletzungen entstehen.

Formen: Als Erreger kommen besonders Staphyloccus aureus, proteus und Escherichia coli vor. Die Lokalisation ist abhängig vom Ort der Fraktur, bei Osteosynthese von der Ausdehnung des Implantates. Eine Sonderform ist bei Marknagelung die Markphlegmone.

Es werden akutes, subakutes und chronisches Auftreten unterschieden. Die akute Form bildet sich bereits einige Tage oder Wochen nach der Verletzung bzw. operativer Versorgung aus. Die sekundär chronische Form kann erst Monate oder gar Jahre nach Verletzung und Einbringen von Osteosynthesematerial auftreten.

Klinisches Bild und Diagnose: Symptome: Schmerzende, gerötete Schwellung als örtliches Zeichen der Entzündung sowie erhöhte Körpertemperatur als allgemeine Reaktion des Körpers treten auf. Später sammelt sich lokal Eiter an, es bilden sich Knochennekrosen und schließlich Sequester aus.

Therapie: Die Behandlung besteht in der Sanierung des Entzündungsherdes. Dazu ist meistens operatives Vorgehen mit Eröffnung und Ausräumung des Herdes erforderlich. Stabilisierendes Material wird möglichst belassen und nur bei bereits ausgeheilter Fraktur (Spätinfekt und chronischer Verlauf) entfernt, sonst ggf. durch äußere Spanne ersetzt. Abgestorbene Fragmente werden entfernt, Defekte auch bei Infektpseudarthrose mit autologer Spongiosa aufgefüllt. Spülen des Herdes oder Einbringen antibiotikahaltigen Materials (Ketten usw.) hat sich bewährt. Eine wichtige Voraussetzung der Abheilung ist die Hautdeckung, ggf. durch Hautplastik. Spätrezidive sind möglich.

Krankengymnastische Behandlung

Bei operativer Versorgung:
In der Therapie der Osteitis hat im Laufe der letzten Jahre die operative Versorgung die der konservativen in den Hintergrund gedrängt.

Nach Sanierung des Entzündungsherdes und Durchführung einer stabilen Osteosynthese setzt die krankengymnastische Behandlung mit Befundaufnahme, Erstellen des Behandlungsplans und darauf basierender Behandlungsdurchführung ein.

Das Vorgehen im einzelnen gleicht weitgehend dem bei übungsstabil versorgten Frakturen der entsprechenden Region *ohne* gestörten Heilverlauf.

Immer, wenn der Operation längere Ruhigstellungszeiten vorausgegangen sind (nach fehlgeschlagenen konservativen oder operativen Therapieversuchen), wird es zu Störungen im Kalk-Salz-Haushalt gekommen sein, worauf der Krankengymnast mit schonender und angemessen steigernder Behandlungsdosierung Rücksicht nehmen muß.

Bei konservativer Versorgung:
Ob und in welcher Form Krankengymnastik verordnet wird, richtet sich grundsätzlich nach dem vorliegenden Befund. In der Akutphase wird gewöhnlich nur nach den auf S. 39 oder S. 40 beschriebenen „prophylaktischen Aufgaben" gearbeitet.

Auf keinen Fall jedoch darf es dabei durch die verschiedenen Aktivitäten zur Störung der Ruhigstellung und damit Unruhe im Entzündungsbereich kommen.

In der Spätphase, also nach Ausklingen der Infektion, wird die Behandlung dem üblichen Aufbau entsprechend verlaufen. Gesichtspunkte und Maßnahmen werden wie immer durch den bestehenden Befund bestimmt.

Die Arbeitsdosierung darf niemals zu hoch angesetzt werden. Das rechte Maß wird am einfachsten durch ständige und gründliche Absprache zwischen dem behandelnden Arzt und dem Krankengymnasten erreicht.

Ischämische Kontraktur

Muskelkontrakturen infolge Minderdurchblutung werden überwiegend nach ellenbogengelenknahen Frakturen, vor allem beim Kinde, und nach Unterschenkelbrüchen beobachtet.

Ursache: Infolge mangelnder Blutversorgung der Muskulatur kommt es zum Zelltod und auf Dauer zu narbiger Schrumpfung der betroffenen Muskelgruppen. Die primäre Ischämie wird durch Kompression von Arterien durch vorstehende Knochenkanten des proximalen Fragmentes bei den suprakondylären Oberarmfrakturen (mechanische Irritation der A. brachialis) und einengende Gipsverbände oder raumforderndes Hämatom, Ödem oder auch Fremdmaterial (bei Operation) hervorgerufen. Es werden auch Gefäßspasmen und überschießende Reaktion des Sympatikus sowie Venenstauungen aufgrund mechanisch bedingter Abflußbehinderung angeschuldigt. Die durch die Minderdurchblutung erzeugte Stoffwechselstörung führt zu Ödem und erneuter Drucksteigerung.

Formen: Die Muskulatur wird nekrotisch und durch Narbengewebe ersetzt. Dies führt zu irreversiblen Kontrakturen an Fingern oder Zehen.

Klinisches Bild und Diagnose: Die akuten Kontrakturzeichen bestehen in Schmerzen, fehlendem Arterienpuls, verminderter Hauttemperatur, Ausfall der Finger- und Zehenstrecker, örtlicher Schwellung und Druckempfindlichkeit sowie in Beeinträchtigung der Sensibilität.

Die voll ausgebildete Kontraktur weist z. B. bei der Volkmann-Kontraktur eine Beugekontraktur des Handgelenkes und der Fingergelenke bei Atrophie der Unterarmbeuger auf. Die Fingergrundgelenke sind überstreckt (Krallenhand, Daumen in Abduktionsstellung). Oft besteht zusätzlich eine Nervus-medianus-Schädigung, so daß die Hand großenteils sensibilitätsgestört ist.

Therapie: Die Behandlung besteht in der Wiederherstellung umgehender arterieller Blutversorgung (Gips entfernen, offene Reposition, Spaltung der Muskelloge).

Bei der voll ausgebildeten Kontraktur ist eine sorgfältige Übungsbehandlung notwendig. Korrigierende Eingriffe durch Schienen sind häufig angezeigt. Führen diese nicht zum Erfolg, ist die operative Korrektur, Sehnenverlagerung, Knochenverkürzung und Neurolyse erforderlich. Anschließend sind intensive krankengymnastische und beschäftigungstherapeutische Maßnahmen notwendig.

Krankengymnastische Behandlung

Bei konservativer Versorgung:

Der krankengymnastische Behandlungsplan kann folgende Punkte beinhalten:

– Durchblutungsfördernde Maßnahmen;
– Mobilisation d. h. Kontrakturbehandlung durch aktives/aktiv-assistiertes/passives Bewegen, unterstützt durch Schienen, Quengelung;
– Kontraktionshilfe für die von den Nn. medianus und ulnaris versorgte Muskulatur;
– Kräftigung der Finger-/Hand-/Armmuskulatur;
– Funktions- und Gebrauchsschulung, die parallel zur Krankengymnastik auch in der Beschäftigungstherapie stattfinden sollte.

Bei operativer Versorgung:
Die nach Abschluß der Ruhigstellung erfolgende krankengymnastische Behandlung wird sich in der Regel an dem üblichen Gerüst Entstauung/Durchblutungsförderung/Mobilisation/Kontraktionshilfe/Funktions- u. Gebrauchsschulung/Kräftigung ausrichten.

Die Wahl der einzelnen Maßnahmen und ihre Dosierung ergibt sich von Fall zu Fall aus den einzelnen Schritten der durchgeführten Korrektur.

Literatur

Aitken, A. P., H. K. Magill: Fractures involving the distal epiphyseal cartilage. J. Bone Jt Surg. 34–A (1952) 96

Blount, W. P.: Knochenbrüche bei Kindern. Thieme, Stuttgart 1975

Böhler, L.: Die Technik der Knochenbruchbehandlung. Maudrich, Wien 1957

Bruck-Gramcko, D.: Verletzungen der Hand. In Koslowski, L., Irmer, W., Bushe, K.: Lehrbuch der Chirurgie. Schattauer, Stuttgart 1978

Buck-Gramcko, D.: Sehnennähte. Im Dienste der Chirurgie, Heft 35. Ethicon, Hamburg 1979

Bunnell, S.: Surgery of the Hand. Lippincott, Philadelphia 1917

Burri, C., H. Ecke, E. H. Kuner, A. Pannike, L. Schweiberer, C. H. Schweikert, W. Spier, H. Tscherne: Unfallchirurgie. Springer, Berlin 1976

Colles, A.: On the fracture of the carpal extremity of the radius. Med. surg. J. 10 (1814) 182

Daniels, L.: Muskelfunktionsprüfung. Fischer, Stuttgart 1974

Debrunner, H. U.: AO Gelenkmessung (Neutral-0-Methode), Längenmessung, Umfangmessung. Dokumentation der BGOT, Tübingen 1971

Ehrenberg, H.: Über die Lösungs- und Atemtherapie von A. Schaarschuch Krankengymnastik 22 (1970) 176

Ehrenberg, H.: Atemtherapie in der Krankengymnastik. Krankengymnastik 23 (1971) 239

Ehrenberg, H.: Atemtherapie in der Krankengymnastik. Sonderheft der Krankengymnastik, ZV Krankengymnastik, München 1975

Frisch, H.: Manuelle Therapie in der Krankengymnastik. Krankengymnastik (1976) 93

Gillert, O.: Niederfrequente Reizströme in der therapeutischen Praxis. Pflaum, München 1977

Gillert, O.: Hydrotherapie und Balneotherapie in Theorie und Praxis. Pflaum, München 1978

Goldthwait, J. E.: Permanent dislocation of the patella. Ann. Surg. 29 (1899) 62

Grober, J.: Klinisches Lehrbuch der Physikalischen Therapie. Fischer, Jena 1963

Heipertz, W.: Sportmedizin, 6. Aufl. Thieme, Stuttgart 1980

Honigmann, M.: Krankengymnastische Behandlungsschwerpunkte nach traumatischen Sehnen- und Nervenverletzungen. Krankengymnastik (1977) 208

Iselin, M.: Chirurgie der Hand. Thieme, Stuttgart 1965

Jentschura, G., H. W. Janz: Beschäftigungstherapie, Grundlagen und Praxis, 2 Bde. Thieme, Stuttgart 1979

Kaltenborn, F.: Manuelle Therapie der Extremitätengelenke. DGMT, Hamm 1973

Klein-Vogelbach, S.: Funktionelle Bewegungslehre. Springer, Berlin 1976

Knott, M.: Komplexbewegungen. Fischer, Stuttgart 1970

Koppelmann, J.: Zur konservativen Behandlung und Anwendung der Kryotherapie bei posttraumatischen und postoperativen Gelenkkontrakturen. Mschr. Unfallheilk. 74 (1971) 544

Koppelmann, J.: Eisanwendung als Ergänzung zur krankengymnastischen Behandlung. Oskar-Helene-Heim, FU Berlin 1974

Küntscher, G.: Praxis der Marknagelung. Schattauer, Stuttgart 1962

Lewit, K.: Manuelle Medizin. Barth, Leipzig 1977

List, M.: Die krankengymnastische Behandlung der verletzten Hand. Krankengymnastik (1968) 409

List, M.: Eisbehandlung in der Krankengymnastik. ZV Krankengymnastik, München 1978

List, M.: Die krankengymnastische Behandlung in der Traumatologie. Springer, Berlin 1978

Lorenzen, H.: Lehrbuch des Versehrtensports. Enke, Stuttgart 1961

Mittelbach, H. R.: Die verletzte Hand. Springer, Berlin 1977

Moberg, E.: Dringliche Handchirurgie, 3. Aufl. Thieme, Stuttgart 1972

von Mühlmann, A.: Krankengymnastik bei Verletzungsfolgen am Bewegungsapparat, 5. Aufl. Pflaum, München 1975

Müller, M. E., M. Allgöwer, R. Schneider, H. Willenegger: Manual der Osteosynthese, AO-Technik. Springer, Berlin 1969

Mumenthaler, M., H. Schliack: Läsionen peripherer Nerven, 4. Aufl. Thieme, Stuttgart 1982

Pauwels, F.: Atlas zur Biomechanik der gesunden und kranken Hüfte. Springer, Berlin 1973

Perren, S. M., A. Huggler, M. Russenberger, M. Allgöwer, R. Mathys, R. Schenk, H. Willenegger, M. E. Müller: The reaction of cortical bone to compression. Acta orthop. scand., Suppl. 125 (1969) 19–28

Petracic, B.: Funktionelle Nachbehandlung operierter Knochenbrüche, 2. Aufl. Thieme, Stuttgart 1983

Poelchen, R.: Selbstinnervationsbehandlung geschlossener Knochenbrüche und Verrenkungen, eine biologische Behandlungsart. Hippokrates, Stuttgart 1940

Ricklin, P., A. Rüttimann, M. S. del Buono: Die Meniskusläsion, 2. Aufl. Thieme, Stuttgart 1980

Schlosser, V., E. Kuner: Traumatologie, 3. Aufl. Thieme, Stuttgart 1980

Specht, G.: Primäre funktionelle Behandlung nach Oberarmschaftbrüchen. Akt. Chir. 11 (1976) 227

Specht, G., O. Scheibe, R. Kreft: Ergebnisse der primären funktionellen Behandlung von Oberarmschaftbrüchen. Akt. Chir. 14 (1979) 249

Stenger, E.: Verbandlehre. Urban & Schwarzenberg, München 1969

Zichner, L.: Electrical stimulation in the treatment of pseudarthrosis. In: pseudarthroses and Their Treatment. 8th International Symposium on Typical Problems in Orthopedic Surgery. Thieme, Stuttgart 1979

Sachverzeichnis